Ferri 临床诊疗指南
——血液疾病诊疗速查手册

Ferri's Clinical Advisor
Manual of Diagnosis and Thearpy in Hematopathy

原　　　著	Fred F. Ferri
丛 书 主 审	王福生
分 册 主 审	杨　波
丛 书 主 译	张　骅　徐国纲
分 册 主 译	蒲红斌　阚一帆

U0197352

北京大学医学出版社

Ferri LINCHUANG ZHENLIAO ZHINAN——XUEYE JIBING
ZHENLIAO SUCHA SHOUCE

图书在版编目（CIP）数据

Ferri 临床诊疗指南. 血液疾病诊疗速查手册 /
（美）弗雷德·费里（Fred F. Ferri）原著；蒲红斌，阙一帆主译. —
北京：北京大学医学出版社，2022.12
书名原文：Ferri's Clinical Advisor 2021
ISBN 978-7-5659-2730-0

Ⅰ.① F… Ⅱ.①弗… ②蒲… ③阙… Ⅲ.①临床医学－诊疗－指南
②血液病－诊疗－手册 Ⅳ.① R41-62 ② R552-62

中国版本图书馆 CIP 数据核字（2022）第 167977 号

北京市版权局著作权合同登记号：图字：01-2021-1812

Elsevier（Singapore）Pte Ltd.
3 Killiney Road，#08-01 Winsland House I，Singapore 239519
Tel：（65）6349-0200；Fax：（65）6733-1817

FERRI'S CLINICAL ADVISOR 2021
Copyright © 2021 by Elsevier，Inc. All rights reserved.
ISBN-13：978-0-323-71333-7

This translation of FERRI'S CLINICAL ADVISOR 2021 by Fred F. Ferri was undertaken by Peking University Medical Press and is published by arrangement with Elsevier（Singapore）Pte Ltd.
FERRI'S CLINICAL ADVISOR 2021 由 Fred F. Ferri 由北京大学医学出版社进行翻译，并根据北京大学医学出版社与爱思唯尔（新加坡）私人有限公司的协议约定出版。
《Ferri 临床诊疗指南——血液疾病诊疗速查手册》（蒲红斌　阙一帆　主译）
ISBN：978-7-5659-2730-0
Copyright © 2023 by Elsevier（Singapore）Pte Ltd. and Peking University Medical Press.
All rights reserved. No part of this publication may be reproduced or transmitted in any form or by any means，electronic or mechanical，including photocopying，recording，or any information storage and retrieval system，without permission in writing from Elsevier（Singapore）Pte Ltd. and Peking University Medical Press.

Ferri 临床诊疗指南——血液疾病诊疗速查手册

主　　译：蒲红斌　阙一帆
出版发行：北京大学医学出版社
地　　址：（100191）北京市海淀区学院路 38 号　北京大学医学部院内
电　　话：发行部 010-82802230；图书邮购 010-82802495
网　　址：http://www.pumpress.com.cn
E-m a i l：booksale@bjmu.edu.cn
印　　刷：北京信彩瑞禾印刷厂
经　　销：新华书店
责任编辑：高　瑾 董　梁　责任校对：靳新强　责任印制：李　啸
开　　本：889 mm×1194 mm　1/32　印张：13　字数：353 千字
版　　次：2022 年 12 月第 1 版　2022 年 12 月第 1 次印刷
书　　号：ISBN 978-7-5659-2730-0
定　　价：68.00 元
版权所有，违者必究
（凡属质量问题请与本社发行部联系退换）

译者名单

分 册 主 审 杨　波

分 册 主 译 蒲红斌　阙一帆

分册副主译 秦　然　李小柱　汪梓垚　陈国鹏

译　　　者（按姓名汉语拼音排序）

陈国鹏　武汉大学中南医院

李小柱　中国人民解放军驻北京市老干部服务管理局

刘　岗　苏州工业园区星海医院

刘凯雄　福建医科大学附属第一医院

蒲红斌　中国人民解放军总医院第二医学中心

秦　然　中国人民解放军总医院第二医学中心

阙一帆　中国人民解放军总医院第二医学中心

陶　惠　苏州工业园区星海医院

万春琴　苏州工业园区星海医院

汪梓垚　成都中医药大学

王　鹏　陕西省宝鸡市中心医院

王淑兰　中山大学附属第七医院

徐国纲　中国人民解放军总医院第二医学中心

张小芳　成都市温江区人民医院

原著者名单

Allison Dillon

Thomas H. Dohlman

Stephen Dolter

David J. Domenichini

Kathleen Doo

James H. Dove

Andrew P. Duker

Shashank Dwivedi

Evlyn Eickhoff

Christine Eisenhower

Amani A. Elghafri

Pamela Ellsworth

Alan Epstein

Patricio Sebastian Espinosa

Danyelle Evans

Mark D. Faber

Matthew J. Fagan

Ronan Farrell

Timothy W. Farrell

Kevin Fay

Mariam Fayek

Jason D. Ferreira

Fred F. Ferri

Heather Ferri

Barry Fine

Staci A. Fischer

Tamara G. Fong

Yaneve Fonge

Michelle Forcier

Frank G. Fort

Glenn G. Fort

Justin F. Fraser

Gregory L. Fricchione

Michael Friedman

Daniel R. Frisch

Anthony Gallo

Mostafa Ghanim

Irene M. Ghobrial

Katarzyna Gilek-Seibert

Richard Gillerman

Andrew Gillis-Smith

Dimitri Gitelmaker

Alla Goldburt

Danielle Goldfarb

Jesse Goldman

Corey Goldsmith

Maheswara Satya Gangadhara Rao Golla

Caroline Golski

Helen B. Gomez

Avi D. Goodman

Paul Gordon

John A. Gray

Simon Gringut

Lauren Grocott

Stephen L. Grupke

Juan Guerra

Patan Gultawatvichai

David Guo

Priya Sarin Gupta

Nawaz K. A. Hack

Moti Haim

Sajeev Handa

M. Owais Hanif

Nikolas Harbord

Sonali Harchandani

Erica Hardy

Colin J. Harrington

Taylor Harrison

Brian Hawkins

Don Hayes

Shruti Hegde

Rachel Wright Heinle

Dwayne R. Heitmiller

Jyothsna I. Herek

Margaret R. Hines

Ashley Hodges

Pamela E. Hoffman

R. Scott Hoffman

Dawn Hogan

N. Wilson Holland

Siri M. Holton

Anne L. Hume

Zilla Hussain

Donny V. Huynh

Terri Q. Huynh

Sarah Hyder

Dina A. Ibrahim

Caitlin Ingraham

Nicholas J. Inman

Louis Insalaco

Ashley A. Jacobson

Koyal Jain

Vanita D. Jain
Fariha Jamal
Sehrish Jamot
Robert H. Janigian
Noelle Marie Javier
Michael Johl
Christina M. Johnson
Michael P. Johnson
Angad Jolly
Rebecca Jonas
Kimberly Jones
Shyam Joshi
Siddharth Kapoor
Vanji Karthikeyan
Joseph S. Kass
Emily R. Katz
Ali Kazim
Sudad Kazzaz
Sachin Kedar
A. Basit Khan
Bilal Shahzad Khan
Rizwan Khan
Sarthak Khare
Hussain R. Khawaja
Byung Kim
Robert M. Kirchner
Robert Kohn
Erna Milunka Kojic
Aravind Rao Kokkirala
Yuval Konstantino
Nelson Kopyt
Lindsay R. Kosinski
Katherine Kostroun
Ioannis Koulouridis
Timothy R. Kreider
Prashanth Krishnamohan
Mohit Kukreja
Lalathaksha Kumbar
David I. Kurss
Sebastian G. Kurz
Michael Kutschke
Peter LaCamera
Ann S. LaCasce
Ashley Lakin
Jayanth Lakshmikanth
Uyen T. Lam
Jhenette Lauder
Nykia Leach
David A. Leavitt
Kachiu C. Lee

Nicholas J. Lemme
Beth Leopold
Jian Li
Suqing Li
Donita Dillon Lightner
Stanley Linder
Kito Lord
Elizabeth A. Lowenhaupt
Curtis Lee Lowery III
David J. Lucier Jr.
Michelle C. Maciag
Susanna R. Magee
Marta Majczak
Shefali Majmudar
Gretchen Makai
Pieusha Malhotra
Eishita Manjrekar
Abigail K. Mansfield
Stephen E. Marcaccio
Lauren J. Maskin
Robert Matera
Kelly L. Matson
Maitreyi Mazumdar
Nadine Mbuyi
Russell J. McCulloh
Christopher McDonald
Barbara McGuirk
Jorge Mercado
Scott J. Merrill
Jennifer B. Merriman
Rory Merritt
Brittany N. Mertz
Robin Metcalfe-Klaw
Gaetane Michaud
Taro Minami
Hassan M. Minhas
Jared D. Minkel
Farhan A. Mirza
Hetal D. Mistry
Jacob Modest
Marc Monachese
Eveline Mordehai
Theresa A. Morgan
Aleem I. Mughal
Marjan Mujib
Shiva Kumar R. Mukkamalla
Vivek Murthy
Omar Nadeem
Catherine E. Najem
Hussain Mohammad H. Naseri

Uzma Nasir
Adrienne B. Neithardt
Peter Nguyen
Samantha Ni
Melissa Nothnagle
James E. Novak
Chloe Mander Nunneley
Emily E. Nuss
Gail M. O'Brien
Ryan M. O'Donnell
Adam J. Olszewski
Lindsay M. Orchowski
Sebastian Orman
Brett D. Owens
Paolo G. Pace
Argyro Papafilippaki
Lisa Pappas-Taffer
Marco Pares
Anshul Parulkar
Birju B. Patel
Devan D. Patel
Nima R. Patel
Pranav M. Patel
Saagar N. Patel
Shivani K. Patel
Shyam A. Patel
Brett Patrick
Grace Rebecca Paul
E. Scott Paxton
Mark Perazella
Lily Pham
Long Pham
Katharine A. Phillips
Christopher Pickett
Justin Pinkston
Wendy A. Plante
Kevin V. Plumley
Michael Pohlen
Sharon S. Hartman Polensek
Kittika Poonsombudlert
Donn Posner
Rohini Prashar
Amanda Pressman
Adam J. Prince
Imrana Qawi
Reema Qureshi
Nora Rader
Jeremy E. Raducha
Samaan Rafeq
Neha Rana

Gina Ranieri
Bharti Rathore
Ritesh Rathore
Neha P. Raukar
John L. Reagan
Bharathi V. Reddy
Chakravarthy Reddy
Snigdha T. Reddy
Anthony M. Reginato
Michael S. Reich
James P. Reichart
Daniel Brian Carlin Reid
Victor I. Reus
Candice Reyes
Harlan G. Rich
Rocco J. Richards
Nathan Riddell
Giulia Righi
Alvaro M. Rivera
Nicole A. Roberts
Todd F. Roberts
Gregory Rachu
Emily Rosenfeld
Julie L. Roth
Steven Rougas
Breton Roussel
Amity Rubeor
Kelly Ruhstaller
Javeryah Safi
Emily Saks
Milagros Samaniego-Picota
Radhika Sampat
Hemant K. Satpathy
Ruby K. Satpathy
Syeda M. Sayeed
Daphne Scaramangas-Plumley
Aaron Schaffner
Paul J. Scheel
Bradley Schlussel
Heiko Schmitt
Anthony Sciscione
Christina D. Scully
Peter J. Sell
Steven M. Sepe
Hesham Shaban
Ankur Shah
Kalpit N. Shah
Shivani Shah
Esseim Sharma
Yuvraj Sharma

Lydia Sharp
Charles Fox Sherrod IV
Jessica E. Shill
Philip A. Shlossman
Asha Shrestha
Jordan Shull
Khawja A. Siddiqui
Lisa Sieczkowski
Mark Sigman
James Simon
Harinder P. Singh
Divya Singhal
Lauren Sittard
Irina A. Skylar-Scott
John Sladky
Brett Slingsby
Jeanette G. Smith
Jonathan H. Smith
Matthew J. Smith
U. Shivraj Sohur
Vivek Soi
Rebecca Soinski
Maria E. Soler
Sandeep Soman
Akshay Sood
C. John Sperati
Johannes Steiner
Ella Stern
Philip Stockwell
Padmaja Sudhakar
Jaspreet S. Suri
Elizabeth Sushereba
Arun Swaminathan
Joseph Sweeney
Wajih A. Syed
Maher Tabba
Dominick Tammaro
Alan Taylor
Tahir Tellioglu
Edward J. Testa
Jigisha P. Thakkar
Anthony G. Thomas
Andrew P. Thome
Erin Tibbetts
Alexandra Meyer Tien
David Robbins Tien
Helen Toma
Iris L. Tong
Brett L. Tooley

Steven P. Treon
Thomas M. Triplett
Hiresh D. Trivedi
Vrinda Trivedi
Margaret Tryforos
Hisashi Tsukada
Joseph R. Tucci
Sara Moradi Tuchayi
Melissa H. Tukey
Junior Uduman
Sean H. Uiterwyk
Nicole J. Ullrich
Leo Ungar
Bryant Uy
Babak Vakili
Emily Van Kirk
Jennifer E. Vaughan
Emil Stefan Vutescu
Brent T. Wagner
J. Richard Walker III
Ray Walther
Connie Wang
Danielle Wang
Jozal Waroich
Emma H. Weiss
Mary-Beth Welesko
Adrienne Werth
Matthew J. White
Paul White
Estelle H. Whitney
Matthew P. Wicklund
Jeffrey P. Wincze
John P. Wincze
Marlene Fishman Wolpert
Tzu-Ching (Teddy) Wu
John Wylie
Nicole B. Yang
Jerry Yee
Gemini Yesodharan
Agustin G. Yip
John Q. Young
Matthew H. H. Young
Reem Yusufani
Caroline Zahm
Evan Zeitler
Talia Zenlea
Mark Zimmerman
Aline N. Zouk

中文版丛书序

Ferri's Clinical Advisor 2021 一书的主编 Fred F. Ferri 博士是美国布朗大学（Brown University）阿尔伯特医学院的社区卫生临床医学教授，也是众多医学院的客座教授。在过去的 25 年里，他一直是美国最畅销的医学作家，著有 30 多部医学著作，许多著作被翻译成多种语言，在国际上享有盛誉。此外，他在布朗大学曾获得多项杰出的学术荣誉，包括布朗大学卓越教学奖和迪恩教学奖。由于 Fred F. Ferri 博士对患者的奉献精神，获得了美国医学会颁发的医生认可奖和美国老年医学会颁发的老年医学认可奖。

Ferri's Clinical Advisor 2021 一书详细描述了 988 种医学障碍和疾病，涉及呼吸、感染、心血管、消化、肾病、免疫与风湿、血液、肿瘤、内分泌与代谢、妇产科、骨科、神经、精神、急诊等 10 余个学科，涵盖的医学主题总数超过了 1200 个，包括数以千计的插图、流程图、表格，足以称为医学百科全书，具有很强的可读性、适用性和实用性。

张骅和徐国纲作为丛书主译携手国内数十家大学附属医院、教学医院团队，在翻译过程中查遗补漏、学术纠错、规范用语、润色文字，努力做到信、达、雅。

"独立之精神，自由之思想"是中国现代集历史学家、古典文学研究家、语言学家、诗人于一身的陈寅恪先生的信仰，亦是他一生的追求，这也应成为我们每一位医者的信仰。

寰视宇内，唯有书香。我想，当我们的大学培育出像本书众多审译者一样的具有"独立之精神，自由之思想"信仰之人渐多时，其国家乃具有向前发展之希望。

在中文版 Ferri 临床诊疗指南系列丛书即将出版之际，我愿本书能为广大医学界同仁的临床诊疗工作带来极大裨益和提升。

王福生

中国科学院院士

解放军总医院第五医学中心感染病诊疗与研究中心主任

国家感染性疾病临床医学研究中心主任

2021 年 2 月

中文版丛书前言

由美国布朗大学阿尔伯特医学院 Fred F. Ferri 教授主编的 *Ferri's Clinical Advisor 2021* 一书详细描述了 988 种医学障碍和疾病，涉及呼吸、感染、心血管、消化、肾病、免疫与风湿、血液、肿瘤、内分泌与代谢、妇产科、骨科、神经、精神、急诊等 10 余个学科，涵盖的医学主题总数超过了 1200 个，包括数以千计的插图、流程图、表格，具有很强的可读性、适用性和实用性。由于其为广而博的医学专著，且受限于篇幅，故书中对一些疾病知识点以高度总结的形式展示，同时也给读者留下了自我拓展的空间，并且在每一章后都有推荐阅读以飨读者。

本书的审译者来自国内数十家大学附属医院、教学医院。翻译之初我们统一规范了翻译的整体基本要求、版式规范要求、内容规范要求，并制订了英文图书审校四大原则（查遗补漏、学术纠错、规范用语、润色文字），努力做到信、达、雅。诸位同道在临床、科研工作之余，耐心、细致地完成了翻译、审校工作，但在翻译中，由于英语和汉语表达方式的差异，瑕疵在所难免，恳请各位读者不吝赐教，以便审译者不断改进与提高。希望本书的中文版能够帮助到每一位渴望提高医疗质量、造福患者的临床医生。

感谢北京大学医学出版社、爱思唯尔（Elsevier）出版集团及原作者 Fred F. Ferri 教授对我们的信任，授予我们翻译的机会，以及翻译过程中给予我们的持续帮助。

感谢翻译团队每一位成员的努力付出，也感谢我们的家人给予我们的理解与支持。

张　骅　徐国纲
2021 年 1 月

在漫漫历史长河中，血液系统疾病作为人类无法攻克的难题，已经存在了上千年，对血友病的记载甚至可以追溯至公元100年。随着人文的演变和医学的发展，关于贫血、血友病、白血病等的记载愈发浩如烟海，而除外这些常见的疾病，卟啉病、抗磷脂抗体综合征、单克隆免疫球蛋白病等发病机制复杂的疾病也逐步走入我们的视野。人类对血液疾病的探索从未停止，但时至今日，即便随着异体造血干细胞移植的发展，很多血液系统疾病已不再是所谓的"不治之症"，而大多数患者依然是"谈白血病色变"，为使更多人认识和了解血液系统疾病，也为使更多同僚深谙国内外血液系统疾病诊疗之道，我们做此译作，以集思广益，穷经传道。

本分册以不一样的独特视角较全面地阐述了相关疾病的诊疗，不仅对常见的血液系统疾病做了系统的阐述，对一些罕见疾病亦颇着笔墨。一些疾病可能在国外是常见病，在国内则鲜有报道，此因人种、区域、环境而有所差异。通过对这些知识的学习，我们可以对血液系统疾病有更为系统的认识和了解。医疗没有国界，知识只有共享才能进步，这也是医者的责任和义务。

血液系统疾病作为一项千年未解的谜题，在日新月异的时代更迭下，正愈发展现其独特的魅力，在璀璨的人体宇宙中，每一个血细胞都闪烁着卓越的光辉，血液的银河中藏着无数的人体密码，正等着诸位去探索。

杨 波

2022 年 9 月

译者前言

随着医学技术日新月异的变化，人类对血液疾病的认知也正在快速地充实和发展，随着骨髓穿刺活检、异体造血干细胞移植技术的成熟以及靶向药物的发展，部分血液系统疾病已然见到了治愈的曙光，但即便如此，大多数血液疾病依然是如今人类无法逾越的鸿沟，为更好地去治愈，我们仍需积极探索。

Fred F. Ferri 教授主编的 *Ferri's Clinical Advisor 2021* 一书中血液相关疾病的很多内容让我们眼前一亮。本书较为详细地阐述了常见血液疾病的定义、流行病学、病因学、病理、实验室检查、影像学研究、靶向治疗、救治流程等相关内容，本书不仅对常见的血液疾病做了系统的分类，如贫血下即分为了缺铁性、铁粒幼细胞性、炎症性、再生障碍性等，还对一些罕见疾病做了系统的阐述，如毛细胞白血病、瓦尔登斯特伦巨球蛋白血症、原发性骨髓纤维化等。一些疾病在国外可能是常见病，在国内则鲜有报道，本书力图做到详略得当、松弛有度，给每一位读者留下思考和探索的空间，启迪读者的思维。

本分册的审译者来自全国各地数家高校附属医院的硕博团队，且多为具有丰富经验的临床工作者，由于时间紧迫，任务量巨大，每一位审译人员都付出了巨大的努力，这是每一位参与者的心血，也是向各位读者的献礼。在此向所有参与本书审译及出版的工作者表示衷心的感谢，也感谢北京大学医学出版社、爱思唯尔（Elsevier）出版集团及原作者 Fred F. Ferri 教授对翻译团队的信任！

谨代表本书的全体审译工作者，向各位读者致以最诚挚的问候！衷心祝愿各位读者能从本书中有所收获，更臻精益！

译者团队

本丛书旨在为医生和相关卫生专业人员提供一个清晰而简明的参考。其便于使用的体例可使读者能快速有效地识别重要的临床信息，并提供患者管理的实用指导。

多年来，前几版的巨大成功和众多同行的热情评论均为本丛书带来了积极的变化。每一部分都比之前的版本有了很大的扩展，使本丛书项目涵盖的医学主题总数已超过 1200 个。最新版本又增加了数百个新插图、表格和框，以增强对临床重要事件的记忆。所有主题中均提供了便于加快索赔提交和医保报销的国际疾病分类标准编码 ICD-10CM 编码。

各系统诊疗速查手册详细描述了 988 种医学障碍和疾病（最新版本新增 25 个主题），突出显示关键信息，并附有临床图片以进一步说明特定的医疗状况，以及列出相关的 ICD-10CM 编码。大多数参考文献均为当前同行评议的期刊文章，而不是过时的教科书和陈旧的综述文章。

各系统诊疗速查手册中的主题采用以下结构化方法展示：

1. 基本信息（定义、同义词、ICD-10CM 编码、流行病学和人口统计学、体格检查和临床表现、病因学）

2. 诊断（鉴别诊断、评估、实验室检查、影像学检查）

3. 治疗（非药物治疗、急性期治疗 / 常规治疗、慢性期治疗 / 长期管理、预后 / 处理、转诊）

4. 重点和注意事项（专家点评及推荐阅读）

《Ferri 临床诊疗指南——临床常见疾病诊疗流程图》包括 150 多种用以指导和加速评估及治疗的临床流程图，2021 年版我们继续更新流程，以提高可读性。医生们普遍认为这部分内容在当今的管理式医疗环境中特别有价值。

《Ferri 临床诊疗指南——实验室检查速查手册》包括正常的实验室检查参考值和对常用实验室检查结果的解释。通过提供对异常结果的解释，促进了对医学疾病的诊断，并进一步增加了本丛书全面的"一站式"性质，最新版还增加了新的插图和表格。

我认为我们已经创造了一个与现有图书有显著差别的先进的信息系统。这些内容为读者提供了巨大的价值。我希望本丛书便于使用的形式、众多独特的功能及不断更新的特点能够使其成为对初级保健医生、医学生、住院医师、专科医师和相关卫生专业人员均有价值的医学参考书籍。

Fred F. Ferri, MD, FACP

临床教授

布朗大学沃伦·阿尔伯特医学院

美国罗得岛州

原著致谢

感谢我的儿子 Vito F. Ferri 博士和 Christopher A. Ferri 博士，以及我的儿媳 Heather A. Ferri 博士的帮助和大力支持，感谢我的妻子 Christina，感谢她在书稿撰写过程中的耐心支持。特别感谢所有为本书提供宝贵意见的读者，是他们的建议帮助本书得以成为医学领域的畅销书。

Fred F. Ferri, MD, FACP
临床教授
布朗大学沃伦·阿尔伯特医学院
美国罗得岛州

目　录

第1章　缺铁性贫血
Anemia，Iron Deficiency

Fred F. Ferri

蒲红斌　译　秦然　审校

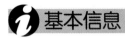 基本信息

定义

贫血是指血红蛋白低于该年龄和性别所对应正常值的 2 个标准差以上。缺铁性贫血是指铁摄入不足或失血过多导致的贫血。

ICD-10CM 编码

D50.9　缺铁性贫血，未指明

O99.019　妊娠合并贫血，未指明

D50.0　（慢性）失血导致的缺铁性贫血

D50.8　其他缺铁性贫血

流行病学和人口统计学

- 由于缺少母乳喂养，婴幼儿期常出现饮食性缺铁；在育龄期妇女也较常见，因月经过多，或处于妊娠期（需求增加）
- 缺铁是世界范围内最常见的营养缺乏症
- 缺铁最常见于 1 ～ 2 岁的幼儿时期（7%）（摄入不足）和 12 ～ 49 岁的女性（9% ～ 16%）（月经丢失）
- 成年男性的缺铁发生率为 2%，在非西班牙裔白种人女性中的发生率为 9% ～ 12%，在黑种人和墨西哥裔美国女性中发生率为 20%
- 10% 患有缺铁性贫血的老年人被确诊为胃肠道肿瘤

体格检查和临床表现

- 大多数患者体格检查结果正常
- 可能会出现皮肤和结膜苍白
- 缺铁的特殊症状和体征有匙状甲、异食症、食冰癖、青色巩膜、舌炎及口角炎（图 1-1）

扫本章二维码看彩图

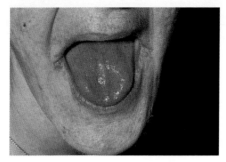

图 1-1 （扫本章二维码看彩图）缺铁症状［From White GM，Cox NH（eds）：Diseases of the skin，a color atlas and text，ed 2，St Louis，2006，Mosby.］

- 严重贫血的患者会出现心悸、头痛、虚弱、头晕和易疲劳感

病因学

- 胃肠道失血或月经失血（泌尿生殖系统失血为非常见诱因）
- 膳食缺铁（成人罕见）
- 胃或小肠手术导致患者铁吸收不良
- 反复行静脉切开术
- 需求增加（如妊娠）
- 其他：创伤性溶血（心脏瓣膜功能异常）、特发性肺含铁血黄素沉着症（肺巨噬细胞铁螯合）、阵发性睡眠性血红蛋白尿（血管内溶血）
- 世界范围内最常见病因为钩虫感染

Dx 诊断

鉴别诊断

- 慢性病贫血
- 铁粒幼细胞贫血
- 轻度地中海贫血
- 铅中毒

评估

主要包括实验室评估。表 1-1 描述了小细胞性贫血最常见的实验室特征。大部分缺铁性贫血患者在早期是无症状的。进展期的主要

症状是疲劳、头晕、运动性呼吸困难、食冰癖、异食症。患者病史亦可提示有胃肠道的失血（黑便、便血、咯血）。

表 1-1　小细胞性贫血常见实验室检查异常表现

检测内容	缺铁性贫血	α/β 地中海贫血	慢性病贫血
血红蛋白	降低	降低	降低
MCV	降低	降低	正常-降低
RDW	升高	正常	正常-升高
RBC	降低	正常-升高	正常-降低
血清铁蛋白	降低	正常	升高
总铁结合力	升高	正常	降低
转铁蛋白饱和度	降低	正常	降低
FEP	升高	正常	升高
转铁蛋白受体	升高	正常	升高
网织红细胞血红蛋白浓度	降低	正常	正常-降低

FEP：红细胞游离原卟啉；MCV，平均红细胞体积；RBC，红细胞；RDW，红细胞分布宽度。

From Kliegman RM et al：Nelson textbook of pediatrics，ed 19，Philadelphia，2011，Saunders.

实验室检查

- 检查结果与铁缺乏程度相关
- 骨髓储存铁缺乏和血清铁蛋白降低是最早出现的异常结果
- 其后出现血清铁降低和总铁结合力（TIBC）升高
- 严重缺铁会导致小细胞低色素性贫血
- 缺铁患者的外周血涂片常表现为小细胞低色素红细胞（图 1-2），红细胞中部大面积苍白，大小不等，严重时出现异形红细胞
- 与缺铁程度相关的实验室异常是血清铁蛋白水平降低、红细胞分布宽度增加（通常大于 15）、平均红细胞体积低、总铁结合力（TIBC）增加、血清铁降低
- 建议缺铁性贫血的患者行胃肠镜检查来明确病因

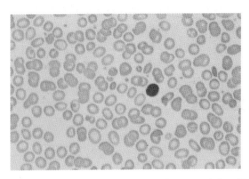

图 1-2 （扫本章二维码看彩图）缺铁性贫血患者外周血涂片。其中大量红细胞为小红细胞（比靠近中心的正常淋巴细胞的细胞核更小）和低色素性（中心苍白区域超过细胞直径的一半）（From Goldman L，Schafer AI：Goldman's Cecil medicine，ed 24，Philadelphia，2012，Saunders.）

℞ 治疗

治疗目的在于提供足够的铁以纠正低血红蛋白和补充铁贮量。

非药物治疗

指导患者多食用富含铁的食物，如动物内脏、红肉和豆类。

急性期治疗

- 补充铁剂会使网织红细胞增多，通常血红蛋白每周会增加 $0.5 \sim 1\,g$
- 常用铁剂包括硫酸亚铁 325 mg 口服，$3 \sim 6$ 个月。剂量超过每日 325 mg 会出现不耐受症状。钙剂会拮抗铁的吸收；因此这些药物应分时服用。补充维生素 C 会增加口服铁剂吸收率
- 经胃肠外补铁适用于耐受性差、不适用口服制剂或吸收不良的患者
- 红细胞输注适用于有严重贫血症状的患者

慢性期治疗

建议患者继续补铁治疗至少 6 个月或更长时间以补充铁贮量。

处置

- 大多数患者对于补铁治疗反应迅速，全血细胞计数全身症状

改善（表 1-2）。口服铁剂的胃肠道副作用很常见，或需要减少剂量到每日 1 次或调整为肠外铁剂

- 口服铁剂无效的小细胞性贫血的鉴别诊断如表 1-3 所示

表 1-2　缺铁性贫血对补铁治疗的反应

铁治疗后时间	反应
12 ～ 24 h	细胞内铁酶的替换；症状改善；烦躁减轻；食欲增加
36 ～ 48 h	初始骨髓反应；红系明显增生
48 ～ 72 h	网织红细胞细胞增多，第 5 ～ 7 日达峰值
4 ～ 30 日	血红蛋白水平升高
1 ～ 3 个月	铁贮量饱和

From Kliegman RM et al：Nelson textbook of pediatrics，ed 19，Philadelphia，2011，Saunders.

表 1-3　对口服铁剂无效的小细胞性贫血鉴别诊断

依从性差（对铁剂不耐受者少见）
剂量或药物不正确
铁剂吸收不良
持续失血，包括胃肠道、呼吸道和月经丢失
并发感染或炎性病变抑制了对铁剂的反应
并发维生素 B12 或叶酸缺乏症
缺铁以外的诊断

- 地中海贫血
- 血红蛋白 C 病和 E 病
- 慢性病贫血
- 铅中毒
- 镰状地中海贫血，血红蛋白 SC 病
- 罕见的小细胞性贫血

From Kliegman RM et al：Nelson textbook of pediatrics，ed 19，Philadelphia，2011，Saunders.

转诊

对所有缺铁或可疑为胃肠道失血患者建议消化科就诊以明确有无胃肠道恶性肿瘤。

 重点和注意事项

专家点评

- 缺铁可能影响有氧运动耐量，加重心力衰竭患者的症状。对

慢性心力衰竭和缺铁的患者而言，静脉补铁治疗能有效改善症状，提高生活质量和运动耐量

- 若诊断为缺铁性贫血，明确失血部位是非常有必要的

相关内容

贫血诊断流程

贫血诊断流程（患者信息）

贫血（患者信息）

第 2 章　铁粒幼细胞贫血
Anemia，Sideroblastic

Shiva Kumar R. Mukkamalla

阙一帆　译　蒲红斌　审校

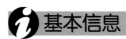 基本信息

定义

　　铁粒幼细胞贫血（sideroblastic anemias，SAs）是一种异质性的血液疾病，其特征是骨髓中的环形铁粒幼细胞（在核周呈环状分布的，线粒体中有病理性铁沉积的，异常有核红细胞）和血红素合成受损。

分类（表 2-1）

- 先天性铁粒幼细胞贫血（CSA）
- 获得性克隆性铁粒幼细胞贫血（ACSA）
- 获得性可逆性铁粒幼细胞贫血（ARSA）
- 铁粒幼细胞贫血

ICD-10CM 编码

D64.0　遗传性铁粒幼细胞贫血

D64.1　疾病引起的继发性铁粒幼细胞贫血

D64.2　药物和毒素引起的继发性铁粒幼细胞贫血

D64.3　其他铁粒幼细胞贫血

表 2-1　铁粒幼细胞贫血的分类

遗传性（非综合征型）
- X 染色体连锁
- 常染色体显性或隐性
- 获得性
- 特发性获得性 [a]（顽固性贫血伴环形铁粒幼细胞）
- 与以前的化疗、放疗或过渡期骨髓发育不良或骨髓增生性疾病有关

药物
- 酒精
- 异烟肼
- 青霉素
- 其他药物

续表

罕见因素
- 红细胞生成性原卟啉病
- 铜缺乏或锌过载
- 低体温症

遗传性（综合征型）
- 伴有环状铁粒幼细胞和小脑共济失调的 X 染色体连锁铁粒幼细胞贫血
- 肌痛、乳酸酸中毒和铁粒幼细胞贫血
- 皮尔森综合征
- 硫胺素反应性巨幼细胞性贫血
- 铁粒幼细胞贫血伴免疫缺陷、高热和发育迟缓

---

[a] 吡哆醇试验表明。

From Hoffman R et al: Hematology，basic principles and practice，ed 7，Philadelphia，2018，Elsevier.

流行病学和人口统计学

- X 染色体连锁遗传（占 CSAs 的 40%），主要影响男性
- 常染色体隐性遗传（占 CSAs 的 15%）
- ACSAs 影响中老年人

体格检查和临床表现

SA 的症状类似于贫血和铁过载，但特征和表现因类型不同而异。
- 轻度至中度贫血伴其他血细胞减少
- 光敏感
- 肝脾大
- 神经功能受损
- 心肌病
- 胰腺功能不全
- 肝 / 肾衰竭

病因学

- 先天性可以是 X 连锁或常染色体隐性
- 获得性克隆性可能与化疗或放疗有关
- RARS 是骨髓发育不良的一种亚型
- 可逆性 SA 可由酒精、药物（异烟肼、吡嗪酰胺、环丝氨酸、氯霉素）、硫胺素缺乏和铜缺乏引起

Ⓓ诊断

　　在中老年患者中，SA 的主要特征是轻度至中度贫血，重度贫血也有报道。SA 通常是小细胞性，但正细胞性和异形涂片也很常见。铁过载的症状是某些患者的主要表现。病史、临床表现和典型的实验室证据，通常可以准确诊断不同类型的 SAs。多种遗传型和一些获得性克隆性 SAs 患者中可发现分子缺失。

鉴别诊断

- SA 必须与其他引起小细胞低色素性贫血的原因区分开来，包括缺铁性贫血、地中海贫血、慢性病贫血和铅中毒
- SA 引起的组织铁过载可能与遗传性血色素沉积病伴肝硬化、糖尿病、充血性心力衰竭或心律失常相似

评估

- 全血细胞计数（CBC）、外周血涂片、铁检查、游离红细胞原卟啉水平、血清铜水平、血清铅水平、磁共振成像、骨髓穿刺和活检（图 2-1）
- 全血细胞计数常表现为贫血，大多数是中度贫血，严重贫血少见
- 小细胞性、正常细胞性、大细胞性和典型的异形贫血可与具有帕彭海姆小体的铁细胞（具有嗜碱性铁沉积物的成熟低色素红细胞）一起出现
- 血清铁水平高，转铁蛋白低，转铁蛋白饱和度增加，血清铁蛋白高

扫二维码看
彩图

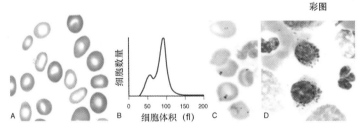

图 2-1 （扫二维码看彩图）A. 遗传性铁粒幼细胞贫血患者的外周血涂片示小细胞低色素红细胞。B. 遗传性铁粒幼细胞贫血患者的红细胞体积分布曲线，呈明显的二态分布。C. 外周血显示帕彭海姆小体（普鲁士蓝染色）。D. 普鲁士蓝染色的骨髓涂片示环状铁粒幼细胞（From Hoffman R et al：Hematology，basic principles and practice，ed 7，Philadelphia，2018，Elsevier.）

- 骨髓片示铁储量增加和典型的环形铁粒幼细胞，而正常骨髓组织中未见。环形铁粒幼细胞是有核红细胞核周线粒体中病理性铁沉积的表现
- 在需要输血的贫血患者中，需监测铁蛋白和转铁蛋白的饱和水平以避免铁过载
- 红细胞无效生成的特征，如间接胆红素浓度增加、结合珠蛋白减少、乳酸脱氢酶增加以及网织红细胞数量正常或增加
- 颅后窝磁共振成像适用于贫血–共济失调综合征患者

Rx 治疗

治疗旨在控制贫血症状，防止铁过载造成的器官损伤。

非药物治疗

清除可能诱发 SA 的有毒物质。

急性期治疗

- 吡哆醇（每日 $50 \sim 200$ mg）适用于所有先天性 SAs 患者
- 吡哆醇治疗对 25% $\sim$ 50% 患者部分有效或完全有效
- 叶酸与吡哆醇联合用药在血红蛋白合成过程中可增加底物利用率
- 对药物无反应的患者需要浓缩红细胞（PRBC）输注
- 输血依赖的贫血患者需行螯合疗法以防止铁过载的并发症
- 红细胞生成素和粒细胞集落刺激因子在伴有环形铁粒幼细胞的骨髓发育不良相关难治性贫血的治疗中可能有一定的疗效
- 由药物引起的继发性 SA 可以通过停药和服用维生素 B6 来逆转

慢性期治疗

若患者不伴贫血，铁过载导致的器官衰竭需要周期性放血以保持血清铁蛋白水平 < 300 ng/ml。

- 需要定期输注红细胞的中重度贫血患者需行铁螯合疗法：皮下注射或静脉输注去铁胺；口服去铁酮和地拉罗司
- 应尽量避免脾切除术
- 对吡哆醇耐药和伴铁过载的输血依赖的年轻患者，骨髓移植是最后疗法

预后

仅贫血患者的预期寿命是正常的。在依赖输血的患者中，铁过载引起的发病是可预测的。

- RARS：发育异常局限于红细胞系；生存率与年龄匹配的对照组相似；没有白血病转化的发生
- RCMD-RS：约 5% 的人会发展成急性白血病。促红细胞生成素和粒细胞集落刺激因子治疗不改变生存率

转诊

- 血液科医生
- 神经科医生（伴贫血–共济失调和肌病–贫血综合征的患者）
- 有严重遗传性铁粒幼细胞贫血的家庭应该接受遗传咨询

 重点和注意事项

- SA 可被认为是继发于血红素合成缺陷的铁过载性贫血
- 在先天性患者中没有观察到白血病演变的倾向
- 应使用症状而不是绝对血红蛋白水平或红细胞压积来评估患者是否需要输血治疗

专家点评

维生素 B6 或磷酸吡哆醛，是血红素合成中必需的辅因子，异烟肼、环丝氨酸和吡嗪酰胺等药物可以抑制其功能。

推荐阅读

Bottomley SS et al: Sideroblastic anemia: diagnosis and management, *Hematol Oncol Clin North Am* 28(4):653-670, 2014.

第3章 再生障碍性贫血
Anemia, Aplastic

Ritesh Rathore

万春琴 译 蒲红斌 审校

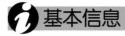 基本信息

定义

再生障碍性贫血（aplastic anemia，AA）是一种以免疫介导的以骨髓破坏和外周血全血细胞减少为特征的骨髓衰竭综合征。严重再生障碍性贫血（severe aplastic anemia，SAA）的定义则存在以下两个标准：中性粒细胞计数 $< 50×10^9/L$、血小板计数 $< 20×10^9/L$，或校正网织红细胞计数 $< 1\%$。

同义词

贫血，再生障碍性

AA

难治性贫血

再生不良性贫血

ICD-10CM 编码

D61.9 再生障碍性贫血，未指明

D60.9 获得性纯红细胞再生障碍性贫血，未指明

D60.8 其他获得性纯红细胞再生障碍性贫血

D61.09 其他体质性再生障碍性贫血

D61.1 药物性再生障碍性贫血

D61.2 其他外部因素引起的再生障碍性贫血

D61.3 特发性再生障碍性贫血

D61.89 其他特定再生障碍性贫血和其他骨髓衰竭综合征

流行病学和人口统计学

发病率：在西方，再生障碍性贫血的年发病率为2/100万，亚洲是西方的 2～3 倍

好发性别和年龄：发病率有两个高峰，大多数患者出现在15～

30 岁或 60 岁以上

体格检查和临床表现

- 继发于贫血的疲劳、苍白、劳力性气促或心悸
- 黏膜出血、易擦伤（图 3-1）、瘀斑或月经大量出血多继发于血小板减少
- 感染在临床表现上并不常见，但严重的中性粒细胞减少可能会导致发热和咽痛
- 在先天性再生障碍性贫血中可以看到各种身体表现，如身材矮小、骨骼或指甲改变

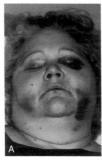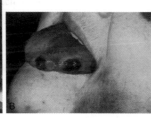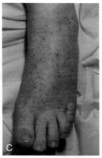

图 3-1 （扫本章二维码看彩图）再生障碍性贫血的临床表现。
A. 全血细胞减少导致的瘀斑。B. 黏膜下血肿。C. 血小板减少症患者出现瘀点状皮疹（From Hoffman R et al：Hematology，basic principles and practice，ed 7，Philadelphia，2018，Elsevier.）

扫本章二维码看彩图

病因学

- 在大多数特发性再生障碍性贫血患者中，骨髓衰竭是由免疫介导的淋巴细胞对造血细胞的主动破坏所致
- 在先天性再生障碍性贫血和某些明显获得性造血功能衰竭的病例中，负责端粒酶 RNA 成分的 *TERT* 基因的突变会导致端粒酶缩短。在接受免疫抑制治疗（immunosuppressive therapy，IST）的重度再生障碍性贫血患者中，端粒长度与治疗反应无关，但与复发风险、克隆演化和总生存率相关
- 表 3-1 总结了再生障碍性贫血的分类
- 获得性再生障碍性贫血的常见病因包括：
  1. 毒素（如苯、杀虫剂）
  2. 药物（如非尔氨酯、西咪替丁、非甾体抗炎药、抗癫痫

表 3-1　再生障碍性贫血分类

获得性再生障碍性贫血

- 继发性再生障碍性贫血
- 辐射
- 药物和化学品
- 常规效应
- 细胞毒性药物
- 苯
- 特异性反应
- 氯霉素
- 非甾体抗炎药
- 抗癫痫药
- 金制剂
- 其他药物及化学品
- 病毒
- EB 病毒（传染性单核细胞增多症）
- 肝炎病毒（非甲、非乙、非丙、非庚型肝炎病毒）
- 细小病毒（短暂性再生障碍性危象，一些纯红细胞再生障碍性贫血）
- HIV［获得性免疫缺陷综合征（AIDS）］
- 免疫性疾病
- 嗜酸性筋膜炎
- 高免疫球蛋白血症
- 胸腺瘤 / 癌
- 免疫缺陷中的移植物抗宿主病
- 阵发性睡眠性血红蛋白尿
- 妊娠
- 特发性再生障碍性贫血

遗传性再生障碍性贫血

- 范科尼贫血
- 先天性角化不良
- 施-戴综合征
- 网状组织发育不良
- 巨核细胞性血小板减少症
- 家族性再生障碍性贫血
- 白血病前期（如单染色体 7）
- 非血液学综合征（如唐氏综合征、杜博维兹综合征、塞克尔综合征）

From Hoffman R et al: Hematology, basic principles and practice, ed 7, Philadelphia, 2018, Elsevier.

药、金制剂、氯霉素、磺胺类药物、三甲双酮、奎那克林、保泰松）。表 3-2 描述了与再生障碍性贫血有关的药物和化学品的分类

　3. 电离辐射

　4. 感染（如丙型肝炎、HIV、EB 病毒、细小病毒 B19）

- 遗传性再生障碍性贫血：

　1. 范科尼贫血

　2. 网状组织发育不良

　3. 先天性角化不良

　4. 非血液病综合征（唐氏综合征等）

　5. 施瓦赫曼-戴蒙德综合征（施-戴综合征，译者注：一种儿童胰腺功能不全合并中性粒细胞减少综合征）

- 妊娠
- 特发性

表 3-2　再生障碍性贫血相关药品分类

在常用剂量或正常暴露时，骨髓抑制为主要毒性效应的药物

- 用于癌症化疗的细胞毒性药物
- 烷化剂（白消安、美法仑、环磷酰胺）
- 抗代谢药物（抗叶酸化合物、核苷酸类似物）、抗分裂药物（长春新碱、长春花碱、秋水仙碱）
- 部分抗生素〔柔红霉素、阿霉素（多柔比星）〕
- 苯（以及含苯的化学品：煤油、四氯化碳、斯托达德溶剂、氯苯酚）

可能与再生障碍性贫血有关的药物，但与其使用相关性较低

- 氯霉素
- 杀虫剂
- 抗原虫药物（奎那克林和氯喹）
- 非甾体抗炎药（包括保泰松、吲哚美辛、布洛芬、舒林酸、双氯芬酸、萘普生、吡罗昔康、非诺洛芬、芬布芬、阿司匹林）
- 抗惊厥药（乙内酰脲类、卡马西平、苯乙酰脲、乙琥胺）
- 金、砷和其他重金属，如铋和汞
- 磺胺类药物
- 抗甲状腺药物（甲巯咪唑、甲硫氧嘧啶、丙硫氧嘧啶）
- 抗糖尿病药物（甲苯磺丁脲、氨磺丁脲、氯黄丙脲）
- 碳酸酐酶抑制剂（乙酰唑胺、醋甲唑胺、美沙拉嗪）
- 青霉胺
- 2-氯脱氧腺苷

很少与再生障碍性贫血有关的药物

- 抗生素（链霉素、四环素、甲氧西林、氨苄青霉素、甲苯咪唑和阿苯达唑、磺胺类、氟胞嘧啶、甲氟喹、氨苯砜）
- 抗组胺药（西咪替丁、雷尼替丁、氯苯那敏）
- 镇静药和抗精神病药（氯丙嗪、异丙嗪、哌嗪、氯氮草、甲丙氨酯、甲乙哌酮、瑞莫必利）
- 抗心律失常药（妥卡尼、胺碘酮）
- 别嘌呤醇（可增强细胞毒药物对骨髓的抑制作用）
- 噻氯匹定
- 甲基多巴
- 奎尼丁
- 锂
- 胍
- 角黄素
- 硫氰酸盐
- 卡比马唑
- 氰胺
- 去铁胺
- 苯丙胺

From Hoffman R et al：Hematology，basic principles and practice，ed 7，Philadelphia，2018，WB Saunders.

Dx 诊断

鉴别诊断

- 淋巴瘤、癌、骨髓纤维化的骨髓浸润
- 严重感染
- 骨髓发育不良综合征
- 脾功能亢进
- 毛细胞白血病

评估

- 诊断检查（图 3-2）主要包括骨髓穿刺活检以及实验室评估（全血细胞计数和外周血涂片检查）
- 骨髓检查一般显示造血祖细胞减少或缺失（图 3-3B、图 3-3C、图 3-4），纯红细胞再生障碍性贫血患者仅表现出骨髓中缺乏红细胞前体

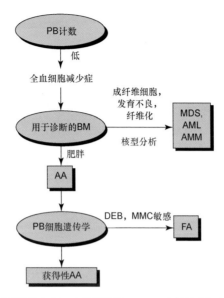

图 3-2　再生障碍性贫血（AA）诊断流程。 AML，急性髓系白血病；AMM，原发性骨髓纤维化；BM，骨髓；DEB，二环氧丁烷；FA，范科尼贫血；MDS，骨髓增生异常综合征；MMC，丝裂霉素 C；PB，外周血（From Hoffman R et al: Hematology, basic principles and practice, ed 7, Philadelphia, 2018, Elsevier.）

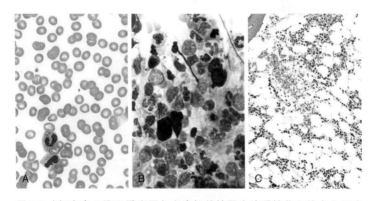

图 3-3　（扫本章二维码看彩图）麻疹相关性再生障碍性贫血的全血细胞减少。 A. 注意中性粒细胞中的毒性颗粒。骨髓涂片显示细胞减少且含有大量肥大细胞（B）。活检示不完全性再生障碍（C）（From Jaffe ES et al: Hematopathology, Philadelphia, 2011, WB Saunders.）

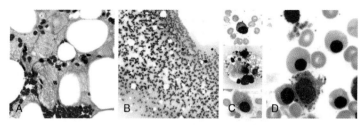

图 3-4 （扫本章二维码看彩图）再生障碍性贫血患者中少见的一些形态学特征。空骨髓伴嗜酸性基质，与浆液性萎缩或间质损伤表现一致（A）可能表明骨髓受损。疾病严重时骨髓穿刺不足（B）仅显示罕见的有核元素，其中许多来自血液。有浆细胞、组织细胞和成骨细胞（C）证实了穿刺物的骨髓性质。注：有时组织细胞可以显示噬血细胞现象，巨幼细胞样红细胞生成（D）有时见于再生障碍性贫血和恢复期（From Hoffman R et al：Hematology, basic principles and practice，ed 6，Philadelphia，2013，Elsevier.）

实验室检查

- CBC 显示全血细胞减少（图 3-3A）。也可能出现巨红细胞或中性粒细胞毒性颗粒增多。单系细胞减少可能发生在早期阶段
- 可见网织红细胞减少
- 额外的实验室评估应包括哈姆试验和（或）排除阵发性睡眠性血红蛋白尿（PNH）的外周血流式细胞术和丙型肝炎检测

影像学检查

MRI 自旋回波序列有助于骨髓疾病的诊断，再生障碍性骨髓的高脂肪含量在 MRI 上易被显示。

Ⓡ治疗

非药物治疗

停止使用任何潜在的诱发药物或制剂。

急性期治疗

- 经验性广谱抗生素积极治疗中性粒细胞减少性发热
- 根据需要进行血小板和红细胞输注；然而，对于候选干细胞移植（SCT）患者，避免频繁输血是很重要的，以降低异基因免疫排斥反应的发生率
- 图 3-5 描述了再生障碍性贫血的治疗流程

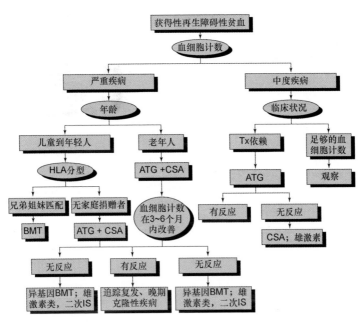

图 3-5　再生障碍性贫血的治疗流程。再生障碍性贫血患者基于治疗选择的流程。ATG，抗胸腺细胞球蛋白；BMT，骨髓移植；CSA，环孢素 A；HLA，人类白细胞抗原；IS，免疫抑制；Tx，治疗（From Hoffmann R et al：Hematology，basic principles and practice，ed 7，Philadelphia，2018，Elsevier.）

慢性期治疗

- 最初的治疗可以只包括随访和支持性护理。当患者出现输血依赖或符合 SAA 定义的标准时需要明确的治疗。在确认 SAA 诊断后，还需要预先对患者进行 HLA 分型
- 治疗 SAA 的主要方法是 IST 和异基因 SCT。治疗决策基于年龄、组织相容干细胞供者的可用性和是否存在合并症。40 岁以下患者预先接受异基因 SCT 治疗，然而，40 岁以上的患者建议首选 IST 治疗。如果在治疗 4 个月后对 IST 的反应不理想，可以推荐其进行 SCT
- 来自人类白细胞抗原（HLA）匹配的同胞供体的异基因 SCT 有可能治愈。没有匹配兄弟姐妹的患者可以通过匹配无血缘供体（MUD）SCT 进行治疗。最后，在没有相关供体的情况下，使用单倍相同供体 SCT 的疗效数据越来越多

- 在 < 60 岁的患者中，IST 通常指包括环孢素加或不加抗胸腺细胞球蛋白（ATG）的方案；在老年患者中，ATG 仅在合并症少的健康患者中使用
- 造血生长因子的使用，如粒细胞集落刺激因子（granulocytic colony-stimulating factor，G-CSF），但并不改善预后
- 研究表明白细胞端粒长度与 MUD-SCT 的预后相关。供者白细胞端粒长度越长，5 年生存率越高
- 初次 IST 治疗无效的患者可以选择供体 SCT 或其他免疫抑制治疗，如阿仑单抗（抗 cd52 单克隆抗体）
- 其他免疫抑制剂如环磷酰胺或皮质类固醇在 SAA 的治疗中也有支持作用
- 雄激素如达那唑是有效的二线药物
- 口服拟血小板生成素艾曲泊帕（eltrombopag）用于难治性 SAA 患者的血小板恢复。最近的数据显示，与 IST 联合使用治疗新诊断患者的效果显著

处置

- 最近的一项回顾性分析显示，在 2000—2010 年，20 岁以下、21 ～ 40 岁和 40 岁以上的患者行异基因 SCT，10 年生存率分别为 86%、76% 和 55%
- 最近在 > 50 岁的患者中使用异基因 SCT 的数据表明：生存率得到改善（尤其是在性能评分较高和同胞供体匹配的患者中），但是 > 65 岁的患者可能有更高的严重移植物抗宿主病发生率
- 大约 50% 单独接受 IST 治疗的患者实现了长期缓解，并且没有复发
- 移植物排斥反应和移植物抗宿主病是异基因 SCT 的主要并发症
- 10% ～ 15% 的患者发生克隆性进展，表现为骨髓增生异常综合征或急性髓系白血病
- 异基因 SCT 对预后的显著改善使其成为大多数患者的早期首选方案

转诊

所有再生障碍性贫血患者均需转诊至血液科。

推荐阅读

Bacigalupo A: How I treat acquired aplastic anemia, *Blood* 129(11):1428-1436, 2017.

Bacigalupo A et al: Haploidentical donor transplants for severe aplastic anemia, *Semin Hematol* 56(3):190-193, 2019.

Georges DE et al: Severe aplastic anemia: allogeneic bone marrow transplantation as first-line treatment, *Blood Adv* 2(15):2020-2028, 2018.

Miano M, Dufour C: The diagnosis and treatment of aplastic anemia: a review, *Int J Hematol* 101(6):527-535, 2015.

Olnes MJ et al: Eltrombopag and improved hematopoiesis in refractory aplastic anemia, *N Engl J Med* 367:11-19, 2012.

Rice C et al: Allogeneic hematopoietic cell transplantation in patients aged 50 years or older with severe aplastic anemia, *Biol Blood Marrow Transplant* pii: S1083-8791(18):30531-30537, 2018.

Scheinberg P et al: Association of telomere length of peripheral blood leukocytes with hematopoietic relapse, malignant transformation, and survival in severe aplastic anemia, *JAMA* 304(12):1358-1364, 2010.

Tichelli A et al: Long-term outcome of a randomized controlled study in patients with newly diagnosed severe aplastic anemia treated with antithymocyte globuline, cyclosporine, with or without G-CSF: a Severe Aplastic Anemia Working Party Trial from the European Group of Blood and Marrow Transplantation, *Haematologica*, 2019 Oct 3, https://doi.org/10.3324/haematol.2019.222562. [Epub ahead of print].

Townsley DM et al: Eltrombopag added to standard immunosuppression for aplastic anemia, *N Engl J Med* 376:1540-1550, 2017.

Young NS: Aplastic anemia, *N Engl J Med* 379:1643-1656, 2018.

第4章 霍奇金淋巴瘤
Hodgkin Lymphoma

Jorge J. Castillo, Ann S. LaCasce

汪梓垚 译 蒲红斌 审校

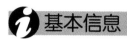 基本信息

定义

霍奇金淋巴瘤（hodgkin lymphoma，HL）是一种来源于生发中心 B 细胞的恶性肿瘤，其组织学特征为在复杂的炎症背景中存在多核巨细胞（里-施细胞）。

ICD-10CM 编码

C81.90	霍奇金淋巴瘤，未指明，未指明部位
C81.00	结节性淋巴细胞为主型霍奇金淋巴瘤，未指明部位
C81.10	结节硬化型经典型霍奇金淋巴瘤，未指明部位
C81.20	混合细胞型经典型霍奇金淋巴瘤，未指明部位
C81.30	淋巴细胞消减型经典型霍奇金淋巴瘤，未指明部位
C81.79	其他经典型霍奇金淋巴瘤，结外和实体器官部位
C81.91	霍奇金淋巴瘤，未指明，头部、面部和颈部淋巴结
C81.92	霍奇金淋巴瘤，未指明，胸内淋巴结
C81.93	霍奇金淋巴瘤，未指明，腹腔淋巴结
C81.94	霍奇金淋巴瘤，未指明，腋窝和上肢淋巴结
C81.95	霍奇金淋巴瘤，未指明，腹股沟区和下肢淋巴结
C81.96	霍奇金淋巴瘤，未指明，盆腔内淋巴结
C81.97	霍奇金淋巴瘤，未指明，脾
C81.98	霍奇金淋巴瘤，未指明，多部位淋巴结
C81.99	霍奇金淋巴瘤，未指明，结外和实体器官部位

流行病学和人口统计学

- 存在双峰年龄分布（15 ~ 34 岁和 > 50 岁）
- 发病率为 4/100 000，在美国每年有 > 8000 例的新发霍奇金淋巴瘤病例数
- 同卵双胞胎霍奇金淋巴瘤的一致性表明，青年期的霍奇金淋

巴瘤是由遗传易感性造成的

- 某些 HLA 单倍型之间存在关联，尤其是 HLA-A1
- 本病多见于男性（80% 以上的儿童霍奇金淋巴瘤发生于男性）、白人以及高社会经济群体
- 吸烟及 HIV 感染的风险在逐渐升高

体格检查和临床表现

- 无痛性可触及的淋巴结肿大是最常见的症状
- 最常见受累部位为颈部
- 发热和夜间盗汗：发热表现为周期性模式（数日或数周的发热与无热期交替发生）称为 Pel-Ebstein 热
- 不明原因的体重减轻、全身不适
- 持续性、干咳
- 与酒精摄入相关的淋巴结疼痛通常是由肿瘤部位的严重嗜酸性粒细胞浸润所致，相对不常见
- 全身瘙痒
- 肝脾大
- 上腔静脉综合征、脊髓压迫（罕见）、结节性红斑（非常罕见）、鱼鳞病（非常罕见）

病因学

- 提示 EB 病毒的证据仍然存在争议
- 吸烟也有影响

Dx 诊断

鉴别诊断

- 非霍奇金淋巴瘤
- 结节病
- 感染（如巨细胞病毒、EB 病毒、弓形虫病、HIV、结核）

评估

- 诊断需依据淋巴结病理活检。世界卫生组织将霍奇金淋巴瘤分为两类：经典型霍奇金淋巴瘤（92% ～ 97%）和结节性淋巴细胞为主型霍奇金淋巴瘤（3% ～ 8%）。根据淋巴细胞数量、里-施细胞和纤维组织的存在，经典霍奇金淋巴瘤有 4 种主要的组织学亚型（表 4-1）：

表 4-1　根据 2008 WHO 分类的霍奇金淋巴瘤组织学亚型的占比

经典型霍奇金淋巴瘤（CHL）	95%
● 结节硬化型经典型霍奇金淋巴瘤（NSCHL）	70%
● 混合细胞型经典型霍奇金淋巴瘤（MCCHL）	20%～25%
● 淋巴细胞为主型经典型霍奇金淋巴瘤（LRCHL）	5%
● 淋巴细胞消减型经典型霍奇金淋巴瘤（LDCHL）	<1%
结节性淋巴细胞为主型霍奇金淋巴瘤（NLPHL）	5%

From Hoffman R et al：Hematology，basic principles and practice，ed 7，Philadelphia，2018，Elsevier.

扫本章二维
码看彩图

- 结节硬化型（图 4-1）
- 混合细胞型（图 4-2）

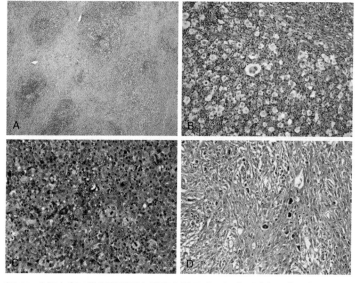

图 4-1　（扫本章二维码看彩图）霍奇金淋巴瘤。经典型霍奇金淋巴瘤（CHL）的形态学。A. 结节硬化型 CHL。细胞结节由成熟胶原的同心带分隔。B. 细胞结节特写显示大量腔隙细胞，胞质透明，混杂淋巴细胞、中性粒细胞和嗜酸性粒细胞。注意结节边缘的胶原蛋白条带。C. 结节硬化型 CHL Ⅱ级。具有部分间变性特征的融合成片的肿瘤细胞与少数炎性细胞混杂在一起。这种形态与所谓的 CHL 合胞体变体一致。D. 淋巴细胞耗竭的 CHL，弥漫性纤维化亚型。细胞减少背景下的里 - 施细胞和霍奇金瘤细胞伴组织细胞和成纤维细胞。该病例缺乏结节和有序的胶原带（From Jaffe ES et al：Hematopathology，Philadelphia，2011，WB Saunders.）

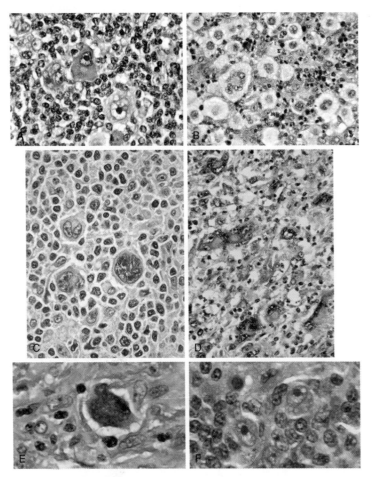

图 4-2 （扫本章二维码看彩图）霍奇金淋巴瘤。里-施（RS）细胞和霍奇金细胞的细胞学特征。A. 经典 RS 细胞及混合细胞构成的变异型——经典型霍奇金淋巴瘤（CHL），胞质呈两染性，核大，核质清晰，病毒包涵体样核仁巨大。B. 1 例结节性巩膜坏死 CHL 的典型腔隙细胞。注意核膜细腻折叠，核仁不太明显，胞质充足透明，有线状突起。C. 混合细胞 CHL 中的典型 RS 细胞，包括双核变体。D. 丰富，有时奇异的多核肿瘤细胞 1 例结节性硬化 II 级。E. 所谓的木乃伊化 RS 细胞，细胞质浓缩，深嗜碱性。F. 1 例混合细胞型 CHL 中的两个经典霍奇金单核细胞（From Jaffe ES et al：Hematopathology, Philadelphia, 2011, WB Saunders.）

- 淋巴细胞为主型
- 淋巴细胞消减型

结节硬化型主要发生在青年期，而混合细胞型在 50 岁后更普遍。表 4-2 总结了霍奇金淋巴瘤的主要特征。分期：表 4-3 描述了 Cotswolds 的分期分类。

正确的分期要求如下：

- 详细的病史（记录为"B 症状"和体格检查）
- 切片活检与组织学、免疫表型和免疫组织化学分析
- 实验室评价［全血细胞计数、红细胞沉降率（ESR）、血尿素氮、肌酐、肝功能检查、白蛋白、乳酸脱氢酶、HIV 检查］、免疫表型标志物（见表 4-4）

表 4-2　霍奇金淋巴瘤的关键特征

淋巴瘤	人口统计学，临床表现	形态学	细胞表面标志物	预后
结节性淋巴细胞为主型（NLPHL）	M＞F，30～50 岁，有外周淋巴结病	具有卷曲核的单核细胞（爆米花或 L&H 细胞）在小 B 细胞结节中松散聚集	CD45、CD20、bcl-6、J 链、Oct-2、BOB.1，LP 细胞中无 EBV	Ⅰ、Ⅱ 期非常好
结节硬化型	M＝F，＜30 岁，有纵隔肿块，偶有脾或肺部受累；40% 有 B 症状；大多数患者表现为 Ⅱ 期疾病	宽带胶原，淋巴组织结节伴 HRS 细胞和腔隙细胞聚集，多核变体	CD15、CD30、CD45-EBV 1%～40%	全身治疗良好
混合细胞型	M＞F；中位年龄 38 岁；常见外周淋巴结病、脾、骨髓；常见 B 症状；患者通常为 Ⅲ 期或 Ⅳ 期	淋巴细胞、浆细胞、嗜酸性粒细胞、组织细胞混合物中的典型 HRS 细胞	CD15、CD30、CD45-EBV 75%	全身治疗良好

续表

淋巴瘤	人口统计学，临床表现	形态学	细胞表面标志物	预后
淋巴细胞消减型	M＞F；中位年龄 30 ～ 37 岁；B 症状，常见晚期；与 HIV 相关	典型 HRS 细胞常见，背景淋巴细胞较少；多形态 HRS 细胞类似肉瘤	CD15、CD30、CD45-EBV HIV 感染患者中为阳性	与进展有关
淋巴细胞为主型经典型	M＞F，年龄较大；外周淋巴结病；B 症状罕见；大多数患者为 I 期或 II 期疾病	大量小淋巴细胞中分散的典型 HRS 细胞；结节状生长模式	CD15、CD30；Oct2 和 BOB.1 不同；J 链缺失；EBV 为 40% ～ 75%	良好，与 NLPHL 相似

EBV，EB 病毒；F，女性；HIV，人类免疫缺陷病毒；HRS，霍奇金里–施；L&H，淋巴细胞和组织细胞；LP，淋巴浆细胞；M，男性。

From McPherson RA，Pincus MR：Henry's clinical diagnosis and management by laboratory methods，ed 23，St Louis，2017，Elsevier.

表 4-3　霍奇金淋巴瘤的 Cotswolds-Modified Ann Arbor 分期系统

分期	标准
I	疾病累及单个淋巴结区域或单个淋巴结结构（如脾、胸腺、Waldeyer 环）
II	疾病累及局限于膈肌同侧的两个或多个离散淋巴结区域
III	疾病累及局限于膈肌两侧的两个或多个离散淋巴结区域
IV	已扩散至一个或多个结外部位的疾病（不符合 E 标准）或淋巴结外结构，包括累及骨髓、肝或肺

名称	标准
A	无 B 症状 [a]
B	存在 B 症状 [a]
S	累及脾
E	单个结外部位或相邻受累淋巴结区域的结外部位受累
X	巨大病变，定义为最宽处纵隔＞ 1/3 或最大直径处淋巴结肿块＞ 10 cm

[a]B 症状：全身症状包括盗汗、发热或体重减轻（6 个月内＞ 10%）。

From Hoffman R et al：Hematology，basic principles and practice，ed 7，Philadelphia，2018，Elsevier.

- 胸部、腹部和骨盆正电子发射计算机体层显像仪扫描
- 选定患者的单侧骨髓活检

框 4-1 总结了霍奇金淋巴瘤推荐的分期程序。

表 4-4　用于霍奇金淋巴瘤和其他淋巴肿瘤鉴别诊断的
免疫表型标志物和组织学特征

标志物	典型 HL	结节性淋巴细胞为主型 HL	TCRBCL	ALCL
CD30	+	−	−	+
CD15	+	−		−
CD20	− /+[*]	+	+	−
CD45	−	+	+	+/ −
CD79a	−	+	+	
碱性磷酸酶	−	−	−	+/ −
上皮膜抗原	−	+	+	+
结节生长蛋白	+/ −[†]	+	−	−

[*] 经典型霍奇金淋巴瘤中 CD20 阳性具有相当的异质性，染色亮度范围较广。

[†] 经典型霍奇金淋巴瘤中，结节生长模式局限于结节硬化型。

+，> 90% 的病例为阳性；+/−，大多数病例为阳性；−/+，少数病例为阳性；−，< 10% 的病例为阳性；ALCL，间变性大细胞淋巴瘤；HL，霍奇金淋巴瘤；TCRBCL，富含 T 细胞的 B 细胞淋巴瘤。

From Abeloff MD: Clinical oncology, ed 3, Philadelphia, 2004, WB Saunders.

框 4-1　推荐的霍奇金淋巴瘤分期程序

对于霍奇金淋巴瘤的初步检查，建议进行以下分期程序：

1. 由经验丰富的血液病理学家审核手术活检
2. 选定病例中任何积液的细胞学检查
3. 详细询问病史，注意有无全身症状，并仔细查体，强调结链、肝脾大小，检查 Waldeyer 环
4. 常规实验室检查：全血细胞计数、红细胞沉降率、肝功能检查
5. 颈部、胸部、腹部 CT 显像与 18-FDG PET 扫描融合（图 4-3）

From Hoffman R et al: Hematology: basic principles and practice, ed 5, Philadelphia, 2009, Churchill Livingstone.

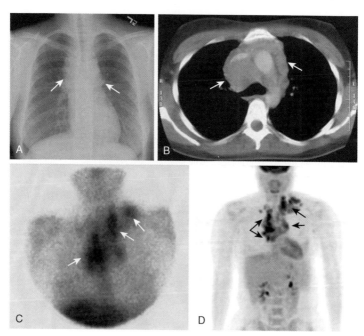

图 4-3　霍奇金淋巴瘤的影像学。胸部 X 线片（A）、胸部计算机断层成像（CT）（B）、镓扫描（C）和正电子发射断层成像（PET）（D）上观察到的巨大霍奇金淋巴瘤。箭头表示疾病部位。请注意，PET 和 CT 提供的信息比胸部 X 线片和镓扫描更详细（From Goldman L，Schafer AI：Goldman's Cecil medicine，ed 24，Philadelphia，2012，WB Saunders.）

Rx 治疗

急性期治疗

主要治疗方式包括化疗联合或不联合放疗，取决于分期和其他危险因素（表 4-5）。一般而言，化疗加受累部位放疗是早期霍奇金淋巴瘤的标准治疗；然而，最近的数据表明，相当大比例的患者适合单独化疗。化疗（表 4-6）用于晚期疾病，并对选定患者进行放疗，如大体积疾病患者。

大多数肿瘤医生倾向于联合使用阿霉素（盐酸多柔比星）、博来霉素、长春花碱和达卡巴嗪（ABVD）。ABVD 不会引起不孕或干细胞损伤，对 HIV 感染和霍奇金淋巴瘤患者也显示有效。表 4-7 描述了 ABVD 方案的特征。

29

表 4-5　根据预后组的标准治疗方法

早期预后良好 HL	联合治疗
	● 2～4 个周期化疗后累及部位放疗
早期预后差的 HL	联合治疗
	● 4～6 个周期化疗后累及部位放疗
晚期 HL	广泛化疗
	● 6～8 个周期的化疗 ± 局部巩固放疗

HL，霍奇金淋巴瘤。

From Hoffman R et al：Hematology，basic principles and practice，ed 7，Philadelphia，2018，Elsevier.

表 4-6　晚期霍奇金淋巴瘤的标准化疗方案

方案	药物	途径	计划
ABVD	阿霉素 25 mg/m^2	IV	第 1 天和第 15 天
	博来霉素 10 mg/m^2	IV	第 1 天和第 15 天
	长春碱 6 mg/m^2	IV	第 1 天和第 15 天
	达卡巴嗪 375 mg/m^2	IV	第 1 天和第 15 天
			每 28 天一次
BEACOPP（升级）	博来霉素 10 mg/m^2	IV	第 8 天
	依托泊苷 200 mg/m^2	IV	第 1～3 天
	阿霉素 35 mg/m^2	IV	第 1 天
	环磷酰胺 1250 mg/m^2	IV	第 1 天
	长春新碱 1.4 mg/m^2	IV	第 8 天
	丙卡巴肼 100 mg/m^2	PO	第 1～7 天
	泼尼松 40 mg/m^2	PO	第 1～14 天
	G-CSF	SC	从第 8 天开始
			每 21 天一次

ABVD，阿霉素、博来霉素、长春花碱和达卡巴嗪；BEACOPP，博来霉素、依托泊苷、阿霉素（多柔比星）、环磷酰胺、长春新碱、丙卡巴肼和泼尼松；G-CSF，粒细胞集落刺激因子；IV，静脉内；PO，口服；SC，皮下。

From Hoffman R et al：Hematology，basic principles and practice，ed 7，Philadelphia，2018，Elsevier.

　　最近的试验表明，在早期霍奇金淋巴瘤和预后良好的患者中，ESR＞50 无症状或 30 有症状的情况下，定义为少于 3 个淋巴结部位没有巨大肿瘤或者结外疾病，用 2 个周期的 ABVD 后 20 Gy 的累及部位放射治疗可能与 4 个周期的 ABVD 后 30 Gy 的累及部位放射

表 4-7　ABVD 方案的特征

组成：阿霉素、博来霉素、长春花碱和达卡巴嗪

全部静脉给药，完全依从

80% 完全缓解率

10% 原发性难治性疾病

总无病生存率为 60% ～ 65%

大多数复发发生在前 4 年内；然而约 10% 的复发发生在 5 年后

主要副作用为恶心、静脉炎、骨髓抑制、累积骨髓毒性低于 MOPP

无不孕不育

无白血病

ABVD，阿霉素（多柔比星）、博来霉素、长春花碱、达卡巴嗪；MOPP，氮芥、长春新碱、丙卡巴肼、泼尼松。

From Abeloff MD: Clinical oncology, ed 3, Philadelphia, 2004, WB Saunders.

治疗一样有效，并且毒性更小。早期霍奇金淋巴瘤不符合这些标准的，可以选择 3 ～ 4 个周期的 ABVD 后联合 30 Gy 的累及部位放射治疗。此外，在没有巨大肿瘤尤其是小于 30 岁的年轻妇女，单独化疗是一种替代方法，因为会导致乳腺癌以及心脏和甲状腺疾病的风险增加。虽然单独接受化疗的患者疾病复发的风险稍高，但是总生存期没有差别。

BEACOPP 是一种由博来霉素、依托泊苷、多柔比星、环磷酰胺、长春新碱、丙卡巴肼和泼尼松组成的强化方案，被作为替代 ABVD 治疗晚期霍奇金淋巴瘤的新标准。最近的试验表明，与 ABVD 相比，BEACOPP 治疗可获得更好的初始肿瘤控制，但两种方案的长期临床结局无显著差异。此外，随着升级的 BEACOPP 方案的使用，并发症的发生率升高（治疗相关死亡率为 3%，住院率为 20%，继发性白血病和近乎普遍的不育的发生率为 3%）。因此，如果目标是治愈且总体毒性作用最小，最好倾向于 ABVD 治疗，对少数初次治疗失败的患者保留大剂量化疗和自体造血干细胞移植的解救治疗。

2018 年 3 月，FDA 批准本妥昔单抗与多柔比星、长春新碱和达卡巴嗪（AVD）联合用药用于既往未经治疗的 Ⅲ 期或 Ⅳ 期霍奇金淋巴瘤患者。本妥昔单抗与 AVD 联合用药与 ABVD 相比，改良后中位无进展生存期更长，但中性粒细胞减少和神经病变的发生率更高。

- 治疗组的定义见表 4-8
- 临床试验以外霍奇金淋巴瘤的主要治疗建议见表 4-9

表 4-8　根据 EORTC/GELA 和 GHSG 的治疗组定义

治疗组	EORTC/GELA	GHSG	NCIC/ECOG
早期预后良好	CS Ⅰ～Ⅱ，无危险因素（膈上）	CS Ⅰ～Ⅱ，无危险因素	标准风险组：有利 CSD Ⅰ～Ⅱ（无危险因素）
早期预后较差	CS Ⅰ～Ⅱ，有≥1 个危险因素（膈上）	CS Ⅰ、CS ⅡA ≥1 个危险因素；CS ⅡB 伴 C/D 但不伴 A/B	标准风险组：不利 CS Ⅰ～Ⅱ（至少一个危险因素）
晚期	CS Ⅲ～Ⅳ	CS ⅡB 伴 A/B；CS Ⅲ～Ⅳ	高危组：CS Ⅰ或Ⅱ伴巨大肿块；腹内疾病；CS Ⅲ、Ⅳ
危险因素（RF）	A. 纵隔巨大肿块 B. 年龄大于 50 岁 C. ESR 升高 * D. ≥4 个受累区域	A. 纵隔巨大肿块 B. 结外疾病 C. ESR 升高 * D. ≥3 个受累区域	A. ≥40 岁 B. 非 NLPHL 或 NS 组织学 C. ESR ≥50 mm/h D. 累及 4 个或以上淋巴结区域

CS，临床分期；ECOG，东部肿瘤协作组；EORTC，欧洲癌症研究和治疗组织；ESR，红细胞沉降率；GELA，成人淋巴组；GHSG，德国霍奇金研究组；NCIC，加拿大国家癌症研究所；NLPHL，结节性淋巴细胞为主型霍奇金淋巴瘤；NS，结节性硬化。

* 红细胞沉降率（ESR）（≥50 mm/h 无 B 症状或≥30 mm/h 有 B 症状）。

From Hoffman R et al: Hematology, basic principles and practice, ed 5, New York, 2009, Churchill Livingstone.

- 2011 年，FDA 批准抗 CD30 抗体药物偶联物本妥昔单抗用于治疗自体干细胞移植后复发的霍奇金淋巴瘤患者和复发但不适合移植的患者。本妥昔单抗的总缓解率为 75%

- 2015 年 8 月，本妥昔单抗获批用于高复发风险患者自体移植后的巩固治疗。本妥昔单抗治疗患者的中位无进展生存期为 43 个月，而安慰剂治疗患者为 24 个月

- 2016 年 5 月，FDA 批准抗 PD-1 单克隆抗体纳武单抗用于自体干细胞移植和移植后使用本妥昔单抗复发的霍奇金淋巴瘤患者。纳武单抗的总有效率为 65%，完全缓解率为 7%

- 2017 年 3 月，FDA 批准抗 PD-1 单克隆抗体帕博利珠单抗用于难治性疾病或三线及三线以上治疗后复发的患者。总有效率为 69%，完全缓解率为 22%

表 4-9　临床试验以外霍奇金淋巴瘤的主要治疗建议

组别	阶段	建议
早期预后良好	CS Ⅰ～Ⅱ A/B，无 RF 早期阶段（不良、中期） CS Ⅰ～Ⅱ A/B＋RF	2 个周期 ABVD＋ISRT（20 Gy） 非大体积疾病 4～6 个周期 ABVD±30 Gy 4～6 个周期 ABVD＋30 Gy 治疗巨大肿瘤
晚期	CS Ⅱ B＋RF CS Ⅲ A/B、CS Ⅳ A/B	6 个周期 ABVD；BEACOPP 升级方案或 BEACOPP-14±RT，残留肿瘤（PET 阳性）和（或）巨大肿瘤 20～30 Gy

ABVD，阿霉素（多柔比星）、长春花碱、博来霉素和达卡巴嗪；BEACOPP 升级方案，博来霉素、依托泊苷、阿霉素（多柔比星）、环磷酰胺、长春新碱、丙卡巴肼、泼尼松和 G-CSF；BEACOPP-14，博来霉素、依托泊苷、阿霉素（多柔比星）、环磷酰胺、长春新碱、丙卡巴肼、泼尼松和 G-CSF；CS，临床分期；ISRT，累及部位放射治疗；PET，正电子发射断层成像；RF，危险因素；RT，放射治疗。

From Hoffman R et al：Hematology，basic principles and practice，ed 5，New York，2009，Churchill Livingstone.

处置

- 目前采用适当的初始治疗手段可使早期患者治愈率高达 85%～90%，Ⅲ/Ⅴ期患者治愈率达 75%
- 不良预后特征（表 4-10、表 4-11）包括存在 B 症状、高龄、初次就诊时分期较晚、男性、低白蛋白、高 ESR、淋巴细胞耗竭组织学和肿瘤相关巨噬细胞数量增加
- 与 BEACOPP 升级方案不同，ABVD 与白血病的风险无关
- 纵隔照射增加了随后发生心脏疾病的风险，包括瓣膜和心包疾病、冠状动脉疾病加速和传导异常
- 放射治疗增加了发生继发性实体瘤的风险，尤其是 30 岁以下女性的乳腺癌（表 4-12）
- 表 4-13 描述了霍奇金淋巴瘤治疗的潜在晚期并发症以及适当的临床反应和预防策略

转诊

- 淋巴结活检转诊至外科
- 转诊至生育力门诊以获得精子库
- 血液科/肿瘤科
- 部分病例转诊至放射肿瘤科

表 4-10　早期和晚期霍奇金淋巴瘤的预后因素

预后分组	EORTC	GHSG	NCCN
早期预后良好	CS Ⅰ～Ⅱ，无危险因素（膈上）	CS Ⅰ～Ⅱ，无危险因素	无危险因素的 CS ⅠA～ⅡA
早期预后较差	CS Ⅰ～Ⅱ，有≥1 个危险因素（膈上）	CS Ⅰ、CS ⅡA 有≥1 个危险因素；CS ⅡB 伴 C/D 但不伴 A/B	CS Ⅰ～Ⅱ，有≥1 个危险因素
晚期	CS Ⅲ～Ⅳ	CS ⅡB 伴 A/B；CS Ⅲ～Ⅳ	CS Ⅲ～Ⅳ
预后因素	A. 纵隔巨大肿块[a] B. 年龄大于 50 岁 C. ESR 升高（＞50 mm/h，无 B 症状；＞30 mm/h，有 B 症状）[b] D. ≥4 个淋巴结区域（在 5 个膈上 EORTC 区域中）	A. 纵隔巨大肿块[a] B. 结外疾病（＞1 个病灶） C. ESR 升高（＞50 mm/h，无 B 症状；＞30 mm/h，有 B 症状）[b] D. ≥3 个淋巴结区域（在 11 个 GHSG 区域中）	A 纵隔巨大肿块[a] B 体积＞10 cm C ESR 升高（＞50 mm/h，无 B 症状） D B 症状 E ≥4 个淋巴结区域（在 17 个 Ann Arbor 区域中）

[a] 纵隔巨大肿块：最大水平胸径比值≥0.035（EORTC）；最大水平胸径比值≥1/3（GHSG）；最大水平胸径比值＞1/3（NCCN）。
[b] B 症状：盗汗、发热、体重减轻（不明原因，6 个月内＞10%）。
CS，临床分期；EORTC，欧洲癌症研究和治疗组织；ESR，估计沉降率；GHSG，德国霍奇金研究组；NCCN，美国国家综合癌症网络。
From Hoffman R et al: Hematology, basic principles and practice, ed 7, Philadelphia, 2018, Elsevier.

表 4-11　晚期霍奇金淋巴瘤的国际预后评分（IPS）

预后因素编号	患者占比（%）	5 年 FFP（%）	5 年 OS（%）
0～1（低风险）	29	79	90
2～3（中风险）	52	64	80
4～7（高风险）	19	47	59

FFP，无进展生存率；OS，总生存率。
From Hoffman R et al: Hematology, basic principles and practice, ed 7, Philadelphia, 2018, Elsevier.

表 4-12　霍奇金淋巴瘤成功治疗后发生频率增加的继发性肿瘤

急性髓系白血病 / 骨髓发育不良（BEACOPP）

非霍奇金淋巴瘤

黑色素瘤

软组织肉瘤

腺癌：

　　乳腺

　　甲状腺

　　肺

胃和食管：

　　鳞状细胞癌

　　皮肤

　　宫颈

　　头颈

BEACOPP，博来霉素、依托泊苷、阿霉素（多柔比星）、环磷酰胺、长春新碱、丙卡巴肼和泼尼松。

From Abeloff MD: Clinical oncology, ed 3, Philadelphia, 2004, Saunders.

表 4-13　霍奇金淋巴瘤治疗的潜在晚期并发症以及适当的临床反应和预防策略

风险 / 问题	发生率 / 反应
龋齿	颈部或口咽部照射可引起流涎减少。患者应该有仔细的牙科护理随访，并且应该告知牙医以前的照射
甲状腺功能减退	在用足以治愈霍奇金淋巴瘤的剂量包绕甲状腺外照射后，至少 50% 的患者最终会发生甲状腺功能减退。所有 TSH 水平升高的患者都应接受终身甲状腺素替代治疗，剂量应足以将 TSH 水平降低至正常水平。这对于确保辐射损伤的甲状腺不受到促甲状腺激素的长期刺激也是必要的，促甲状腺激素可增加甲状腺肿瘤的风险
不孕不育	尚不清楚 ABVD 是否会引起任何永久性性腺毒性，尽管治疗后 1 ~ 2 年少精症很常见。性腺组织的直接或散射辐射可引起不孕、闭经或过早绝经，但目前用于治疗霍奇金淋巴瘤的领域很少发生这种情况。因此，在目前使用的化疗方案和放射野下，大多数患者不会出现这些问题。一般来说，经过治疗后，继续月经来潮的女性是有生育能力的，但男性需要进行精液分析才能提供具体的答案。大剂量放化疗和造血干细胞移植几乎总是会引起两种性别的永久性不孕不育，尽管一些年轻女性偶尔会恢复生育能力

续表

风险 / 问题	发生率 / 反应
抗感染免疫力受损	霍奇金淋巴瘤及其治疗可导致对感染的全免疫力终身受损。所有患者应每年接种一次流感疫苗，每 5 年接种一次肺炎球菌疫苗。脾已接受照射或切除的患者也应接种 A 型和 C 型脑膜炎球菌以及 B 型流感嗜血杆菌疫苗。对于所有成人，白喉和破伤风疫苗的接种应保持最新
继发肿瘤	尽管不常见，但某些继发性肿瘤在接受霍奇金淋巴瘤治疗的患者中的发生率增加。包括急性髓系白血病、甲状腺、乳腺、肺、上消化道癌及黑色素瘤、宫颈原位癌等。患者余生中应筛查这些肿瘤，因为它们可能具有较长的诱导期

ABVD，阿霉素、博来霉素、长春花碱、达卡巴嗪；TSH，促甲状腺激素。

From Abeloff MD：Clinical oncology，ed 3，Philadelphia，2004，WB Saunders.

 ## 重点和注意事项

专家点评

- 年轻男性患者在开始治疗前应考虑精子库，即使 ABVD 不育的风险较低。有症状的男性，尤其是晚期霍奇金淋巴瘤，诊断时可能有疾病相关少精症
- 化疗联合或不联合累及部位放疗应是早期霍奇金淋巴瘤的标准治疗。在选定的病例中，放疗化疗应作为晚期的标准治疗
- 在 ABVD 治疗失败后，超过 60% 的复发患者和约 30% 的初始难治性淋巴瘤患者可以通过高剂量化疗和自体造血干细胞移植可靠治愈

推荐阅读

Armitage JO: Early-stage Hodgkin's lymphoma, *N Engl J Med* 363:653-662, 2010.

Canellos GP et al: Treatment of Hodgkin lymphoma: a 50-year perspective, *J Clin Oncol* 32:163-168, 2014.

Chen R et al: Phase II study of the efficacy and safety of pembrolizumab for relapsed/refractory classic Hodgkin lymphoma, *J Clin Oncol* 35:2125-2132, 2017.

Connors JM: Hodgkin's lymphoma, the great teacher, *N Engl J Med* 365(3), 2011.

Connors JM et al: Brentuximab vedotin with chemotherapy for stage III or IV Hodgkin's lymphoma, *N Engl J Med* 378(4):331-344, 2018.

Engert A et al: Reduced treatment intensity in patients with early-stage Hodgkin's lymphoma, *N Engl J Med* 363:640-652, 2010.

Meyer RM et al: ABVD alone versus radiation-based therapy in limited-stage Hodgkin's lymphoma, *N Engl J Med* 366:399-408, 2012.

Moskowitz CH et al: Brentuximab vedotin as consolidation therapy after autologous stem-cell transplantation in patients with Hodgkin's lymphoma at risk of relapse or progression (AETHERA): a randomised, double-blind, placebo-controlled, phase 3 trial, *Lancet* 385:1853-1862, 2015.

Radford J et al: Results of a trial of PET-directed therapy for early-stage Hodgkin's lymphoma, *N Engl J Med* 372:1598-1607, 2015.

Steidl C et al: Tumor-associated macrophages and survival in classic Hodgkin's lymphoma, *N Engl J Med* 382:875-885, 2010.

Viviani S et al: ABVD versus BEACOPP for Hodgkin's lymphoma when high-dose salvage is planned, *N Engl J Med* 365:203-212, 2011.

Younes A et al: Nivolumab for classical Hodgkin's lymphoma after failure of both autologous stem-cell transplantation and brentuximab vedotin: a multicentre, multicohort, single-arm phase 2 trial, *Lancet Oncol* 17:1283-1294, 2016.

Younes A et al: Results of a pivotal phase II study of brentuximab vedotin for patients with relapsed or refractory Hodgkin's lymphoma, *J Clin Oncol* 30:2183-2189, 2012.

第5章　非霍奇金淋巴瘤
Non-Hodgkin Lymphoma

Jorge J. Castillo，Ann S. LaCasce

李小柱　译　蒲红斌　审校

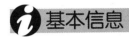 基本信息

定义

非霍奇金淋巴瘤（non-hodgkin lymphoma，NHL）是一种淋巴网状系统的异质性恶性肿瘤。大约有 60 种不同的 NHL 亚型。WHO 对淋巴瘤的分类见表 5-1 和图 5-1。

同义词

NHL

ICD-10CM 编码

C85.90	非霍奇金淋巴瘤，未指明，未指明部位
C85.91	非霍奇金淋巴瘤，未指明，头部、面部和颈部淋巴结
C85.92	非霍奇金淋巴瘤，未指明，胸内淋巴结
C85.93	非霍奇金淋巴瘤，未指明，腹腔淋巴结
C85.94	非霍奇金淋巴瘤，未指明，腋窝和上肢淋巴结
C85.95	非霍奇金淋巴瘤，未指明，腹股沟区和下肢淋巴结
C85.96	非霍奇金淋巴瘤，未指明，盆腔内淋巴结
C85.97	非霍奇金淋巴瘤，未指明，脾
C85.98	非霍奇金淋巴瘤，未指明，多部位淋巴结
C85.99	非霍奇金淋巴瘤，未指明，结外和实体器官

流行病学

- 是美国第六常见的肿瘤（每年新发病例＞ 70 000），发病率随年龄增加；大多数患者年龄在 60 岁以上
- 在美国和欧洲，弥漫大 B 细胞淋巴瘤（DLBCL）是最常见的亚型（占 30%），滤泡性淋巴瘤（FL）是第二常见亚型（占 25%）
- 在 HIV 患者中，NHL 是最常见的肿瘤（其次是卡波西肉瘤）。在 HIV 相关的 NHL 病例中，DLBCL 占 80% ～ 90%
- 框 5-1 总结了与非霍奇金淋巴瘤风险增加相关的因素

表 5-1　世界卫生组织淋巴瘤分类 [a]

成熟 B 细胞肿瘤

慢性淋巴细胞白血病 / 小淋巴细胞淋巴瘤

- B 细胞前淋巴细胞白血病
- 脾 B 细胞边缘区淋巴瘤
- 毛细胞白血病
- *脾 B 细胞淋巴瘤 / 白血病，未分类*
- *脾弥漫性红髓小 B 细胞淋巴瘤*
- *毛细胞白血病变异*
- 淋巴浆细胞性淋巴瘤
- 瓦尔登斯特伦巨球蛋白血症
- 严重的连锁疾病
- α 重链病
- γ 重链病
- μ 重链病

浆细胞骨髓瘤

- 骨孤立性浆细胞瘤
- 骨外浆细胞瘤

结外黏膜相关淋巴组织边缘区淋巴瘤（MALT 淋巴瘤）

- 结外边缘区淋巴瘤
- *儿童型结内边缘区淋巴瘤*

滤泡性淋巴瘤

- *儿童滤泡性淋巴瘤*
- 原发性皮肤滤泡中心性淋巴瘤

套细胞淋巴瘤

弥漫大 B 细胞淋巴瘤（DLBCL），NOS

- 富于 T 细胞和组织细胞的大 B 细胞淋巴瘤
- CNS 原发性 DLBCL
- 原发性皮肤 DLBCL，腿型
- EBV 阳性 DLBCL
- 与慢性炎症相关的 DLBCL
- 淋巴样肉芽肿病
- 原发性纵隔（胸腺）大 B 细胞淋巴瘤
- 血管内大 B 细胞淋巴瘤
- ALK 阳性大 B 细胞淋巴瘤
- 浆母细胞淋巴瘤
- HHV8 阳性弥漫大 B 细胞淋巴瘤和原发性渗出性淋巴瘤

- 伯基特淋巴瘤
- 高级别 B 细胞淋巴瘤，*MYC* 和 *BCL2* 和（或）*BCL6* 重排
- 未分类的 B 细胞淋巴瘤，其特征介于弥漫大 B 细胞淋巴瘤和典型霍奇金淋巴瘤之间

成熟 T 细胞和 NK 细胞肿瘤

- T 细胞幼淋巴细胞白血病
- T 细胞大颗粒淋巴细胞白血病
- *NK 细胞慢性淋巴增殖性疾病*
- 侵袭性 NK 细胞白血病
- 儿童全身 EBV 阳性 T 细胞淋巴瘤
- 种痘水疱病样淋巴瘤
- 成人 T 细胞白血病 / 淋巴瘤
- 结外 NK/T 细胞淋巴瘤，鼻型
- 肠病相关 T 细胞淋巴瘤
- 单形性嗜上皮性肠 T 细胞淋巴瘤
- 肝脾 T 细胞淋巴瘤
- 皮下脂膜炎样 T 细胞淋巴瘤

蕈样肉芽肿

- 塞扎里综合征
- 原发性皮肤 CD30 阳性 T 细胞淋巴增生性疾病
- 淋巴样丘疹病
- 原发性皮肤间变性大细胞淋巴瘤
- *原发性皮肤 γ-δ T 细胞淋巴瘤*
- *原发性皮肤 CD8 阳性侵袭性表皮细胞毒性 T 细胞淋巴瘤*
- *原发性皮肤 CD4 阳性的小 / 中 T 细胞淋巴增生性疾病*

外周 T 细胞淋巴瘤，NOS

血管免疫母细胞性 T 细胞淋巴瘤

间变性大细胞淋巴瘤，ALK 阳性

- 间变性大细胞淋巴瘤，ALK 阴性

霍奇金淋巴瘤

结节性淋巴细胞为主型霍奇金淋巴瘤

经典型霍奇金淋巴瘤

结节性硬化型霍奇金淋巴瘤

- 淋巴细胞为主型经典型霍奇金淋巴瘤
- 混合细胞性经典型霍奇金淋巴瘤
- 淋巴细胞消减型经典型霍奇金淋巴瘤

[a] 大多数常见的病症加粗。暂定的病症用斜体字表示。一些罕见的病症或变体予以省略。
ALK，间变性淋巴瘤激酶；CNS，中枢神经系统；EBV，EB 病毒；HHV-8，人类疱疹病毒 8 型；NK，自然杀伤细胞；NOS，未另行说明。

From Hoffman R et al: Hematology, basic principles and practice, ed 7, Philadelphia, 2018, Elsevier.

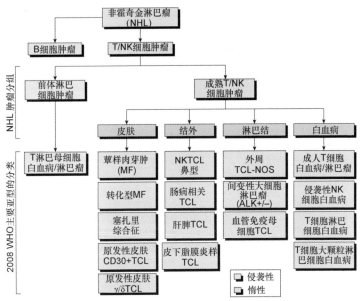

图 5-1 （扫本章二维码看彩图）世界卫生组织（**WHO**）对成熟 **T 细胞肿瘤**的分类。NK，自然杀伤；NKTCL，鼻 NK/T 细胞淋巴瘤；NOS，未另行说明；TCL，T 细胞淋巴瘤（From Hoffman R et al：Hematology，basic principles and practice，ed 7，Philadelphia，2018，Elsevier.）

扫本章二维码看彩图

框 5-1　非霍奇金淋巴瘤风险增加的相关因素

免疫抑制，获得性，
　　实体器官或造血干细胞移植后
　　HIV/AIDS
先天性免疫缺陷综合征
年龄增加（免疫力下降）
有 HL 或 NHL 病史
NHL 家族史
药物
　　氨甲蝶呤
　　TNF-α 抑制剂
职业接触
　　除草剂、农药、木粉尘、环氧胶、有机溶剂
　　农业、林业、绘画、木工、制革

AIDS，获得性免疫缺陷综合征；HIV，人类免疫缺陷病毒；HL，霍奇金淋巴瘤；NHL，非霍奇金淋巴瘤；TNF，肿瘤坏死因子。
From Niederhuber JE：Abeloff's clinical oncology，ed 6，Philadelphia，2020，Elsevier.

体格检查和临床表现

- 患者常表现为淋巴结肿大
- 大约 1/3 的 NHL 涉及结外部位，从而导致异常表现（如胃肠道受累可表现为消化道溃疡样症状）
- 出现 B 症状，如不明原因的体重减轻、发热、疲劳和盗汗，通常见于侵袭性或高度侵袭性淋巴瘤
- 侵袭性淋巴瘤有急性或亚急性表现、肿块大小增大和 B 症状
- 惰性淋巴瘤的病程较缓慢，有无症状淋巴结病和（或）缓慢进展的细胞减少症
- 可出现肝脾大
- 累及纵隔引发的咳嗽、呼吸困难症状

Dx 诊断

鉴别诊断

- 霍奇金淋巴瘤
- 病毒感染
- 转移癌
- 自身免疫性疾病
- 结节病

评估

　　初步实验室评估可能完全正常。乳酸脱氢酶（LDH）升高可见于侵袭性淋巴瘤或高度病变的惰性淋巴瘤。在高度侵袭性非霍奇金淋巴瘤（如伯基特淋巴瘤）的病例中，可以看到自发性肿瘤溶解综合征（TLS），但很少见；其特点是高钾血症、高尿酸血症、低钙血症、高磷血症和酸中毒。TLS 可能危及生命，被认为是一种医疗急症。急性治疗包括积极静脉输液和使用拉布立酶（rasburicase）。NHL 分期流程包括：

- 彻底的病史和体格检查
- 首选手术切除或切口活检。无周围腺病的患者可接受影像介导的穿刺活检。细针穿刺对于精确的淋巴瘤亚分类是不够的。大多数腹腔内淋巴瘤或纵隔淋巴瘤患者，可在门诊进行腹腔镜淋巴结活检或纵隔镜检查
- 组织活检与组织学、免疫表型和遗传学研究解释。表 5-2 总

表 5-2　非霍奇金淋巴瘤的主要分子改变

NHL 组织学类型	变化	病例影响率	涉及的原癌基因	原癌基因激活机制	原癌基因功能
淋巴浆细胞性淋巴瘤	*MYD88* L265 突变	95	*MYD88*	激活	B 细胞信号
滤泡性淋巴瘤	t（14；18）（q32；q21）	90	*BCL-2*	转录失调	凋亡负调节因子
套细胞淋巴瘤	t（11；14）（q13；q32）	70	*BCL-1/cyclin D1*	转录失调	调节细胞周期
MALT 淋巴瘤	t（11；18）（q21；q21）	50	*API2/MLT*	融合蛋白	*API2* 具有抗凋亡活性
	t（1；14）（p22；q32）		*BCL-10*	转录失调	抗凋亡
弥漫大 B 细胞淋巴瘤	der（3）（q27）	35	*BCL-6*	转录失调	GC 形成所需的转录抑制因子
	t（14；18）（q32；q21）	15	*BCL-2*	转录失调	凋亡负调节因子
	t（8；14）（q24；q32）	10	MYC	转录失调	转录因子调节细胞增殖和生长
伯基特淋巴瘤	t（8；14）（q24；q32）	80	MYC	转录失调	转录因子调节细胞增殖和生长
	t（2；8）（p11；q24）	15	MYC		
	t（8；22）（q24；q11）	5	MYC		
间变性大 T 细胞淋巴瘤	t（2；5）（p23；q35）	60	NPM/ALK	融合蛋白	ALK 是一种酪氨酸激酶

GC，胃癌；MALT，黏膜相关淋巴组织；NHL，非霍奇金淋巴瘤。

From Niederhuber JE：Abeloff's clinical oncology，ed 6，Philadelphia，2020，Elsevier.

　　结了非霍奇金淋巴瘤的主要分子改变

- 常规实验室评估（全血细胞计数、特定情况下的流式细胞术、ESR、尿检、LDH、血尿素氮、肌酐、血清钙、尿酸、肝功能测试、血清蛋白电泳）

- HIV 和乙肝检测
- 骨髓评估（抽吸和活检）（图 5-2）
- 如果可能的话，行胸部、腹部和骨盆增强 CT 扫描
- ^{18}F- 氟代脱氧葡萄糖（FDG）正电子发射断层成像（PET）结合 CT（图 5-3）已成为侵袭性 NHL 亚型患者分期、反应评估和治疗后监测的有力工具
- 根据组织病理学、先前研究的结果和计划的治疗，可能会进行一些其他测试
- 一些侵袭性 NHL 患者和大多数 HIV 相关 NHL 患者需要腰椎穿刺，以评估淋巴瘤是否累及中枢神经系统

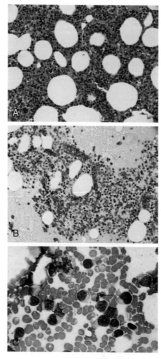

图 5-2 （扫本章二维码看彩图）骨髓抽取和活检中的血管内大 B 细胞淋巴瘤。A. 苏木精–伊红染色切片显示存在淋巴瘤细胞的聚集。该浸润很微弱，很容易漏诊。B. CD20 免疫组织化学显示窦内淋巴细胞瘤。C. 抽取的骨髓液中淋巴瘤细胞较大，细胞质呈蓝灰色，多可见核仁（Courtesy Dr. Robert Pooley，Department of Pathology，Little Company of Mary Hospital，Evergreen Park，Ill. From Jaffe ES et al：Hematopathology，Philadelphia，2011，WB Saunders.）

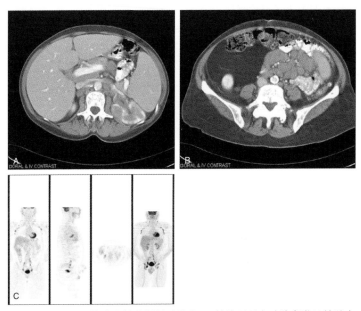

图 5-3　A. 口服和静脉注射造影剂后增强 CT 轴位显示主动脉旁淋巴结肿大和左肾淋巴瘤浸润。B. 同一患者的下腹部影像显示肠系膜淋巴结增大。C. PET/CT（左至右：冠状、矢状、轴位和前投影）显示包括腋窝、腹股沟和骨盆区域多个淋巴结群 [18]F- 氟代脱氧葡萄糖摄取增加，与播散性淋巴瘤一致（From Niederhuber JE：Abeloff's clinical oncology，ed 6，Philadelphia，2020，Elsevier.）

- 对非霍奇金淋巴瘤新患者的评估总结在表 5-3 中

　　分类：临床上，将 NHL 淋巴瘤细分为惰性、侵袭性和高度侵袭性

　　分期：最初开发的用于霍奇金淋巴瘤（HL）的 Ann Arbor 分期系统被修订为 Lugano 标准，仍为当前标准；但与霍奇金淋巴瘤不同的是，NHL 不能通过淋巴通道可预测地扩散到相邻淋巴结区域，因此分期只是影响预后的多种因素之一（表 5-4）。NHL 的组织病理学对治疗的影响大于霍奇金淋巴瘤。图 5-4 介绍一种诊断流程，概述由小到中等大小的细胞组成的 B 细胞淋巴瘤的分类步骤。

表 5-3 非霍奇金淋巴瘤新患者的评估

评估	措施	详情
确诊	由有经验的血液病学家做充分的活检	免疫表型（免疫组织化学 ± 流式细胞术） 细胞遗传学 / 分子研究
一般评估以及治疗风险	病史与体格检查 完成血细胞计数 生化检查（肝肾功能） HIV 血清学 乙型肝炎血清学	凝血检查 EBV 血清学和 PCR 检测 丙型肝炎血清学 血清电解质，尿酸 心脏射血分数的评估 孕检 讨论生育问题
预后分类	血清乳酸脱氢酶 血清白蛋白	红细胞沉降率 血清 β2 微球蛋白
解剖学疾病	胸部、腹部和盆腔增强 CT	超声 FDG-PET/CT MRI
隐匿的受累部位		单侧骨髓抽吸活检 腰椎穿刺 CSF 流式细胞术检查 对可疑部位活检 流式细胞术

CSF，脑脊液；CT，计算机断层成像；EBV，EB 病毒；FDG-PET，^{18}F- 氟代脱氧葡萄糖标记正电子发射断层成像；HIV，人类免疫缺陷病毒；MRI，磁共振成像；PCR，聚合酶链式反应。

From Niederhuber JE：Abeloff's clinical oncology，ed 6，Philadelphia，2020，Elsevier.

表 5-4 非霍奇金淋巴瘤：Lugano 分期分类

分期	特征
I	累及单个淋巴结区或淋巴结构（如脾、胸腺、Waldeyer 环），或单个无淋巴结累及的结外部位（I E）
II	累及膈肌同一侧两个或两个以上的淋巴结区域或伴有局限性结外器官侵犯的局部淋巴结病变（II E）
III	膈肌两侧淋巴结区域或结构的受累
IV	弥漫性或非连续性结外部位的受累（S）

From Niederhuber JE：Abeloff's clinical oncology，ed 6，Philadelphia，2020，Elsevier.

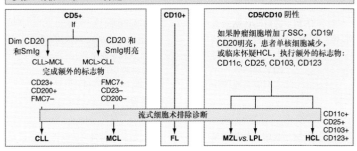

图 5-4　小到中等大小细胞 B 细胞淋巴瘤分类的流程。 BL，伯基特淋巴瘤；CLL，慢性淋巴细胞白血病；FL，滤泡性淋巴瘤；HCL，毛细胞白血病；IgM，免疫球蛋白 M；IHC，免疫组织化学；LPL，淋巴浆细胞淋巴瘤；MBL，单克隆 B 淋巴细胞增多症；MCL，套细胞淋巴瘤；MZL，边缘区淋巴瘤；SmIg，表面免疫球蛋白；SSC，硬皮病和系统性硬化病（From McPherson RA，Pincus MR：Henry's clinical diagnosis and management by laboratory methods，ed 23，Philadelphia，2017，Elsevier.）

Rx 治疗

急性期治疗

　　治疗方案因淋巴瘤亚型和病理分期而异。以下是常用的治疗方式：

惰性 NHL：

- 低疾病负荷的无症状患者可延迟治疗并定期随访

- 局部放射治疗 I 期疾病
- 利妥昔单抗，一种抗 CD20 单克隆抗体，用于有症状或病情进展的患者，无论是否进行化疗
- 在化疗中加入利妥昔单抗通常耐受良好，并增加了 NHL 患者的反应和生存率。接受利妥昔单抗、环磷酰胺、阿霉素、长春新碱和泼尼松（R-CHOP）治疗的患者比单用利妥昔单抗治疗的患者有更高的反应率（96% vs. 90%）和更好的 2 年总生存率（95% vs. 90%）。同样，接受利妥昔单抗、环磷酰胺、长春新碱和泼尼松（R-CVP）治疗的患者比单用利妥昔单抗治疗的患者有更高的反应率（81% vs. 57%）和更好的 4 年总生存率（83% vs. 77%）
- 在最近的一项 III 期非劣效性研究中，苯达莫司汀和利妥昔单抗联合使用比 R-CHOP（70 个月 vs. 31 个月）具有更好的无进展生存率，且毒性作用更少。亚群分析显示在滤泡性淋巴瘤、套细胞淋巴瘤和淋巴浆细胞性淋巴瘤患者有更好的无进展生存率
- 与单独观察相比，含利妥昔单抗方案后维持利妥昔单抗与 3 年无进展生存率更好相关（75% vs. 58%），但总体生存期无差异
- 在一项随机研究的基础上，FDA 批准了先前未治疗的滤泡性淋巴瘤患者使用阿托珠单抗（obinutuzumab）联合化疗后继续使用阿托珠单抗维持治疗，在该研究中阿托珠单抗联合化疗比利妥昔单抗联合化疗有更长的中位无进展生存期
- FDA 已批准联合使用苯达莫司汀和阿托珠单抗后继续维持阿托珠单抗治疗的方案，用来治疗利妥昔单抗难治性滤泡性淋巴瘤
- 口服布鲁顿酪氨酸激酶（BTK）抑制剂伊布替尼（ibrutinib）被 FDA 批准用于治疗复发性套细胞淋巴瘤、淋巴浆细胞性淋巴瘤和边缘区淋巴瘤。第二代 BTK 抑制剂 Acalabrutinib 也已被批准用于复发性套细胞淋巴瘤
- 口服磷脂酰肌醇 3 激酶（PI3K）抑制剂 idelalisib 和 copanlisib，以及新型抗 CD20 单克隆抗体阿托珠单抗，已获 FDA 批准用于治疗复发滤泡性淋巴瘤
- 蛋白酶体抑制剂硼替佐米和免疫调节剂来那度胺被 FDA 批准

用于治疗复发性套细胞淋巴瘤

- 幽门螺杆菌相关的胃边缘区淋巴瘤可以用一个疗程的抗生素治疗。对于根除后持续存在的病例或幽门螺杆菌阴性病例，放疗是非常有效的
- 脾边缘区淋巴瘤通常采用利妥昔单抗或脾切除术治疗。化疗免疫疗法或伊布替尼可能适用于复发性疾病
- 干细胞移植（自体或异体）可对多发性复发或难治性疾病进行长期控制
- 表 5-5 总结了惰性淋巴瘤的化疗方案

侵袭性 NHL： 最常见的侵袭性 NHL 是 DLBCL。根据随机对照试验，在 CHOP 方案（R-CHOP）中加入利妥昔单抗治疗 CD20 阳性 B 细胞淋巴瘤提高了 DLBCL 患者的完全缓解率并延长了总体生存时间，但在临床上毒性没有显著增加。R-CHOP 已被证明对 CD4＋计数＞ $50/mm^3$ 的 HIV 相关 NHL 患者是安全有效的

对 DLBCL 患者使用最常见的方案包括：

- 在局限性 DLBCL 患者中，较合适的方法是 3 个周期的 R-CHOP，然后是受累部位放疗或 6 个周期的 R-CHOP
- 6 个周期的 R-CHOP 联合或不联合放疗适用于晚期 DLBCL 患者
- 对于双重打击的淋巴瘤［定义为 MYC、BCL-2 和（或）BCL-6 的重新排布］患者，R-CHOP 的疗效较普通 DLBCL 差，R-EPOCH（加入依托泊苷、阿霉素和长春新碱，以及环磷酰胺、泼尼松和利妥昔单抗）可能也有效
- 粒细胞集落刺激因子（如非格司亭、MYC）可有效降低 65 岁以上侵袭性淋巴瘤化疗患者发热性中性粒细胞减少的风险
- 高剂量化疗和自体骨髓移植治疗：与常规化疗相比，化疗敏感复发 DLBCL 患者的总生存率提高
- 嵌合抗原受体 T 细胞治疗最近被批准用于前两次化疗后复发或难治性 DLBCL 患者
- 非霍奇金淋巴瘤的联合化疗方案见表 5-6

高度侵袭性 NHL： 最常见的高级别 NHL 亚型是伯基特淋巴瘤（BL）。BL 对较年轻的 DLBCL 患者有影响，并且在 HIV 感染者中很常见。治疗高级别 NHL 患者需要比 R-CHOP 更强化的方案。最

表 5-5　惰性淋巴瘤的化疗方案

BR（每 28 天）
- 苯达莫司汀 120 mg/m², 第 1 日和第 2 日
- 利妥昔单抗 375 mg/m², IV, 第 1 日

CVP-R（每 21 天）
- 环磷酰胺 750 mg/m², IV, 第 1 日
- 长春新碱 1.4 mg/m², 最大剂量 2 mg, IV, 第 1 日
- 泼尼松 40 mg/m², PO, 第 1 ～ 15 日
- 利妥昔单抗 375 mg/m², IV, 每周期第 1 日 [32]

R-CHOP（每 21 天）
- 环磷酰胺 750 mg/m², IV, 第 1 日
- 阿霉素 50 mg/m², IV, 第 1 日
- 长春新碱 1.4 mg/m², 最大剂量 2 mg, IV, 第 1 日
- 泼尼松 100 mg/m², PO, 第 1 ～ 5 日
- 利妥昔单抗 375 mg/m², IV, 每周期第 1 日 [33] 或按照其他安排 [34]

CNOP（每 21 天）
- 环磷酰胺 750 mg/m², IV, 第 1 日
- 米托蒽醌 10 mg/m², IV, 第 1 日
- 长春新碱 1.4 mg/m², 最大剂量 2 mg, IV, 第 1 日
- 泼尼松 50 mg/m², PO, 第 1 ～ 5 日

R-CHVP-IFN（每周期 28 天，共 6 个月，然后每周期 2 个月，共 6 个月）[35]
- 环磷酰胺 600 mg/m²
- 阿霉素 25 mg/m²
- 依托泊苷 100 mg/m², 第 1 日（代替原来的替尼泊苷 60 mg/m², 第 1 日）
- 泼尼松 40 mg/m², 第 1 ～ 5 日
- 干扰素 -α, 每周 3 ～ 5 次
- 接受 R-CHVP 治疗的患者每个周期第 1 天使用利妥昔单抗 375 mg/m², 使用 6 个周期

FMD（每 28 天）
- 氟达拉滨 25 mg/m², IV, 第 1 ～ 3 日
- 米托蒽醌 10 mg/m², IV, 第 1 日
- 地塞米松 20 mg/d, PO, 第 1 ～ 5 日
- 接受 R-FMD 治疗的患者每个周期第 1 天同时使用利妥昔单抗 375 mg/m²

ProMACE-MOPP
- 每 28 天重复周期

第 1 日
- 环磷酰胺 650 mg/m², IV
- 阿霉素 25 mg/m², IV
- 依托泊苷 120 mg/m², IV
- 泼尼松 60 mg/m², PO, 第 1 ～ 14 日

第 8 日
- 氮芥 6 mg/m², IV
- 长春新碱 1.4 mg/m²（最大剂量 2 mg）。IV, 第 8 日
- 丙卡巴肼 100 mg/m², PO, 第 8 ～ 14 日

第 15 日
- 氨甲蝶呤 500 mg/m², IV, 第 15 日；同时在使用氨甲蝶呤 24 h 后使用甲酰四氢叶酸 50 mg/m² PO, 每 6 h 1 次, 共 4 次

R-Hyper-CVAD（每 21 天）[36]
周期 1、3、5、7
- 利妥昔单抗 375 mg/m², IV, 第 1 日
- 环磷酰胺（和美司钠） 300 mg/m², IV 超 3 h, 每 12 h 1 次, 第 2 ～ 4 日（共 6 次）
- 长春新碱 1.4 mg/m²（最大剂量 2 mg）, IV, 第 5 日和第 12 日
- 阿霉素 16.6 mg/m², 持续 IV, 第 5 ～ 7 日
- 地塞米松, 40 mg/d, IV 或 PO, 第 2 ～ 5 日以及第 12 ～ 15 日

周期 2、4、6、8
- 利妥昔单抗 375 mg/m², IV, 第 1 日
- 氨甲蝶呤 200 mg/m², IV 超 2 h, 然后 800 mg/m², 持续 IV 超过 22 h, 第 2 日
- 氨甲蝶呤灌注后 12 h 开始, 口服甲酰四氢叶酸 50 mg, 然后 15 mg, PO, 每 6 h 1 次, 共 8 次, 直到氨甲蝶呤水平小于 0.1 μmol/L
- 阿糖胞苷 3000 mg/m², IV 超 2 h, 每 12 h 一次, 第 3 ～ 4 日（共 4 次剂量）

利妥昔单抗单药治疗
利妥昔单抗 375 mg/m², 每周 1 次, 共 4 周

注：保留引文尾注。IV, 静脉注射；PO, 口服。
From Hoffman R et al：Hematology, basic principles and practice, ed 7, Philadelphia, 2018, Elsevier.

表 5-6 联合化疗治疗非霍奇金淋巴瘤

疗法	剂量	治疗日	频率
R- 苯达莫司汀			**每 28 天**
苯达莫司汀	90 mg/m² IV	1～2	
利妥昔单抗	375 mg/m² IV	1	
R-CHOP			**每 21 天**
环磷酰胺	750 mg/m² IV	1	
阿霉素	50 mg/m² IV	1	
长春新碱	1.4 mg/m² IV	1	
泼尼松，固定剂量	100 mg PO	1～5	
利妥昔单抗	375 mg/m² IV	1	
R-CVP			**每 21 天**
环磷酰胺	1000 mg/m² IV	1	
长春新碱	1.4 mg/m² IV	1	
泼尼松，固定剂量	100 mg PO	1～5	
利妥昔单抗	375 mg/m² IV	1	

IV，静脉注射；PO，口服。

Adapted from Goldman L，Schafer AI：Goldman's Cecil medicine，ed 24，Philadelphia，2012，WB Saunders.

常用的多药方案包括 hyper-CVAD、CODOX-M/IVAC 和剂量调整 EPOCH，通常与利妥昔单抗联合使用。5 年生存率约为 75%

处置

- 尽管缺乏可治愈性免疫疗法，但是在利妥昔单抗治疗期间，惰性 NHL 患者的生存率仍然较长。侵袭性 NHL 患者可以通过化学免疫治疗实现治愈
- 50%～60% 的侵袭性 NHL 患者完全缓解。预后因素包括淋巴瘤亚型、患者年龄和疾病程度。表 5-7 描述了侵袭性淋巴瘤的国际预后指数（IPI）。最近，结合抗 CD20 单克隆抗体利妥昔单抗的现代 IPI 研究显示，33% 的高风险患者和 96% 的低风险患者在诊断后 5 年内存活
- 与 HIV 相关的 NHL 和低 CD4 细胞计数的患者预后较差（中位生存时间为 15～34 个月）。尽管治疗取得了进展，但由于

潜在的药物相互作用和增加感染并发症的风险，HIV 相关淋巴瘤的治疗仍具有挑战性。在治疗期间优化 CD4 细胞计数是很重要的。建议转诊至 HIV 相关肿瘤学家

表 5-7　临床预后指数

侵袭性淋巴瘤的国际预后指数（IPI）[1]			
风险分组	IPI 评分 [a]	CR 率（%）	5 年 OS 率（%）
低危	0，1	87	73
中低危	2	67	51
中高危	3	55	43
高危	4，5	44	26
滤泡性淋巴瘤国际预后指数（FLIPI）[2]			
风险分组	FLIPI 评分 [b]	分布（%）	5 年 OS 率（%）
低危	0 ~ 1	36	90.6
中危	1 ~ 2	37	77.6
高危	≥ 3	27	52.5
套细胞淋巴瘤国际预后指数（MIPI）[3]			
风险分组	MIPI 评分 [c]	分布（%）	中位生存率
低危	0 ~ 3	44	未涉及
中危	4 ~ 5	35	51 个月
高危	6 ~ 11	21	29 个月

CR，完全缓解；OS，整体生存。

[a] 存在下列任一特征给予 1 分：年龄大于 60 岁、血清乳酸脱氢酶（LDH）水平升高、美国东部肿瘤协作组评估情况（Eastern Cooperative Oncology Group performance status，ECOG）≥ 2、Ann Arbor Ⅲ 或Ⅳ期，以及超过 2 个结外部位侵及。

[b] 存在下列任一特征给予 1 分：年龄大于 60 岁、血清 LDH 水平升高、血红蛋白水平 < 12 g/dl、Ann Arbor Ⅲ 或Ⅳ期、淋巴结数目≥ 5 个。

[c] 得分基于年龄、ECOG 表现情况、白细胞计数和血清 LDH 水平。

（1）The International Non-Hodgkin's Lymphoma Prognostic Factors Project：A predictive model for aggressive non-Hodgkin's lym- phoma，N Engl J Med 329：987-994，1993.

（2）Solal-Celigny P et al：Follicular lymphoma international prognostic index，Blood 104：1258-1265，2004.

（3）Hoster E et al：A new prognostic index（MIPI）for patients with advanced-stage mantle cell lymphoma，Blood 111：558-565，2008.

From Niederhuber JE：Abeloff's clinical oncology，ed 6，Philadelphia，2020，Elsevier.

推荐阅读

Ansell S, Armitage JO: Positron emission tomographic scans in lymphoma: convention and controversy, *Mayo Clin Proc* 87:571-580, 2012.

Barta SK et al: Pooled analysis of AIDS malignancy consortium trials evaluating rituximab plus CHOP or infusional EPOCH chemotherapy in HIV-associated non-Hodgkin lymphoma, *Cancer* 118:3977-3983, 2012.

Dreyling M et al: Phosphatidylinositol 3-Kinase inhibition by copanlisib in relapsed or refractory indolent lymphoma, *J Clin Oncol* 35(35):3898-3905, 2017.

Fisher RI et al: Multicenter phase II study of bortezomib in patients with relapsed or refractory mantle cell lymphoma, *J Clin Oncol* 24:4867-4874, 2016.

Gopal AK et al: PI3Kδ inhibition by idelalisib in patients with relapsed indolent lymphoma, *N Engl J Med* 370:1008-1018, 2014.

Goy A et al: Single-agent lenalidomide in patients with mantle-cell lymphoma who relapsed or progressed after or were refractory to bortezomib: phase II MCL-001 (EMERGE) study, *J Clin Oncol* 31:3688-3695, 2013.

Lenz G et al: Aggressive lymphomas, *N Engl J Med* 362:1417-1429, 2010.

Maloney DG: Anti-CD20 antibody therapy for B-cell lymphomas, *N Engl J Med* 366:2008-2016, 2012.

Marcus R et al: Obinutuzumab for the first-line treatment of follicular lymphoma, *N Engl J Med* 377(14):1331-1344, 2017.

Noy A et al: Targeting Bruton tyrosine kinase with ibrutinib in relapsed/refractory marginal zone lymphoma, *Blood* 129:2224-2232, 2017.

Petrich AM et al: Impact of induction regimen and stem cell transplantation on outcomes in double-hit lymphoma: a multicenter retrospective analysis, *Blood* 124:2354-2361, 2014.

Pfreundschuh M et al: CHOP-like chemotherapy with or without rituximab in young patients with good-prognosis diffuse large B-cell lymphoma: 6-year results of an open-label randomised study of the MabThera International Trial (MInT) Group, *Lancet Oncol* 12:1013-1022, 2011.

Rummel MJ et al: Bendamustine plus rituximab versus CHOP plus rituximab as first-line treatment for patients with indolent and mantle-cell lymphomas: an open-label, multicenter, randomised, phase 3 non-inferiority study, *Lancet* 381:1203-1210, 2013.

Salles G et al: Rituximab maintenance for 2 years in patients with high tumour burden follicular lymphoma responding to rituximab plus chemotherapy (PRIMA): a phase 3, randomised controlled trial, *Lancet* 377:42-51, 2011.

Sehn LH et al: Obinutuzumab plus bendamustine versus bendamustine monotherapy in patients with rituximab-refractory indolent non-Hodgkin lymphoma (GADOLIN): a randomized, controlled, open-label, multicenter, phase 3 trial, *Lancet Oncol* 17(8):1081-1093, 2016.

Stiff PJ et al: Autologous transplantation as consolidation for aggressive non-Hodgkin's lymphoma, *N Engl J Med* 369:1681-1690, 2014.

Wang ML et al: Targeting BTK with ibrutinib in relapsed or refractory mantle-cell lymphoma, *N Engl J Med* 369:507-516, 2013.

第6章 骨髓增生异常综合征
Myelodysplastic Syndromes

Ritesh Rathore

李小柱　译　蒲红斌　审校

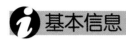 **基本信息**

定义

　　骨髓增生异常综合征（myelodysplastic syndromes，MDS）是一组影响造血干细胞的获得性克隆性疾病，其特征是分化和增殖改变。患者表现为外周全血细胞减少和形态异常，但经检查则发现骨髓细胞过多。增加的骨髓细胞表现为无效造血和成熟障碍，从而导致全血细胞减少。

分类

- 1982 年的法美英（FAB）分型包括难治性贫血（RA）、难治性贫血伴环形铁粒幼细胞（RARS）、难治性贫血伴原始细胞增多（RAEB）、慢性粒-单细胞白血病（CMML）和转化中难治性贫血伴原始细胞增多（RAEB-T）
- 1999 年，世界卫生组织（WHO）修改了 FAB 分型，纳入了较新的形态学见解和细胞遗传学发现。它将诊断急性髓系白血病（AML）的原始细胞百分比降低到 20%，增加了难治性细胞减少伴多系发育不良（RCMD），将难治性贫血伴原始细胞增多细分为 1 型和 2 型（RAEB-1、RAEB-2），增加了未分类 MDS 和单纯 del（5q）相关 MDS
- 2008 年，WHO 进一步修改了分类，将 MDS 细分为 6 个不同类别（表 6-1）

表 6-1　2008 世界卫生组织成人骨髓增生异常综合征的分类

难治性细胞减少伴单系发育不良	
发育异常	≥ 10% 的细胞来自单一谱系
原始细胞	骨髓＜ 5%；外周血＜ 1%；无奥氏小体
说明	包括难治性贫血（RA）、难治性中性粒细胞减少、难治性血小板减少；RA 是迄今为止最常见的亚型

53

难治性贫血伴环形铁粒幼细胞

发育异常	孤立性红系发育不良
原始细胞	骨髓 < 5%；外周血 < 1%；无奥氏小体
说明	≥ 15% 的红系前体是环形铁幼粒细胞 常与 SF3B1 突变相关

单纯 del（5q）相关 MDS

发育异常	巨核细胞正常或增多，细胞核分裂
原始细胞	< 20%（虽然通常要少得多）
说明	del（5q31）必须是唯一的异常染色体

难治性细胞减少伴多系发育不良

发育异常	≥ 10% 的细胞来自两个或两个以上的髓系
原始细胞	骨髓 < 5%；外周血 < 1%；无奥氏小体
说明	外周单核细胞计数必须 < 1×10^9/L；可能存在环形铁幼粒细胞

难治性贫血伴原始细胞增多

发育异常	没有具体要求
原始细胞	RAEB-1：骨髓 5% ~ 9%，外周血 < 5%，无奥氏小体 RAEB-2：骨髓 10% ~ 19%，外周血 5% ~ 19%，或有奥氏小体
说明	旧称 RAEB-T（20% ~ 30% 原始细胞），现在被认为是 AML

未分类 MDS

发育异常	微小，或不满足其他亚型的标准
原始细胞	骨髓 < 5%；外周血 < 1%；无奥氏小体
说明	在克隆细胞遗传学发现存在的情况下，诊断 MDS

排除儿童难治性血细胞减少。MDS/ 骨髓增生性肿瘤，如慢性粒 - 单核细胞白血病和伴有血小板增多的 RARS 单独分类。

AML，急性髓系白血病；MDS，骨髓增生异常综合征；RAEB，难治性贫血伴原始细胞增多。

From Hoffman R et al：Hematology，basic principles and practice，ed 7，Philadelphia，2018，Elsevier.

同义词

　　MDS

　　白血病前期

ICD-10CM 编码

D46.9　骨髓增生异常综合征，未指明

D46.C　伴单纯 del（5q）染色体异常的骨髓增生异常综合征

D46.Z　其他骨髓增生异常综合征

流行病学和人口统计学

　　发病率（美国）：年发病率约 5 /10 万。在美国每年估计有 3 万新确诊病例

　　好发年龄：老年患者常见，中位年龄 > 65 岁

体格检查和临床表现

- 患者常表现为贫血引起的疲劳，也伴有血小板减少和白细胞减少
- 可能出现皮肤苍白、黏膜出血和瘀斑
- 发热、感染和呼吸困难常见

病因学

　　暴露于辐射、化疗药物、苯或其他有机化合物与脊髓增生异常有关。表 6-2 描述了 MDS 患者的诱发因素和流行病学特征。MDS 中有多达 40 个影响特定功能通路的基因发生突变，90% 的患者至少有一个突变，平均每个患者检测到 2 ～ 3 个突变。最常见的突变发生在与 RNA 剪接有关的基因（*SF3B1*、*SRSF2*、*U2AF1* 和 *ZRSR2*）、表观遗传修饰（*TET2*、*ASXL1* 和 *DNMT3A*）、信号转导调节因子（*NRAS* 和 *JAK2*）和转录因子（*RUNX1* 和 *TP53*）。

表 6-2　骨髓增生异常综合征患者的诱发因素及流行病学特征

遗传性

先天性遗传紊乱

8 号染色体三体综合征

家族性单体 7

唐氏综合征（21 三体综合征）

神经纤维瘤病 1

生殖细胞肿瘤［胚胎发育不良 del（12p）］

先天性中性白细胞减少症
科斯特曼综合征
施瓦赫曼-戴蒙德综合征
DNA 修复缺陷
范科尼贫血
共济失调-毛细血管扩张症
布卢姆综合征
着色性干皮病
药物基因多态性（GSTQ1-null）
获得性
衰老
诱变剂暴露
烷基化治疗（苯丁酸氮芥、环磷酰胺、美法仑、氮芥类）
拓扑异构酶 II 抑制剂（蒽环类）
β 放射体（32p）
自体干细胞移植
环境 / 职业接触（苯）
烟草
再生障碍性贫血
阵发性睡眠性血红蛋白尿

From Hoffman R et al: Hematology，basic principles and prac-tice，ed 7，Philadelphia，2018，Churchill Livingstone.

 诊断

鉴别诊断

- 遗传性发育不良（如范科尼贫血、先天性纯红细胞再生障碍）
- 维生素 B12 / 叶酸缺乏
- 接触毒素（药物、酒精、化疗）
- 肾衰竭
- 辐射
- 自身免疫性疾病
- 阵发性睡眠性血红蛋白尿

评估

诊断检查包括实验室评估和骨髓检查（图 6-1）。MDS 患者应进行常规中期核型分析或 MDS FISH 评估的细胞遗传学分析（框 6-1）。

在骨髓增生异常综合征中反复突变的基因见表 6-3。表 6-4 描述了有助于诊断 MDS 的体格检查、病史和实验室检查。表 6-5 总结了骨髓增生异常综合征的主要特征。

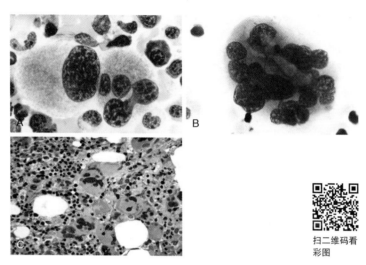

扫二维码看彩图

图 6-1　（扫二维码看彩图）骨髓增生异常综合征骨髓抽吸涂片和活检中的巨核细胞异常增生。A.骨髓抽吸涂片的异常核型特征包括单个和多个独立小核。B.巨核细胞核高度分裂。C.骨髓活检中聚集的发育不良的巨核细胞（From Jaffe ES et al：Hematopathology，Philadelphia，2001，WB Saunders.）

框 6-1　骨髓增生异常综合征的细胞遗传学异常

染色体物质的获得与缺失

- −7，7q−
- 5q−，−5
- +8
- +21，−21
- 17p−，−17
- −20，20q−
- 11q−，+11
- −Y
- 9q−
- +6
- 12p−
- 13q−

续框

不常见的易位和倒置

- t（3；3）（q21;q26）、inv3（q21q26）、t（3；21）（q26;q22）和其他 3q21 和 3q26 易位
- t（1；7）（p11;p11）
- t（2；11）（p21;q23）
- t（11；16）（q23;p13）
- i（17）q，在 17p 上不平衡和双中心易位

造血细胞中的任何获得性克隆细胞遗传学异常，除了特征性的急性髓系白血病（AML）新生易位[1]

复杂异常（多个细胞遗传学异常，不包括那些特征的新生 AML）

From Jaffe ES et al：Hematopathology，Philadelphia，2011，WB Saunders.

[1] 常见的 AML 新生易位：t（15;17）、t（8;21）、inv（16）或 t（16;16）、t（9;11）、t（11;9）、t（11;7）、t（8;16）、t（1：122）。

表 6-3　骨髓增生异常综合征反复突变的基因

基因	频率（%）	说明
剪接因子		
SF3B1	20～30	与 RARS 有很强的关联
SRSF2	10～15（MDS）	CMML 常见
	40（CMML）	
U2AF1	5～12	与 del（20q）关联
表观遗传修饰		
TET2	20～30（MDS）	CMML 常见
	40～50（CMML）	与 IDH 互斥
DNMT3A	8～13	
ASXL1	10～20（MDS）	CMML 常见
	30～40（CMML）	
EZH2	5～10（MDS）	CMML 常见
	20～30（CMML）	可能在功能上涉及 7q-
IDH1/2	＜5	更常见于 AML
ATRX	罕见	与获得性地中海贫血有关
转录因子		
RUNX1	10～15	可以是体细胞或种系
GATA2	罕见	主要是种系

续表

基因	频率（%）	说明
ETV6	< 5	可以是体细胞或种系
TP53	10 ~ 12	与复杂核型、治疗相关性疾病有关
激酶和受体		
JAK2	< 5	RARS-T 常见
NRAS	5 ~ 10	出现在 AML 进展期
CBL	< 5	JMML 常见
PTPN11	< 5	JMML 中更常见
BRAF	罕见	也见于毛细胞白血病
黏连蛋白复合物		
STAG2	5 ~ 10	高危 MDS 和继发性 AML 中黏连
RAD21	< 5	蛋白类突变常见
SMC3	< 2	
SMC1A	< 2	
GCPR 复合物		
GNAS	罕见	最近报道突变存在于广泛的血液恶
GNB1	罕见	性肿瘤中，包括 MDS

AML，急性髓系白血病；CMML，慢性粒细胞白血病；GCPR，G 蛋白偶联受体；IDH，异柠檬酸脱氢酶；JMML，幼年型粒−单核细胞白血病；MDS，骨髓增生异常综合征；RARS，难治性贫血伴环形铁粒幼细胞；RARS-T，RARS 伴血小板增多。
From Hoffman R et al: Hematology, basic principles and practice, ed 7, Philadelphia, 2018, Elsevier.

表 6-4 体格检查、病史和实验室检查辅助诊断骨髓增生异常综合征

病史
- 症状的持续时间
- 血液疾病史
- 职业接触毒素或细胞毒性药物史
- 用药史
- 酒精摄入
- 并发症

体格检查
- 苍白
- 瘀点
- 紫癜

- 擦伤
- 呼吸急促
- 感染的迹象
- 脾大

实验室检查
- 全血分类细胞计数
- 网织红细胞计数
- 维生素 B12 和叶酸水平
- 考虑甲基丙二酸和红细胞叶酸水平
- 铁、总铁结合力和铁蛋白水平
- 促甲状腺激素水平
- 乳酸脱氢酶
- 抗核抗体
- 库姆斯试验和结合珠蛋白
- 血清促红细胞生成素水平
- 适宜患者的人类白细胞抗原（组织相容性抗原）
- 阵发性睡眠性血红蛋白尿患者筛查

骨髓检查
- 血液病理学
- 抽取 200 个分类细胞中原始细胞百分比
- 有或无奥氏小体
- 骨髓活检细胞百分比
- 活检铁染色（铁储存）
- 发育不良特征（发育不良细胞系的百分比和数量）
- 细胞遗传学（20 个中期细胞的核型）
- 荧光原位杂交
- 流式细胞术（对定量无益）

From Hoffman R et al：Hematology，basic principles and prac-tice，ed 7，Philadelphia，2018，Churchill Livingstone.

表 6-5　骨髓增生异常综合征的诊断标准

A. 至少有一种不能解释的血细胞减少出现，时间至少 6 个月 [a]

血红蛋白＜ 11 g/dl，或

绝对中性粒细胞计数＜ 1.5×10^9/L，或

血小板计数＜ 100×10^9/L

＋B. 存在一个或多个 MDS 验证标准：

一个或多个造血谱系发育不良＞ 10%，或

骨髓中原始细胞占 5% ～ 19%，或

续表

MDS 定义的细胞遗传学异常，如：

t（1;3）（p36.3;q21.1）	t（2;11）（p21;q23）	inv（3）（q21;q26.2）
t（3;21）（q26.2;q22.1）	－5 或 del（5q）	t（6;9）（p23;q34）
－7 或 del（7q）		del（9q）
del（11q）	t（11;16）（q23;p13.3）	del（12p）或 t（12p）
－13 或 del（13q）	i（17q）或 del（17p）	idic（X）（q13）

＋C. 排除其他诊断

AML［即＜ 20% 的原始细胞，没有 t（8;21）、inv（16）、t（16;16）、t（15; 17）或红白血病］或 ALL

其他血液病（再生障碍性贫血、PNH、LGL、淋巴瘤、骨髓纤维化和其他 MPN）

病毒感染（HIV、EBV、细小病毒）

营养缺乏（铁、铜、维生素 B12、叶酸）

药物（氨甲蝶呤、硫唑嘌呤、异烟肼、细胞毒性化疗）

酒精或其他毒素

自身免疫性疾病（SLE，费尔蒂综合征，ITP，自身免疫性溶血性贫血）

先天性疾病（先天性纯红细胞再生障碍，施瓦赫曼-戴蒙德综合征，范科尼 贫血等）

---

a 如果全血细胞减少没有其他明显的病因，或有过量原始细胞或 MDS 定义的细胞遗传学 异常，诊断可早于 6 个月。

ALL，急性淋巴细胞白血病；AML，急性髓系白血病；EBV，EB 病毒；ITP，免疫性血 小板减少性紫癜；LGL，大颗粒淋巴细胞白血病；MDS，骨髓增生异常综合征；MPN， 骨髓增殖性肿瘤；PNH，阵发性睡眠性血红蛋白尿；SLE，系统性红斑狼疮。

From Hoffman R et al: Hematology, basic principles and practice, ed 7, Philadelphia, 2018, Elsevier.

Ⓡ🆇 治疗

非药物治疗

- 严重的贫血症状应输注浓缩红细胞
- 严重的血小板减少症或有出血发作应输注血小板

急性期治疗

- MDS 初始治疗的重点是运用有明确定义和危险分层的评分系统给患者分层，患者可分层为低风险、中风险、高风险。最初的国际预后评分系统（IPSS），包括细胞减少、细胞遗传学和原始细胞百分比，目前临床仍在使用。修订后的 IPSS（IPSS-R）是根据对 7000 多名患者的评估而创建的，采用了

5 级风险分组，对细胞减少的程度和骨髓原始细胞百分比进行评分，并有 15 种细胞遗传亚型

- 图 6-2 和表 6-6 总结了 MDS 的治疗方法
- 低风险患者接受支持性治疗或生长因子治疗
- 中风险和高风险患者接受去甲基化药物治疗和支持性治疗

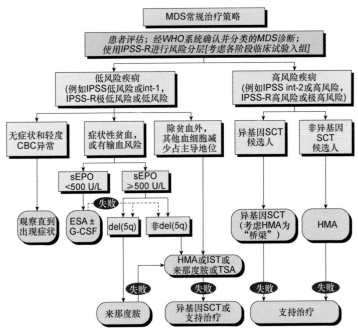

图 6-2　一种骨髓增生异常综合征（MDS）的建议治疗策略，进一步描述在正文和表 6-6。风险评估传统上是基于国际预后评分系统（IPSS）（最新的为 IPSS-R），但随着新的预后评分系统和分子标志物的出现，这种情况可能会改变。IPSS-R 中风险疾病可能跟随低风险或高风险疾病的轨迹。疾病分类应使用 2016 年世界卫生组织（WHO）系统。临床试验入组应在每一步加以考虑。如果 del（5q）存在，即使血清促红细胞生成素水平低于 500 U/L，一些临床医生也会在不进行 ESA 试验的情况下使用来那度胺。CBC，全血细胞计数；ESA，红细胞生成刺激剂（依泊汀或达贝泊汀适应证外用药）；G-CSF，粒细胞集落刺激因子（如非格司亭或 tbo- 非格司亭）；HMA，低甲基化剂（阿扎替丁或地西他滨）；IPSS-R，修订的国际预后评分系统；IST，免疫抑制治疗（抗胸腺细胞球蛋白与环孢素 A 或他克莫司适应证外用药）；SCT，干细胞移植；sEPO，血清促红细胞生成素；TSA，血栓生成刺激剂（如，艾曲泊帕、罗米司亭适应证外用药）（From Niederhuber JE：Abeloff's clinical oncology, ed 6，Philadelphia，2020，Elsevier.）

表 6-6　美国骨髓增生异常综合征的可用治疗方法和首选剂量方案 [a]

1. 红细胞生成刺激剂（如果血红蛋白≫10 g/dl，应保持）

a. 依泊汀 α 每周皮下注射 20 000 ～ 60 000 mIU；剂量可根据反应每 1 ～ 2 个月调整一次；或

b. 达贝泊汀 α 每 1 ～ 2 周皮下注射 200 ～ 300 μg 或每 3 周皮下注射 500 μg，或

c. 依泊汀 α 加 G-CSF（非格司亭）以 0.5 μg/kg 每周皮下注射 1 ～ 3 次（在美国通常替换为聚乙二醇化非格司亭，但没有数据支持，脾破裂和类白细胞反应是危险因素）；依泊汀 β 和其他 ESAs（如 Mircera）在美国以外可用

2. 铁螯合疗法

a. 去铁胺［起始剂量～ 20 mg/（kg·d）；成人的典型有效剂量为 6 g/d，皮下或静脉注射，每天由输液泵给药 8 ～ 16 h 以上］；或

b. 地拉罗司，口服悬浮剂 20 ～ 30 mg/（kg·d），每日一次，14 ～ 28 mg/（kg·d），根据耐受性和疗效进行调整

c. 去铁酮（L1）在美国境外可用，但在美国仅被批准用于地中海贫血，并且是比其他两种更弱的螯合剂，而且全血细胞减少症状存疑

3. 来那度胺：每 28 天一周期，口服 21 ～ 28 天，10 mg/d（通常因全血细胞减少而减量）

4. 阿扎胞苷：75 mg/（m² · d）皮下或静脉注射 7 天，每 28 天重复周期；"周末除外"的时间表也可能是有效的

5. 地西他滨：15 mg/m²，每次输注 3 ～ 4 h，每 8 h 一次，连续输注 9 次（＝连续输注 3 天）；或者 20 mg/（m² · d），每次输注 1 ～ 2 h，连续输注 5 天；每 4 ～ 6 周重复一次

6. 经由再生障碍性贫血治疗方案的马抗胸腺免疫球蛋白［例如，试验剂量后静脉注射 40 mg/（kg·d）×4 天，使用皮质类固醇预防血清疾病，使用或不使用环孢素 A 或他克莫司］

7. 其他治疗如抗纤溶药（氨基己酸、氨甲环酸）、雄激素（达那唑），罗米司亭在某些情况下是有用的

[a] 查询每例药品说明书，只有阿扎胞苷，来那度胺和地西他滨被美国食品和药物监督管理局批准用于骨髓增生异常综合征相关适应证。

ATG，抗胸腺细胞球蛋白；ESA，红细胞生成刺激剂；G-CSF，粒细胞集落刺激因子。

From Niederhuber JE：Abeloff's clinical oncology，ed 6，Philadelphia，2020，Elsevier.

- 高收容量中心治疗年龄小于 80 岁的患者中，合适的患者可考虑将异基因干细胞移植作为潜在的治疗选择
- 贫血症状患者使用促红细胞生成素（每周 10 000 ～ 40 000 U）或聚乙二醇化促红细胞生成素（每 1 ～ 3 周 200 ～ 500 mg）。血清促红细胞生成素水平＜ 500 U/L 且铁储存充足的患者通常

会出现血红蛋白升高和输血需求降低的反应
- DNA 甲基转移酶抑制剂：阿扎胞苷，这是一种嘧啶核苷类似物，已被证明可以改善患者的生活质量并延长总体生存期。另一种核苷类似物地西他滨也被 FDA 批准用于 MDS 患者。这些药物也可能有助于防止 MDS 向 AML 的转变
- 免疫调节剂：来那度胺，一种新型的沙利度胺类似物，已经证明在低风险 MDS 患者中的血液学效用，这些患者对促红细胞生成素没有反应，或者不太能从常规治疗中获益。来那度胺还可以减少输血需求，逆转 5q31 缺失的 MDS 患者的细胞学和细胞遗传学异常
- Glasdegib，一种 Hedgehog 通路抑制剂，对于不适合加强化疗的高风险 MDS 患者，在联合小剂量化疗时显示出了良好的初始活性和有利的风险收益评估结果
- 化疗的结果通常令人失望。用于治疗 AML 的联合化疗方案（如阿糖胞苷+阿霉素），通常只在少数患者中能诱导完全反应，且平均反应时间<1 年
- 严重中性粒细胞减少和高感染风险患者可使用骨髓生长因子[粒细胞集落刺激因子（G-CSF）、粒细胞-巨噬细胞集落刺激因子（GM-CSF）]。此外，当与促红细胞生成素联合使用时，能协同改善血红蛋白水平

慢性期治疗

监测感染、出血和贫血并发症。支持措施包括输注浓缩红细胞（PRBC）和促红细胞生成素来治疗贫血，以及用抗微生物药治疗机会性感染。频繁输血引起的铁过载（>100 PRBC 单位）需要铁螯合治疗。

处置

- 5 年总生存率约为 30%。中位总生存率最好的是难治性贫血（56 个月）、难治性贫血伴环形铁粒幼细胞（48 个月）和 del（5q）亚型（32 个月）。表 6-7 和表 6-8 总结了 MDS 的国际预后评分系统（IPSS）。表 6-9 描述了基于 IPSS 的生存率
- 采用异基因干细胞移植的年轻患者的长期缓解率为 40%～50%
- 转化为 AML 的风险随骨髓中原始细胞的百分比而变化

表 6-7　1997 骨髓增生异常综合征国际预后评分系统（IPSS）

变量	评分			
	0	0.5	1	1.5
骨髓原始细胞（%）	< 5	5 ~ 10	—	11 ~ 20
核型	好	中	差	—
血细胞减少	0 ~ 1	2 ~ 3	—	—

From Hoffman R et al: Hematology, basic principles and practice, ed 7, Philadelphia, 2018, Elsevier.

表 6-8　2012 修订的骨髓增生异常综合征国际预后评分系统（IPSS-R）

细胞遗传风险	核型异常
极好	del（11q），－Y
好	正常, del（20q）, del（5q）单独或＋1 其他异常, del（12p）
中	＋8, del（7q）, i（17q），＋19，＋21 任何其他单一或双重异常 两个或两个以上的独立克隆
差	der（3q），－7，与 del（7q）双重异常，合并恰好有 3 个异常
极差	合并＞3 个异常

参数	评分表				
	类别 / 评分				
细胞遗传风险	极好	好	中	差	极差
	0	1	2	3	4
骨髓原始细胞（%）	≤ 2	3 ~ 4	5 ~ 10	＞ 10	
	0	1	2	3	
血红蛋白（g/dl）	≥ 10	8 ~ 9.9	< 8		
	0	1	1.5		
血小板计数（×10⁹/L）	≥ 100	50 ~ 99	< 50		
	0	0.5	1		
中性粒细胞计数（×10⁹/L）	≥ 0.8	< 0.8			
	0	0.5			

续表

IPSS-R 风险分组	总评分	患者占比（%）	中位生存期（年）	25% AML（年）
极低	≤1.5	19	8.8	未涉及
低	2～3	38	5.3	10.8
中	3.5～4.5	20	3	3.2
高	5～6	13	1.6	1.4
极高	＞6	10	0.8	0.73

AML，急性髓系白血病。
From Hoffman R et al：Hematology，basic principles and practice，ed 7，Philadelphia，2018，Elsevier.

表 6-9　基于骨髓增生异常综合征国际预后评分系统的生存率（%）

IPSS 风险分组	患者数	2 年	5 年	10 年	15 年
低风险	267（33%）	85	55	28	20
中风险 -1	314（38%）	70	35	17	12
中风险 -2	179（22%）	30	8	0	—
高风险	56（7%）	5	0	—	—

From Hoffman R et al：Hematology，basic principles and practice，ed 7，Philadelphia，2018，Elsevier.

转诊

- 所有患者转诊至血液科
- 评估干细胞移植资格后骨髓移植可作为潜在的治疗方式

 重点和注意事项

专家点评

- 在 *TP53*，*EZH2*，*ETV6*，*RUNX1* 和 *ASXL1* 中的体细胞点突变是 MDS 患者整体生存不良的预测因子，这些是独立的危险因素，患者细胞遗传学异常与预后不良应考虑预先异基因干细胞移植
- 许多使用抗胸腺细胞球蛋白和环孢素等药物进行免疫抑制治疗的年轻患者均出现细胞毒性 CD8＋T 细胞克隆性扩增，抑

制正常造血功能，以及使促进和维持自身免疫的 CD4＋辅助 T 细胞亚群扩增

- 近 50% 的 MDS 死亡是由于骨髓衰竭引起的全血细胞减少

推荐阅读

Arber DA et al: The 2016 revision to the World Health Organization classification of myeloid neoplasms and acute leukemia, *Blood* 127(20):2391-2405, 2016.

Cortes JE et al: Randomized comparison of low dose cytarabine with or without glasdegib in patients with newly diagnosed acute myeloid leukemia or high-risk myelodysplastic syndrome, *Leukemia* 33(2):379-389, 2019.

Fenaux P, Platzbecker U, Ades L: How we manage adults with myelodysplastic syndrome, *Br J Haematol*, 2019, Sep 30. https://doi.org/10.1111/bjh.16206. [Epub ahead of print].

Fenaux P et al: Luspatercept in patients with lower-risk myelodysplastic syndromes, *JN Engl J Med* 382;140-151, 2020.

Kennedy JA, Ebert BL: Clinical implications of genetic mutations in myelodysplastic syndrome, *J Clin Oncol* 35(9):968-974, 2017.

Lindsley RC: Prognostic mutations in myelodysplastic syndrome after stem-cell transplantation, *N Engl J Med* 376:536-547, 2017.

Odenike O et al: Myelodysplastic syndromes and myelodysplastic/myeloproliferative neoplasms: an update on risk stratification, molecular genetics, and therapeutic approaches including allogeneic hematopoietic stem cell transplantation, *ASCO Ed Book* e398-e412, 2015.

Steensma DP: Myelodysplastic syndromes: diagnosis and treatment, *Mayo Clin Proc* 90(7):969-983, 2015.

Zeidan AM et al: Epidemiology of myelodysplastic syndromes: Why characterizing the beast is a prerequisite to taming it, *Blood Rev*, pii: S0268-960X(18)30065-1, 2018. http://dx.doi.org/10.1016/j.blre.2018.09.001. [Epub ahead of print].

第7章　多发性骨髓瘤
Multiple Myeloma

Omar Nadeem，Bharti Rathore

汪梓垚　译　秦然　审校

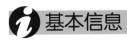 基本信息

定义

多发性骨髓瘤（multiple myeloma，MM）是一种浆细胞肿瘤，其特征为骨髓中恶性浆细胞克隆性增殖，血液或尿液中出现单克隆蛋白，并伴有终末器官障碍。从正常细胞向基因组不稳定的转变尚不十分清楚，但目前的证据表明，抗原刺激可能是一个关键因素（图 7-1）。国际骨髓瘤工作组（IMWG）于 2014 年修订了 MM 诊断的诊断标准，现要求如下：

- 骨髓检查（或有单克隆浆细胞的组织活检）发现浆细胞 ≥ 10%，以及任何一个或多个下列骨髓瘤相关事件：
  1. 终末器官损害的证据［钙升高、肾功能不全、贫血或骨病变（CRAB 标准）］

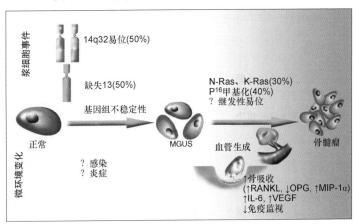

图 7-1　骨髓瘤的发病机制。IL-6，白细胞介素 -6；MGUS，意义未明单克隆丙种球蛋白血症；MIP-1α，巨噬细胞炎症蛋白 -1α；OPG，骨保护素；RANKL，NF-κB 受体激活蛋白配体；VEGF，血管内皮生长因子（From Niederhuber JE：Abeloff's clinical oncology，ed 6，Philadelphia，2020，Elsevier.）

2. 克隆性骨髓浆细胞百分比≥ 60%

3. 受累：未受累血清游离轻链比≥ 100

4. MRI 检查提示> 1 处局灶性病变

同义词

MM

ICD-10CM 编码

C90.00　多发性骨髓瘤，未缓解

C90.01　多发性骨髓瘤，缓解期

C90.02　多发性骨髓瘤，复发期

流行病学和人口统计学

年发病率：

- 发病率为 5/10 万（非裔美国人患病率是白种人的 2 倍，男性多于女性）

- MM 占所有血液系统肿瘤的 10%，是最常见的原发性骨恶性肿瘤

- 2018 年，美国新发病例 30 770 例，死亡 12 770 例

好发年龄：发病年龄高峰为 70 ～ 80 岁，中位年龄为 70 岁

体格检查和临床表现

患者通常因以下一种或多种情况而就医：

- 骨痛（58%）常见于背部和胸部或溶骨性病变引起的病理性骨折（30%）

- 浆细胞浸润骨髓引起的贫血

- 中性粒细胞功能受损和正常免疫球蛋白缺乏（体液缺乏）导致的复发性感染

- 便秘、尿毒症引起的恶心、呕吐

- 高钙血症导致谵妄

- 神经系统并发症，如脊髓或神经根压迫、高黏滞血症导致的视物模糊

- 紫癜、血小板减少引起的鼻出血

- 感觉异常、体重减轻、全身无力

Dx 诊断

鉴别诊断

- 骨髓转移癌
- 非霍奇金淋巴瘤
- 骨肿瘤（如肉瘤）
- 意义未明单克隆丙种球蛋白血症
- 原发性淀粉样变性
- 瓦尔登斯特伦巨球蛋白血症
- 表 7-1 比较了多发性骨髓瘤、骨髓瘤变体和意义未明单克隆丙种球蛋白血症（MGUS）的诊断标准

表 7-1 多发性骨髓瘤、骨髓瘤变体和意义未明单克隆丙种球蛋白血症的诊断标准

意义未明单克隆丙种球蛋白血症（MGUS）或单克隆丙种球蛋白血症，意义未明［MG（u）］
血清 M 蛋白＜ 30 g/L
骨髓克隆浆细胞＜ 10%
无其他 B 细胞增生性疾病的证据
无骨髓瘤相关器官或组织损伤（无终末器官损伤，包括骨病变）
无症状骨髓瘤（冒烟性骨髓瘤）
血清 M 蛋白＜ 30 g/L 和（或）
骨髓克隆浆细胞≥ 10% ～ 60%
无相关器官或组织损伤（无终末器官损伤，包括骨病变）或症状
症状性多发性骨髓瘤（MM）
血清和（或）尿液[a]中存在 M 蛋白
骨髓（克隆）浆细胞[a]或浆细胞瘤
相关器官或组织损害（终末器官损害，包括骨病变）
克隆性骨髓浆细胞≥ 60%
受累：未受累血清游离轻链比≥ 100
MRI 检查提示＞ 1 处局灶性病变
骨孤立性浆细胞瘤
血清和（或）尿液中无 M 蛋白[b]
克隆性浆细胞引起的单一区域骨破坏
骨骼检查（以及脊柱和骨盆 MRI，如进行）正常
无相关器官或组织损伤（除孤立性骨病灶外无终末器官损伤）[b]

非分泌性骨髓瘤

免疫固定的血清和（或）尿液中无 M 蛋白

骨髓克隆性浆细胞增多≥ 10% 或浆细胞瘤

相关器官或组织损伤（终末器官损伤，包括骨病变）

髓外浆细胞瘤

血清和（或）尿液中无 M 蛋白[c]

克隆性浆细胞髓外肿瘤

正常骨髓

正常骨骼检查

无相关器官或组织损伤（包括骨病变在内的终末器官损伤）

多发性孤立性浆细胞瘤（复发或未复发）

血清和（或）尿液中无 M 蛋白[d]

可能复发的一个以上骨破坏局部区域或克隆浆细胞髓外肿瘤

骨髓正常

骨骼检查正常

骨骼检查以及脊柱和骨盆 MRI（如进行）结果正常

无相关器官或组织损伤（除局部骨病变外，无终末器官损伤）

骨髓瘤相关器官或组织损伤（终末器官损伤）

钙水平升高：血清钙高于正常上限＞ 0 ～ 5 mmol/L 或＞ 2 ～ 75 mmol/L

肾功能不全：肌酐＞ 173 mmol/L

贫血：血红蛋白低于正常值下限 2 g/dl 或血红蛋白＜ 10 g/dl

骨病变：溶骨性病变或骨质疏松伴压缩性骨折（MRI 或 CT 可明确）

其他：症状性高黏滞综合征、淀粉样变性、复发性细菌感染（12 个月内发作 2 次以上）

[a] 如果进行流式细胞术，大多数浆细胞（＞ 90%）将显示肿瘤表型。

[b] 有时可能存在小的 M 成分。

[c] 有时可能存在小的 M 成分。

[d] 有时可能存在小的 M 成分。

CT，计算机断层成像；MRI，磁共振成像。

From Hoffman R et al: Hematology, basic principles and practice, ed 7, Philadelphia, 2018, Elsevier.

实验室检查

- 多发性骨髓瘤患者的评价总结见表 7-2
- 正色素正细胞性贫血；外周涂片可见红细胞叠连形成（图 7-2）
- 诊断时 15% 的患者存在高钙血症
- 血尿素氮、肌酐、尿酸和总蛋白升高

表 7-2　多发性骨髓瘤患者的评估

诊断评估

单克隆蛋白评估

血清蛋白电泳、免疫固定

散射比浊法定量测定免疫球蛋白

采集 24 h 尿液，用于电泳和本周蛋白评估以及免疫固定

血清游离轻链和比值

克隆浆细胞评估

骨髓穿刺和组织学活检

通过免疫染色或流式细胞术（κ/λ 染色）测定克隆性

浆细胞瘤细针抽吸（如有指征）

终末器官损伤评估

血常规检测贫血

肾功能和钙的生化检查

放射学评估：骨骼检查

PET-CT 或 MRI 适用于骨病变或髓外疾病

风险分层评估

β2 微球蛋白和血清白蛋白用于 ISS 分期骨髓样本的细胞遗传学和荧光原位杂交

LDH

C 反应蛋白

特定患者的其他检查

腹部脂肪垫或直肠活检用于淀粉样蛋白溶解性病变活检

如果 IgM 成分或 IgA 水平高或血清 M 成分 > 7 g/dl，则进行血清黏度检查

在选定病例中进行 IgD 或 IgE 免疫固定

CT，计算机断层成像；Ig，免疫球蛋白；ISS，国际分期系统；LDH，乳酸脱氢酶；MRI，磁共振成像；PET，正电子发射断层成像。

From Hoffman R et al: Hematology, basic principles and prac-tice, ed 7, Philadelphia, 2018, Elsevier.

- 尿蛋白免疫电泳：由过量产生和分泌游离单克隆 κ 或 λ 链（本周蛋白）引起的蛋白尿
- 血清蛋白免疫电泳：约 75% 的患者蛋白免疫电泳显示单克隆尖峰（M 尖峰）（图 7-3）；正常免疫球蛋白水平降低
  1. 增加的免疫球蛋白一般为 IgG（70%）和 IgA（20%）
  2. 5% ~ 10% 的患者通过电泳仅发现尿液中轻链增加（轻链 MM）
  3. 小部分（< 2%）患者患有非分泌型 MM（免疫球蛋白未增加，尿液中无轻链），但有其他疾病证据（如骨髓检查阳性）
- 血清游离轻链（κ 或 λ 型）升高伴 κ:λ 比值异常升高或降

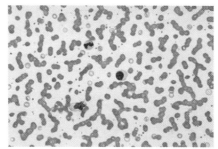

扫二维码看
彩图

图 7-2 （扫二维码看彩图）有大 **M** 蛋白的患者血涂片可见红细胞叠连形成
增多。明显的红细胞叠连形成通常是诊断浆细胞肿瘤的线索，但也可在其他
疾病中观察到（瑞氏-吉姆萨染色）（From Jaffe ES et al：Hematopathology，
Philadelphia，2011，WB Saunders.）

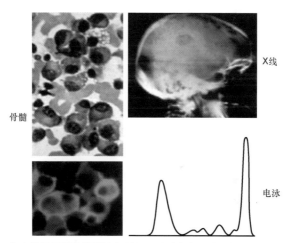

X线

骨髓

电泳

图 7-3 多发性骨髓瘤的常见诊断特征。骨髓穿刺液中的轻链限制性浆细胞；
颅骨 X 线片中的多发性溶骨性病变；血清电泳中 G 球蛋白区域有大单克隆
尖峰（From Hoffman R et al：Hematology，basic principles and practice，ed 5，
Philadelphia，2009，Churchill Livingstone.）

　　低，提示存在单克隆轻链蛋白

- 低钠血症、血清黏度增加（更常见于 IgM 的产生）
- 骨髓检查显示浆细胞巢或片状，占骨髓的 10% 以上
- 血清 β2 微球蛋白对预后有用，水平升高提示高肿瘤质量和晚期疾病
- 诊断时血清乳酸脱氢酶升高提示预后极差的骨髓瘤患者亚组
- 几乎所有 MM 患者均表现为荧光原位杂交（FISH）鉴定的染

色体异常（表 7-3）。高风险患者（诊断时 < 25% 的患者）具有以下任何一种情况：缺失 17p、易位 4:14、易位 14:16、易位 14;20 和染色体 1q21 增益

表 7-3　复发性骨髓瘤细胞遗传学变化

常见细胞遗传学改变		
染色体异常	患者占比	涉及的基因
超二倍体	50% ～ 60%	不明
亚二倍体	20%	不明
假二倍体	15%	不明
del（17p）	8%	p53
t（4;14）	15%	*FGFR3*，*MMSET*
t（11;14）	20%	细胞周期蛋白 D1
t（14;16）	3%	*c-MAF*
t（14;20）	1%	*MAFB*
t（6p25 或 6p21;14）	1%	*IRF4* 或 *CCND3*
t（8;14）	5%	*c-Myc*
t（9;14）	< 1%	*PAX5*
del（13 或 13q）	50%	不明
最近发现的变化		
1q＋	35%	
1p－	30%	
5q＋	50%	
12p－	10%	

From Hoffman R et al：Hematology，basic principles and practice，ed 7，Philadelphia，2018，Elsevier.

影像学检查

用于骨髓瘤疾病评估的影像学检查总结见表 7-4。疼痛区域的 X 线片常显示穿凿样溶骨性病变或骨质疏松（图 7-3 至图 7-6）。CT 可明确 X 线片不明显的肋骨受累，并与骨质疏松性和创伤性骨折相鉴别（图 7-7）。对于疑似脊柱压迫或软组织浆细胞瘤，MRI 是首选检查。骨扫描可能无用，因为 MM 病变不是母细胞性的。正电子发射断层成像越来越多地用于检测骨和骨外疾病。

表 7-4　用于骨髓瘤疾病评估的影像学检查

	用途	敏感性 /特异性	假阴性	假阳性
骨扫描	• 用于诊断筛查，除多发性骨髓瘤	多变	• 单纯溶骨性病变	• 创伤 • 炎症 • 良性肿瘤 • 愈合
X 线	• 可以阐明骨扫描的非特异性结果 • 评估骨折风险 • 可能随访肿瘤缓解，但出现缓解证据需要相当长的时间	低敏感性	• 低疾病负担 • 骨量减少	• 创伤 • 炎症 • 良性肿瘤 • 愈合
CT	• 关于中轴骨的解剖细节 • 可能随访肿瘤缓解，但作用仍不明确	高敏感性	• 低疾病负担	• 创伤 • 炎症 • 良性肿瘤 • 愈合
MRI	• 检测脊髓压迫 • 有助于区分椎体压缩性骨折的良恶性 • 可能随访肿瘤缓解，但作用仍不明确	高敏感性和特异性	• 仅皮质病变	• 水肿
PET	• 可能最终成为一线筛查检测骨转移 • 可能随访肿瘤缓解，但作用仍不明确	高特异性	• 仅皮质病变	• 化疗后
骨密度	• 测量骨质疏松 • 对双膦酸盐的反应	高特异性和敏感性		• 年龄相关骨质疏松症

CT，计算机断层成像；MRI，磁共振成像；PET，正电子发射断层成像。

From Hoffman R et al: Hematology, basic principles and practice, ed 7, Philadelphia, 2018, Elsevier.

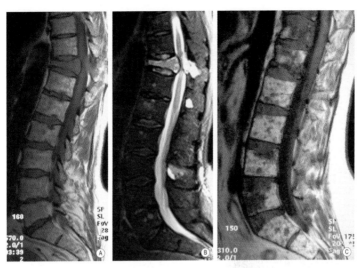

图 7-4 多发性骨髓瘤。 A. 矢状面 T1 加权成像（T1WI）。B. 脂肪抑制 T2WI 显示 T11 病理性塌陷伴脊髓压迫和多个较小的局灶性骨髓受累区域。C. 矢状位 T1WI 显示骨髓受累的杂色模式（From Grant LA：Grainger & Allison's diagnostic radiology essentials，ed 2，Philadelphia，2019，Elsevier.）

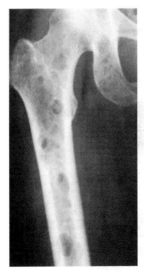

图 7-5 骨髓瘤。 典型的局域病变，边界清晰、圆形缺损，伴有皮质内侵蚀（From Grant LA：Grainger&Allison's diagnostic radiology essentials，ed 2，Philadelphia，2019，Elsevier.）

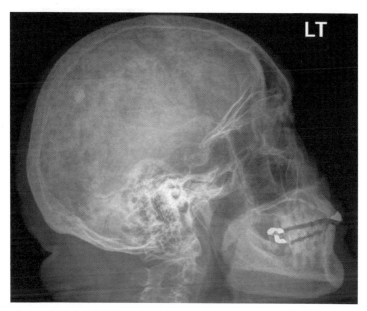

图 7-6 骨髓瘤。外侧颅骨 X 线显示典型"胡椒罐"外观（From Grant LA：Grainger & Allison's diagnostic radiology essentials，ed 2，Philadelphia，2019，Elsevier. ）

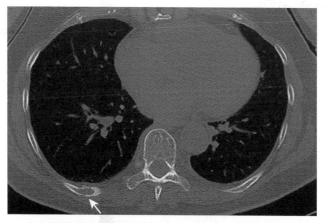

图 7-7 多发性骨髓瘤累及肋骨（箭头）。皮质变薄，肋骨局限性区域扩大。在病变内观察到软组织 Hounsfield 单位。与骨质疏松或创伤性肋骨骨折相反，未见骨痂形成。在全身检查中，每一根肋骨都必须通过向后向前滚动来进行筛查（From Pope TL et al：Musculoskeletal imaging，ed 2，Philadelphia，2015，WB Saunders. ）

分期

表 7-5 描述了多发性骨髓瘤的修订版国际分期系统（R-ISS），该系统结合了传统实验室参数以及通过 FISH 技术在骨髓样本上检测到的高风险染色体异常。该系统提供了重要的预后评估，并将患者分为三个风险组（高风险、中风险和标准）。多发性骨髓瘤的风险分层总结见表 7-6 和表 7-7。

表 7-5　多发性骨髓瘤修订版国际分期系统（R-ISS）

分期	标准
I	所有以下情况： ● 血清 β2 微球蛋白＜ 3.5 mg/L ● 血清白蛋白＞ 3.5 mg/dl ● FISH 未发现高风险染色体异常 ● LDH 水平正常
II	既不适合 I 期也不适合 III 期
III	● 血清 β2 微球蛋白＞ 5.5 mg/L 且 LDH 升高或 FISH 显示高风险染色体异常［del 17（p）和（或）易位 t（14;16）和（或）易位 t（4;14）］

FISH，荧光原位杂交；LDH，乳酸脱氢酶。

表 7-6　多发性骨髓瘤的风险分层

建议用于风险分层的研究

血清白蛋白和 β2 微球蛋白，用于确定 ISS 分期

FISH 法检测骨髓浆细胞中 t（4;14）、t（14;16）和 del（17p）

LDH

免疫球蛋白类型：IgA

组织学：浆母细胞疾病或浆细胞白血病风险分层

风险分层的附加调查

细胞遗传

基因表达谱分析

标志指数

MRI/PET

通过 CGH/SNP 阵列改变 DNA 拷贝数

CGH/SNP，比较基因组杂交 / 单核苷酸多态性；DNA，脱氧核糖核酸；FISH，荧光原位杂交；IgA，免疫球蛋白 A；ISS，国际分期系统；LDH，乳酸脱氢酶；MRI，磁共振成像；PET，正电子发射断层成像。
From Hoffman R et al: Hematology, basic principles and practice, ed 7, Philadelphia, 2018, Elsevier.

表 7-7 多发性骨髓瘤的标准风险因素和修订的国际分期系统

预后因素	标准
ISS 分期	
I	血清 β2 微球蛋白＜ 3.5 mg/L，血清白蛋白≥ 3.5 g/dl
II	非 ISS I 期或Ⅲ期
Ⅲ	血清 β2 微球蛋白≥ 5.5 mg/L
iFISH 筛查 CA	
高风险	存在 del（17p）和（或）易位 t（4；14）和（或）易位 t（14；16）
标准	无高风险 CA
LDH	
正常	血清 LDH 低于正常上限
高	血清 LDH 高于正常上限
MM R-ISS 分期风险分层的新模型	
I	ISS I 期和通过 iFISH 检测的标准风险 CA 和正常 LDH
II	非 R-ISS I 期或Ⅲ期
Ⅲ	ISS Ⅲ期且通过 iFISH 检测为高风险 CA 或高 LDH

CA，染色体异常；iFISH，间期荧光原位杂交；ISS，国际分期系统；LDH，乳酸脱氢酶；MM，多发性骨髓瘤；R-ISS，修订版国际分期系统。

From Greipp PR et al：International staging system for multiple myeloma, J Clin Oncol 23：3412, 2005. In Hoffman R et al：Hematology, basic principles and practice, ed 7, Philadelphia, 2018, Elsevier.

 治疗

非药物治疗

通过充分水化，避免使用肾毒性药物和染料造影剂研究预防肾衰竭。

急性期治疗

- 治疗策略最初与确定适合移植的患者有关
- 应考虑所有适合移植的患者接受约 12 周的三联方案诱导化疗，如 VRD 方案（硼替佐米、来那度胺和地塞米松）或 CyBorD 方案（环磷酰胺、硼替佐米和地塞米松）。在证明至少有非常好的部分缓解后，这些患者可以进行干细胞动员和收集
- 随后应向所有具有高风险特征（高 R-ISS 分期、细胞遗传学不良）的患者提供自体干细胞移植（ASCT），前提是他们

具有足够的心、肺和肝功能。目前，ASCT 可以在大多数中心安全地对 75 岁以下的健康患者进行。尽管最近的数据并没有清楚地证明在当前时代前期移植具有优越的生存率，但 ASCT 与显著更长的无进展生存期相关

- 患者应在 ASCT 恢复后接受来那度胺和（或）硼替佐米维持化疗至少 2 年或直至疾病进展。维持治疗的选择取决于风险类别

- 不适合移植的患者（年龄 > 75 岁、合并症指数高、体能状态差）的诱导化疗可与适合移植的患者相同，但可调整剂量以获得更好的耐受性。达雷妥尤单抗是一种靶向 CD38 的单克隆抗体，最近已获批与来那度胺和地塞米松联合治疗不适合移植的骨髓瘤。或者，可以推荐较低的侵袭性方案（双联方案或单药），包括以下内容：

  1. 来那度胺和地塞米松（RD）

  2. 硼替佐米和地塞米松（VD）

- 复发性和难治性骨髓瘤的治疗可包括第二代或第三代蛋白酶体抑制剂（卡非佐米和伊沙佐米），免疫调节药物（沙利度胺、泊马度胺）、单克隆抗体埃罗妥珠单抗［靶向信号淋巴细胞活化分子 F7（SLAMF7）］和达雷妥尤单抗。所有这些药物在各种联合治疗中均显示可改善复发性或难治性多发性骨髓瘤的无进展生存期，是这种情况下的有用选择。组蛋白去乙酰化酶抑制剂帕诺他汀也在这一背景下得到批准，同时核蛋白转运抑制剂 Selinesor 最近也获得批准

- 如果停止常规治疗后 6 个月以上复发，可重新开始初始化疗方案

- 对于病程早期冻存干细胞的患者，ASCT 可考虑作为挽救治疗

- 约 15% 的新诊断 MM 患者为偶然发现，且无明显症状（无症状 MM，以前称为冒烟性骨髓瘤）。最初 5 年，冒烟性 MM 进展为症状性疾病的速率为每年 10%，接下来 5 年降至 5%，此后进一步降至每年 1.5%。在这些患者中，单独观察是合理的，因为治疗未证实生存优势。高危冒烟性骨髓瘤患者可能例外。两项Ⅲ期试验表明，高危冒烟性骨髓瘤患者早期接受来那度胺联合或不联合地塞米松治疗可延缓进展为活动性疾病

慢性期治疗

- 及时诊断和治疗感染。常见的细菌病原体是肺炎链球菌和流感嗜血杆菌。对于接受化疗和大剂量皮质类固醇方案的患者，必须考虑使用复方磺胺甲噁唑对耶氏肺孢子虫感染进行预防性治疗。接种肺炎链球菌、流感和流感嗜血杆菌疫苗

- 高钙血症可通过静脉输液、双膦酸盐和皮质类固醇进行积极治疗。每月输注双膦酸盐帕米膦酸盐或唑来膦酸盐可显著预防骨骼并发症，改善晚期 MM 患者的生活质量。κB 受体激活蛋白配体抑制剂狄诺塞麦可有效治疗这种情况下的高钙血症以及禁用双膦酸盐类药物的病例（如肾衰竭）。还在一项大型 III 期研究中对地诺单抗进行了研究，结果显示其不劣于唑来膦酸

- 使用镇痛药控制疼痛；放射治疗疼痛性骨病变或脊髓压迫。对病理性骨折进行手术稳定。对于选定的椎体病变，考虑椎体成形术或椎体后凸成形术

- 用促红细胞生成素治疗贫血

处置

- 在年龄 < 60 岁的患者中，10 年生存率约为 30%。诊断后的中位生存期现在为 7 ～ 8 年，由于新型药物，患者生存期正在迅速延长。无症状的惰性或冒烟性骨髓瘤患者预后较好。在无溶骨性病变和血清骨髓瘤蛋白浓度 < 3 g/dl 的患者中，中位生存时间约为 10 年。不良结局与 β2 微球蛋白水平升高、血清白蛋白水平降低、循环浆细胞、骨髓浆母细胞特征、浆细胞标记指数增加、细胞遗传学不良 [t（4;14）或 t（14;16）易位、17p 缺失] 相关

- 串联移植（两个连续的 ASCT）提高了接受一次移植后部分反应不佳的 MM 患者的生存率

- 最近的试验表明，在新诊断的骨髓瘤患者中，自体造血干细胞移植后再从人类白细胞抗原（HLA）相同的同胞中移植干细胞的患者的生存率高于串联自体干细胞移植的受者

转诊

转诊至血液科医生进行疾病管理。转诊至骨髓移植专家进行移植选择和管理。

推荐阅读

Attal M et al: Lenalidomide maintenance after stem-cell transplantation for multiple myeloma, *N Engl J Med* 366:1782-1791, 2012.

Dimopoulos MA et al: Daratumumab, lenalidomide, and dexamethasone for multiple myeloma, *N Engl J Med* 375:1319-1331, 2016.

Dimopoulos MA et al: Elotuzumab plus pomalidomide and dexamethasone for multiple myeloma, *N Engl J Med* 379:1811-1822, 2018.

Dingli D et al: Therapy for relapsed multiple myeloma: guidelines from the Mayo stratification for myeloma and risk-adapted therapy, *Mayo Clin Proc* 92(4):578-598, 2017.

Facon T et al: Daratumumab plus lenalidomide and dexamethasone for multiple myeloma, *N Engl J Med* 380:2104-2115, 2019.

Laubach J: Initial therapy in older patients with multiple myeloma, N Engl J Med 380(22):2172-2173, 2019.

Michels TC, Petersen KE: Multiple myeloma: diagnosis and treatment, *Am Fam Physician* 95(6):373-383, 2017.

Mikhael JR et al: Management of newly diagnosed symptomatic multiple myeloma: updated Mayo Stratification of Myeloma and Risk-Adapted Therapy (mSMART) consensus guidelines 2013, *Mayo Clin Proc* 88(4):360-376, 2013.

Moreau P et al: Oral ixazomib, lenalidomide, and dexamethasone for multiple myeloma, *N Engl J Med* 374:1621-1634, 2016.

Palumbo A, Anderson K: Multiple myeloma, *N Engl J Med* 364:1046-1060, 2011.

Palumbo A et al: Autologous transplantation and maintenance therapy in multiple myeloma, *N Engl J Med* 371:895-905, 2014.

Palumbo A et al: Bortezomib as induction before autologous transplantation, followed by lenalidomide as consolidation maintenance in untreated multiple myeloma patients, *J Clin Oncol* 28:2314, 2010.

Palumbo A et al: Revised International staging system for multiple myeloma: a report from International Myeloma working group, *J Clin Oncol* 33(26):2863-2869, 2015.

Palumbo A et al: Daratumumab, bortezomib, and dexamethasone for multiple myeloma, *N Engl J Med* 375:754-766, 2016.

Rajkumar SV et al: International Myeloma Working Group updated criteria for the diagnosis of multiple myeloma, *Lancet Oncol* 15:e538-e548, 2014.

Siegel RL et al: Cancer statistics, 2018, *CA Cancer J Clin* 68:7-30, 2018.

Stewart AK et al: Carfilzomib, lenalidomide, and dexamethasone for relapsed multiple myeloma, *N Engl J Med* 372:142-152, 2015.

第8章　急性淋巴细胞白血病
Acute Lymphoblastic Leukemia

Todd F. Roberts

汪梓垚　译　蒲红斌　审校

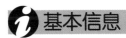 基本信息

定义

急性淋巴细胞白血病（acute lymphoblastic leukemia，ALL）是一种前 B 淋巴细胞或 T 淋巴细胞（淋巴母细胞）恶性肿瘤，其特征为恶性淋巴细胞不受控制地增殖，替代正常骨髓成分和骨髓衰竭。当疾病出现在髓外部位（在 T 细胞疾病中最常见的是纵隔肿块）并且累及小于 25% 的骨髓时，即可诊断为淋巴母细胞淋巴瘤。

同义词

急性淋巴细胞性白血病

ALL

ICD-10CM 编码

C91.00	急性淋巴细胞白血病，未缓解
C91.01	急性淋巴细胞白血病，缓解期
C91.02	急性淋巴细胞白血病，复发期

流行病学和人口统计学

- ALL 主要是一种儿童疾病（发病高峰为 3 ～ 5 岁）
- 总发病率为每年 4.5/10 万；60% 为 20 岁以下。是儿童期最常见的恶性肿瘤。（SEER 数据库访问日期：2015 年 11 月 26 日）
- 发病率因人种和种族而异：黑人为 14.8/100 万，白人为 35.6/100 万，西班牙裔为 40.9/100 万
- 男女比例为 55%∶45%

体格检查和临床表现

- 结果与骨髓衰竭和外周血细胞减少症一致——苍白、瘀斑、瘀点

- 淋巴结肿大或肝脾大
- 发热（疾病相关或感染性）、骨痛、无力、体重减轻、精神状态改变和中枢神经系统（CNS）受累相关的神经系统结果（如果存在）
- T 淋巴母细胞淋巴瘤通常是伴有纵隔肿块
- 表 8-1 总结了急性淋巴细胞白血病的临床表现

表 8-1　急性淋巴细胞白血病的临床表现

症状 / 体征	病因	管理
发热	疾病或感染	始终进行发热检查并提供广泛的抗菌覆盖范围，直至排除感染性病因
疲劳，苍白	贫血（ALL 浸润骨髓）	输注浓缩红细胞（如果贫血严重，应缓慢输注，避免在白细胞增多时输注）
瘀点、瘀斑、出血	血小板减少症（ALL 浸润骨髓）	血小板输注
疼痛	白血病浸润骨 / 关节或骨髓腔扩大	确诊并开始化疗
呼吸窘迫 / 上腔静脉综合征	纵隔肿块	在气管压迫的情况下避免镇静。尽快确诊并开始化疗

ALL，急性淋巴细胞白血病。
From Hoffman R et al: Hematology, basic principles and practice, ed 7, Philadelphia, 2018, Elsevier.

病因学

- 多数病例是散发的，没有确定的危险因素
- 电离辐射暴露似乎是危险因素
- 唐氏综合征（21 三体综合征）患者在 30 岁时发生白血病的风险约为 3%，主要是 ALL。ALL 可见于其他遗传性癌前综合征（例如，共济失调-毛细血管扩张症）

 诊断

鉴别诊断

与淋巴细胞增多相关的疾病（淋巴细胞＞5000/mcl）：

- 成人：慢性淋巴细胞白血病、套细胞淋巴瘤、边缘区淋巴瘤、毛细胞白血病
- 青少年 / 年轻成人：EB 病毒或巨细胞病毒等引起的传染性单核细胞增多症综合征，可能出现淋巴细胞异常，表现为白血病原始细胞
- 与循环原始细胞或母细胞样细胞相关的疾病，如急性髓系白血病、幼淋巴细胞白血病、母细胞样套细胞淋巴瘤和伯基特淋巴瘤（成熟 B 细胞白血病 / 淋巴瘤）
- 淋巴母细胞淋巴瘤
- 再生障碍性贫血；ALL 可能不存在循环白血病细胞，仅有骨髓衰竭的表现

评估

- 通过流式细胞术识别循环异常细胞群。CD19 可识别大多数前 B 细胞。未成熟白血病细胞表面缺乏免疫球蛋白，通常表达 CD19，末端脱氧核苷酸转移酶（TdT）染色阳性。在大多数情况下，细胞质 CD3 和 CD7 建立了不成熟的 T 细胞系。可见异常的髓系标记物（CD13、CD33）
- 细胞化学染色有时更容易进行，可能更早获得，但特异性较低。所有原始细胞的过氧化物酶和酯酶染色结果应为阴性
- 骨髓检查（图 8-1）。
- 遗传学研究定义了重要的治疗类别，其中最重要的是费城染色体阳性（Ph＋）与费城染色体阴性（Ph-）疾病，因为这些疾病的治疗方法不同。Ph 状态可通过聚合酶链式反应（PCR）或荧光原位杂交（FISH）快速确定，应在诊断后 24 ~ 48 h 内获得。WHO 分类将 ALL 的遗传变异识别为不同的综合征（表 8-2），常见异常的临床意义概述见表 8-3
- "Ph 样" ALL（基因特征与 Ph＋疾病相似，但无 BCR/ABL 异常）或 IKZF1（IKAROS）突变的基因分析可能提供额外的预后信息，但可能无法统一提供。Ph 样 ALL 可能对酪氨酸激酶抑制剂治疗有反应，表现可能更像 Ph + ALL
- 如果可行，通常在诊断时进行腰椎穿刺，以评估 CNS 受累并开始 CNS 预防性治疗

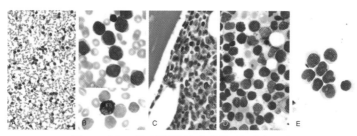

扫二维码
彩图

图 8-1 （扫二维码看彩图）急性淋巴细胞白血病：外周血、骨髓活检和穿刺、脑脊液。图示来自一名 37 岁男性，其白细胞计数为 170 000/L，原始细胞超过 90% 具有淋巴样形态（**A** 和 **B** 上半部分）。初始髓过氧化物酶反应（**B** 下半部分）显示原始细胞为阴性（阳性细胞是作为内部对照的分叶核中性粒细胞）。活检和抽吸物（**C** 和 **D**）显示骨髓中充满原始细胞。通过流式细胞术对原始细胞进行免疫表型分析，结果显示其为前 B 淋巴母细胞，表型如下：CD34＋、HLA－DR＋、TdT＋、CD19＋、CD10＋、cyCD79A＋、cyIgM－ 和 sIg－。细胞遗传学研究显示了 t（9;22），分子分析显示了 p190 BCR/ABL。脊椎穿刺显示白细胞计数为 120/L，红细胞计数为 37/L。分类显示原始细胞为 80%。制备物在一定程度上改变了脑脊液（**E**）细胞离心涂片上原始细胞的形态。注意标本中无明显红细胞。鉴于外周血中原始细胞数量较多，创伤性更大的穿刺将使其难以区分中枢神经系统疾病和脑脊液标本被血液污染（From Hoffman R et al: Hematology, basic principles and practice, ed 5, Philadelphia, 2009, Churchill Livingstone.）

表 8-2　前体淋巴肿瘤的 WHO 分类

B 淋巴母细胞白血病 / 淋巴瘤，未另行规定

复发性细胞遗传学异常的 B 淋巴细胞白血病 / 淋巴瘤：

　　B 淋巴母细胞白血病 / 淋巴瘤伴 t（9;22）（q34;q11.2）；*BCR-ABL1*

　　B 淋巴母细胞白血病 / 淋巴瘤伴 t（v*;11q23）*MLL* 重排

　　B 淋巴母细胞白血病 / 淋巴瘤伴 t（12;21）（p13;q22）；*TEL-AML1*
　　（*ETV6-RUNX1*）

　　B 淋巴母细胞白血病 / 淋巴瘤伴超二倍体

　　B 淋巴母细胞白血病 / 淋巴瘤伴亚二倍体

　　B 淋巴母细胞白血病 / 淋巴瘤伴 t（5;14）（q32;q32）；IL3-IGH

　　B 淋巴母细胞白血病 / 淋巴瘤伴 t（1;19）（q23;p13.3）；EZA-PBX1
　　（TCF3-PBX-1）

T 淋巴母细胞白血病 / 淋巴瘤

临时实体：

　　B 淋巴母细胞白血病 / 淋巴瘤 BCR/ABL1 样

　　B 淋巴母细胞白血病 / 淋巴瘤伴 iAMP21

早期 T 细胞前体淋巴母细胞白血病 / 淋巴瘤

v*，多变基因伴侣；WHO，世界卫生组织。

表 8-3　B 淋巴母细胞白血病 / 淋巴瘤中更常见的复发性细胞遗传学异常

异常	临床意义
t（9;22）（q34;q11.2）；*BCR-ABL1*	儿童中的发病率约为 3%，成人中约为 25%，随年龄增长而升高；需要酪氨酸激酶抑制剂治疗
t（v*;11q23）*MLL* 重排	最常见的变异是 t（4;11）；通常表现为极高的白细胞计数；预后更差；成人罕见；常见于婴儿白血病
t（12;21）（p13;q22）；*TEL-AML1*	常见于儿童（20% ~ 30%）；成人罕见；预后较好
超二倍体	见于约 25% 的儿童，成人较少；预后良好
亚二倍体	不常见；预后较差
t（5;14）（q32;q32）；*IL3-IGH*	罕见；通常与嗜酸性粒细胞增多有关；T 细胞疾病，? 预后中等
t（1;19）（q23;p13.3）；*TCF3-PBX1*	发生率约为 5%；儿童预后中等 / 良好，成人预后中等 / 不良

v*，多变基因伴侣。

通过流式细胞术检测，其中许多疾病也具有不同的免疫表型。最近定义的其他相关分子异常包括编码淋巴转录因子 IKAROS 的 *IKZF1* 突变，与高复发率和类似于 *BCR-ABL1* 易位疾病的基因表达谱相关。基因表达谱分析已经确定了"费城染色体样"急性淋巴细胞白血病的一个亚组，其基因表达类似于 *BCR-ABL1* 易位相关疾病，预后更差，但这可能是确定靶向治疗的新机会。

实验室检查

- 全血细胞计数显示正色素性正常细胞性贫血、血小板减少
- 外周涂片通常会发现淋巴母细胞，但在某些情况下，仅累及骨髓
- 初始血液检查还应包括基本器官功能（肌酐、胆红素）、血糖（糖皮质激素是治疗的一部分）和自发性肿瘤溶解综合征（K^+、Ca^{++}、$PO4^{++}$、尿酸）的评估
- 腰椎穿刺前的凝血功能检查（全面弥散性血管内凝血筛查）
- 适用于识别和风险的检查，如前所述对白血病进行分层

影像学检查

- 胸部 X 线检查，以评估发热和纵隔肿块
- 有症状性主诉的应行 CT 检查。在自发性肿瘤溶解综合征患者中，应警惕造影剂相关并发症，以避免进一步的肾损伤

Rx 治疗

急性期治疗

- 在过去 40 年中，ALL 儿童的生存率从 10% 提升至 90%，是现代医学科学和研究的成功案例之一。成人的疗效较差，但在最近的试验中，标准风险患者的治愈率也提高到 60% ～ 70%。尤其是成人已经从酪氨酸激酶抑制剂治疗 Ph＋ALL 中受益，因为这种疾病在成人中更常见，在 50 岁以上患者中可能占 50% 或以上

- **高白细胞白血病**（WBC ＞ 100 000/mcl）在 ALL 中不常见，淋巴细胞计数 100 000 可能耐受良好。泼尼松和长春新碱通常可快速减少细胞，很少（但有时）需要白细胞单采

- **肿瘤溶解综合征**在 ALL 中很常见，在一个大型系列研究中见于 23% 的患者。有时是自发性的（即在治疗前存在），是早期死亡的潜在原因。肿瘤溶解综合征由细胞内钾、磷酸盐和核酸释放引起。核酸腺苷和鸟苷最终被代谢为尿酸。钾升高可能导致心律失常和死亡。尿酸升高可能通过肾尿酸盐结晶沉积和其他机制引起肾衰竭。磷酸盐升高引起肾磷酸钙沉积和肾损伤，同时也降低血清钙，这可引起心律失常和痉挛。治疗的主要目的是通过有力的水合作用维持肾功能（如可行，每天 3 L 生理盐水，不推荐碱化）；必要时"强制利尿"以维持尿量 2 ml/（kg·h）；必要时透析以控制 K^+、磷酸盐或液体平衡。常规给予别嘌呤醇，成人每日可达 800 mg，儿童可达 300 ～ 450 mg/（$m^2 \cdot d$）。拉布立酶是一种重组尿酸氧化酶，可快速降低尿酸水平。剂量为 0.2 mg/kg，通常一剂就足够。G6PD 缺乏症患者应避免使用拉布立酶。磷酸盐结合剂的价值不确定，但通常会给药。无症状的低钙血症不进行治疗，以避免增加磷酸钙沉积。实验室和临床肿瘤溶解的定义以及风险类别见表 8-4

- Ph 样 ALL 已使用了许多方案，具体方案可能由机构／医生的熟悉程度和临床试验的可及性等因素决定

- 20 世纪 90 年代和 21 世纪初，发现青少年和青年（AYA）患者在儿科试验中的结局优于成人试验。因此，这一群体（目前定义为 15 ～ 39 岁）现在通常（尤其是年轻 AYAs）通过儿科服务或成人"儿科启发"方案接受治疗

表 8-4　肿瘤溶解综合征

实验室肿瘤溶解综合征 [a]

尿酸：≥ 8 mg/dl 或 476 μmol/L

钾：≥ 6.0 mmol/L

磷：≥ 4.5 mg/dl 或 1.5 mmol/L（成人），≥ 6.5 mg/dl 或 2.1 mmol（儿童）

- 钙：校正 [b] Ca^{++} ＜ 7.0 mg/dl 或 1.75 mmol/L 或离子 Ca^{++} ＜ 1.12 mg/dl 或 0.3 mmol/L，或尿酸、钾、磷相对基线增加 25%；钙降低 25%

临床肿瘤溶解综合征

急性肾损伤

- 血清肌酐升高≥ 0.3 mg/dl（26.5 μmol/L）
- 任何肌酐＞ 1.5，年龄适当的正常上限（如果无基线）
- 少尿定义为 6 小时尿量＜ 0.5 ml/（kg·h）

心律失常发作

癫痫发作

症状性低钙血症（例如，神经肌肉易激惹，如手足搐搦）

---

[a] 如果在治疗前 3 天内或治疗后 7 天内出现 2 项或 2 项以上异常，则存在实验室肿瘤溶解综合征。

[b] 校正钙为测量的钙（mg/dl）＋0.8×（4 －测量的白蛋白 g/dl）。

From Arber DA et al：The 2016 revision to the World Health Organization classification of myeloid neoplasms and acute leukemia，Blood 127：2391-2405，2016.

- Ph 阴性 ALL 的治疗通常包括 4 个部分：

    1. 诱导治疗，通常使用皮质类固醇、环磷酰胺（某些方案）、长春新碱、蒽环类药物（通常为阿霉素或柔红霉素）和门冬酰胺酶。CD20 靶向抗体利妥昔单抗已显示对超过 20% 的患者原始细胞上 CD20 表达有益

    2. 巩固治疗是旨在预防缓解后复发的高剂量化疗，通常包括阿糖胞苷和氨甲蝶呤联合其他药物

    3. 维持治疗是低强度门诊治疗，巩固治疗完成后持续 2～3 年。常用泼尼松、每月一次长春新碱、氨甲蝶呤和口服 6-巯基嘌呤（POMP 方案）

    4. CNS 预防是普遍的，通常通过腰椎穿刺或 Ommaya 储液囊鞘内治疗（氨甲蝶呤单药或与阿糖胞苷和氢化可的松联合给药）进行。由于毒性增加，颅放疗适用于具有高风险特征的患者，如诊断时的活动性 CNS 疾病

- 由于当前非移植治疗的结果改善，首次缓解 ALL 的异基因骨髓移植存在争议。通常建议单独化疗治愈可能性低于 50%～60% 的患者使用，具体取决于年龄和供体的可用性。

Ph 样 ALL 很少使用自体骨髓移植。2008 年，MRC/UKALL Ⅻ /ECOG E2993 研究的最终结果发表。本研究评价了 Ph 样患者首次 CR 后化疗、自体和异基因移植的相对安全性和疗效。这是一项 1826 例新诊断 ALL 患者的随机试验。有匹配亲缘供者的患者接受异基因移植。无供体的患者进一步随机接受自体移植或化疗和维持治疗。本研究的关键结论为：

1. 在 Ph 样患者中，与单独自体移植或化疗 / 维持治疗相比，首次完全缓解时的异基因移植的复发率较低

2. 首次完全缓解的异基因移植改善了标准风险患者的总生存期。标准和高危患者的复发风险均较低。高危老年人的治疗相关死亡率较高。死亡率的增加抵消了患者组复发风险较低的获益

- 研究结果不支持自体移植作为任何 ALL 组的替代治疗

- 近期方案中治疗失败的危险因素在表 8-5 中列出。ALL 的预后因素在表 8-6 和表 8-7 中总结

- Ph＋ALL 的治疗包括酪氨酸激酶抑制剂（伊马替尼、达沙替尼、尼洛替尼、泊那替尼）联合化疗

1. 据报道，各种方案的 2 年生存率为 50%～65%

2. 用达沙替尼和泼尼松或伊马替尼、长春新碱和泼尼松进行低强度诱导化疗，缓解率分别为 100% 和 98%，并且可以减少毒性和诊断时的住院治疗

3. 如果可用，异基因骨髓移植通常用作巩固治疗，但已变得更具争议。通常在骨髓移植（BMT）或非 BMT 治疗后给予酪氨酸激酶抑制剂维持治疗

表 8-5　近期 ALL 试验中治疗失败的危险因素

t（v*；11q23）*MLL* 重排

亚二倍体

缓解或巩固治疗后的微量残留病 *

费城染色体样基因组标记（Ph 样 ALL 中）†

早期前 T（ETP）ALL（无 CD1a、CD8，弱 CD5，髓系或干细胞抗原表达）

ALL，急性淋巴细胞白血病。

* 在诱导或巩固治疗后测量不同。

† 对此的标准化检测仍在开发中，但可能具有重要的治疗意义。还应注意，在当前试验中，许多历史危险因素（例如，T 细胞与 B 细胞疾病）不是独立危险因素。

From Roberts KG et al: Targetable kinase-activating lesions in Ph-like acute lymphoblastic leukemia, N Engl J Med 371（11）: 1005-1015, 2014.

表 8-6　急性淋巴细胞白血病的预后因素

因素	预后	临床应用
年龄		
小于 1 岁	MLL＋（70%～80% 婴儿）结局较差；MLL- 结果与年长儿童相同	MLL- 在标准风险 ALL 治疗中表现良好 FLT3 抑制剂、蛋白酶体抑制剂、组蛋白去乙酰化酶抑制剂和 MLL＋低甲基化药物的潜在作用
1～9 岁	较低（标准）风险	ALL 生物学因素可能改变风险
大于 9 岁	较高风险	ALL 生物学因素可能改变风险
WBC		
$< 50 \times 10^9/L$	较低（标准）风险	ALL 生物学因素可能改变风险
$\geqslant 50 \times 10^9/L$	较高风险	ALL 生物学因素可能改变风险
CNS		
CNS3	CNS 和骨髓复发风险升高	强化治疗
CNS2	CNS 复发风险较高	CNS 靶向强化治疗
创伤性腰椎穿刺伴原始细胞	较高风险	强化治疗
免疫表型		
T 细胞	较高风险	通过当前治疗消除不良结局
前 B 细胞（cIgM＋）	标准风险	通过当前治疗消除不良结局
早期前 B 细胞	标准风险	遗传学可能改变风险
早期 T 细胞前体	不良预后	正在进行的探索靶向治疗的研究
倍性		
＞50（DI＞1.16）	低风险	对抗代谢物反应良好
＜44	较高风险	强化治疗

续表

因素	预后	临床应用
基因改变		
t（9;22）/*BCR-ABL1*	较高风险	ABL TKI
t（4;11）/*MLL-AF4*	较高风险	FLT3 抑制剂、蛋白酶体抑制剂、组蛋白的潜在作用、去乙酰化酶抑制剂和低甲基化药物
t（1;19）/*E2A-PBX1*	CNS 复发风险较高	当前治疗改善结局
t（12;21）/*ETV6-RUNX1*	低风险	
IKZF1	预后不佳。在 80% Ph＋和 Ph 样 ALL 中均存在	酪氨酸激酶、JAK 抑制剂的潜在作用
NUP214-ABL1	高风险	TKI 的潜在受益
CRLF2	在一半 Ph 样病例中，与西班牙裔/拉丁裔相关，结局较差	JAK 抑制剂的潜在作用
CREBBP	与耐药性和复发相关	组蛋白去乙酰化酶抑制剂的潜在获益
MRD		
第 15 天＜0.01%	极佳结局	第 2 次延迟强化治疗无获益
早期反应缓慢	MRD 越高复发风险越高	增强延迟强化治疗的获益
诱导结束＞1%	预后不佳	首次 CR 时的移植
诊断后 4 个月＞0.01%	结局不佳	首次 CR 时的移植

ALL，急性淋巴细胞白血病；CNS，中枢神经系统；CR，完全缓解；DI，脱氧核糖核酸指数；JAK，Janus 激酶；MLL，混合性白血病；MRD，微量残留病；TKI，酪氨酸激酶抑制剂；WBC，白细胞。

From Hoffman R et al：Hematology, basic principles and practice, ed 7, Philadelphia, 2018, Elsevier.

- 复发性疾病的治疗：
  1. 异基因骨髓移植可用于复发性疾病，但 BMT 后复发很常见，长期治愈率较低，约为 20%

表 8-7 成人急性淋巴细胞白血病预后不良的标志物

已确定的危险因素

年龄	大于 60 岁
WBC 计数	> 30 000/μl（B 细胞 ALL）；> 100 000/μl（T 细胞 ALL）
免疫表型	祖 B 细胞；早期 T 细胞[a]；t（4;11）（q21;q23）和其他 *MLL* 重排
	t（9;22）（q34;q11.2）-Ph
	亚二倍体（< 44 条染色体）
	复杂（> 5 种异常）
治疗反应	至完全缓解时间 > 4 周
MRD	治疗开始后 3～6 个月 ≥ 0.01%[b]

新出现的危险因素

免疫表型	CD20
分子	BAALC
	FUS
	ERG
	IKZF1[c]
	Ph 样 ALL

ALL，急性淋巴细胞白血病；ETP，早期 T 细胞前体；MRD，微量残留病；Ph，费城染色体；WBC，白细胞。

[a] 初步报告显示 ETP ALL 预后不佳。然而，随后的研究显示了与治疗反应的不同相关性。

[b] 不同的研究使用了不同的时间点进行 MRD 评估。

[c] 高达 70% 的 Ph 样 ALL 中存在 IKZF1 局灶性缺失。然而，IKZF1 缺失与不良结局相关，与 Ph 样表型无关。

From Hoffman R et al: Hematology, basic principles and practice, ed 7, Philadelphia, 2018, Elsevier.

2. 2017 年，FDA 批准了 3 种复发 ALL 的新疗法：嵌合抗原受体 T 细胞（CAR-T）疗法，一种靶向免疫疗法，在儿童和青年（26 岁以下）复发性 B 细胞 ALL 患者中获得了 90% 的缓解率。通过收获患者的 T 细胞，然后用慢病毒载体转染嵌合抗原 T 细胞，慢病毒载体插入表达与 T 细胞受体偶联的抗 CD19 结构域（B 细胞上的靶抗原）的 DNA，以此制备嵌合抗原 T 细胞。表达嵌合抗 CD19/T 细胞受体的 T 细胞特异性靶向表达 CD19 的 B 细胞。然后离体扩增 CAR-T 细胞群，回输到患者体内。约 70% 的缓解在 6 个月时是持久的。主要副作用是与"血管渗漏"、低血压、呼吸和肾功能不全以及凝血病相关的细胞因子释放综合征（CRS）。用托珠单抗和抗 IL6 受体阻断抗体治疗 CRS。ALL 的 CAR-T 细胞被赋予了通用名称 tisagenlecleucel（商品名 Kymriah）。治疗花费约 475 000 美元，可在经认证可使用的中心获得

3. Blinatumomab 是一种结合 CD19 和 CD3 的双特异性抗体，可将 T 细胞重定向至白血病细胞。FDA 批准其用于成人和儿童复发性 ALL，包括 Ph＋ALL。Blinatumomab 连续输注 4 周（第 1 周每日 9 μg，之后每日 28 μg），维持治疗每 12 周治疗 4 周。在一项大型Ⅲ期临床试验中，缓解率为 44%（vs. 化疗的 25%），少数持久。在一项较小的 Ph＋ALL Ⅱ期临床试验中，缓解率为 36%。少数 Blinatumomab 缓解是持久的。Blinatumomab 也可能与细胞因子释放综合征相关

- 伊珠单抗奥唑米星（IO）是一种抗体药物偶联物，其中化疗药物刺孢霉素与抗 CD22 抗体结合。在一项大型Ⅲ期试验中，缓解率为 81%，标准化疗为 33%，中位持续时间为 4.6 个月。约 40% 的 IO 患者成功桥接移植，而化疗组为 10%。少数缓解持久

- 生存率

1. 在初级保健实践中，儿童和成人 ALL 的治疗成功案例越来越多；截至 2006 年，估计有＞ 50 000 例治疗成功者，可能每年增加 2000 例以上

2. ALL 治疗的长期并发症包括化疗（通常在前 5 ～ 10 年）或放疗（如果给予，风险无平台期）引起的继发性恶性肿瘤，蒽环类药物治疗引起的充血性心力衰竭（通常在治疗后 20 ～ 30 年出现），糖皮质激素治疗引起的骨量减少和缺血性坏死、肥胖和神经认知缺陷。主要建议包括以下内容：

a. 无症状性充血性心力衰竭每 3 ～ 5 年进行一次超声心动图检查，如果蒽环类药物暴露＞ 250 ～ 300 mg/m^2 应更频繁，因为无症状充血性心力衰竭可能需要治疗

b. 相关辐射野恶性肿瘤和内分泌疾病的筛查

c. 注意幸存者肥胖和代谢紊乱的风险增加

d. 最近的综述（见参考文献）总结了当前的建议和指南，可在线获取（www.survivorshipguidelines.org/pdf/LTFUGuidelines_40.pdf，http://www.sign.ac.uk/pdf/sign132.pdf）

相关内容

肿瘤溶解综合征（相关重点专题）

推荐阅读

Curran E, Stock W: How I treat acute lymphoblastic leukemia in older adolescents and young adults, *Blood* 125:3702-3710, 2015.

Diller L: Adult primary care after childhood acute lymphoblastic leukemia, *N Engl J Med* 365:1417-1424, 2011.

Foa R et al: Dasatinib as first line treatment for adult patients with Philadelphia chromosome-positive acute lymphoblastic leukemia, *Blood* 118:6521-6528, 2011.

Goldstone A et al: In adults with standard-risk acute lymphoblastic leukemia, the greatest benefit is achieved from a matched sibling allogeneic transplantation in first complete remission, and an autologous transplantation is less effective than conventional consolidation/maintenance chemotherapy in all patients: final results of the International ALL Trial (MRC UKALL XII/ECOG E2993), *Blood* 111:1827-1833, 2008.

Howard SC et al: The tumor lysis syndrome, *N Engl J Med* 364:1844-1854, 2011.

Hunger SP, Mullighan CG: Acute lymphoblastic leukemia in children, *N Engl J Med* 373:1541-1552, 2015.

Kantarjian H et al: Blinatumomab versus chemotherapy for advanced acute lymphoblastic leukemia, *N Engl J Med* 376:836-847, 2017.

Kantarjian HM et al: Inotuzumab ozogamicin versus standard therapy for acute lymphoblastic leukemia, *N Engl J Med* 375:740-753, 2016.

Maude SI et al: Chimeric antigen receptor T cells for sustained remissions in leukemia, *N Engl J Med* 371:1507-1517, 2014.

Maury S et al: Rituximab in B-lineage adult acute lymphoblastic leukemia, *N Engl J Med* 375:1044-1053, 2016.

Paul S et al: Adult acute lymphoblastic leukemia, *Mayo Clin Proc* 91(11):1645-1666, 2016.

Roberts KG et al: Targetable kinase-activating lesions in Ph-like acute lymphoblastic leukemia, *N Engl J Med* 371:1005-1015, 2014.

第9章 急性髓系白血病
Acute Myeloid Leukemia

Todd F. Roberts

阙一帆 译 秦然 审校

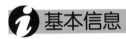 基本信息

定义

急性髓系白血病（acute myeloid leukemia，AML）是一种造血祖细胞恶性肿瘤，通常会导致成熟粒细胞生成增多。严格地说，急性髓系白血病属于急性非淋巴细胞白血病（ANLL），而与起源于淋巴细胞的白血病相区别。ANLL 是起源于髓系干细胞谱的白血病，包括粒细胞、单核细胞、红细胞和巨核细胞的前体细胞。急性早幼粒细胞白血病是一种特殊的白血病综合征，属于 ANLL 谱的一部分，但具有非常不同的治疗意义。ANLL 的特点是髓系祖细胞成熟失败，未成熟祖细胞数量过多，以及不同程度的骨髓衰竭（中性粒细胞减少、血小板减少、贫血）。

同义词

急性非淋巴细胞白血病（ANLL）

急性髓细胞性白血病（AML）

ICD-10CM 编码

C92.60	伴有 11q23 异常的急性髓系白血病，未缓解
C92.61	伴有 11q23 异常的急性髓系白血病，缓解期
C92.62	伴有 11q23 异常的急性髓系白血病，复发期
C92.90	髓系白血病，未指明，未缓解
C92.91	髓系白血病，未指明，缓解期
C92.92	髓系白血病，未指明，复发期
C92.A0	急性髓系白血病伴多系发育不良，未缓解
C92.A1	急性髓系白血病伴多系发育不良，缓解期
C92.A2	急性髓系白血病伴多系发育不良，复发期
C92.Z0	其他髓系白血病，未缓解

C92.Z1 其他髓系白血病，缓解期

C92.Z2 其他髓系白血病，复发期

C92.00 急性粒细胞白血病，未缓解

C92.01 急性粒细胞白血病，缓解期

C92.02 急性粒细胞白血病，复发期

流行病学和人口统计学

- AML 发病率随年龄增长而上升：
  1. 20 ~ 55 岁：每年（1 ~ 3）/100 000
  2. 65 ~ 80 岁：每年（11 ~ 20）/100 000
- 年发病率为 4/100 000
- 男性稍高于女性，欧洲稍高于非洲

体格检查和临床表现

症状 / 检查结果：

- 骨髓衰竭的并发症：
  1. 血小板减少相关出血
  2. 贫血相关疲劳和呼吸急促
  3. 中性粒细胞减少相关感染
- 白细胞增多症（高白细胞白血病，白细胞 > 100 000/mcl）的并发症：
  1. 伴有视觉症状的视网膜出血
  2. 头痛和颅内出血
  3. 肺部受累的呼吸系统症状
- 全身症状：疲劳、发热（通常为传染性，很少为肿瘤）、骨痛（更常见）
- 弥散性血管内凝血（DIC）的出血并发症，尤其是急性早幼粒细胞白血病（APML）
- 体格检查可发现血细胞相关的体征（血小板减少导致的瘀伤、贫血导致的苍白）。淋巴结肿大和肝脾大罕见，触诊通常正常
- 很少出现皮肤病变（皮肤白血病）或肿块病变（粒细胞肉瘤）
- 牙龈肿大和器官 / 皮肤受累在单核细胞白血病中更为常见

病因学

- 环境 / 接触相关：苯（最常见）、有机溶剂（包括汽油）、吸烟（每年 ≥ 20 包，相对危险度：1.34）、肥胖（常见于女性）

- 遗传性疾病：众多，包括范科尼贫血、布卢姆综合征、Schwachman Diamond 综合征、先天性纯红细胞再生障碍等
- 治疗相关：
  1. 烷基化剂［如美法仑（melphalan）、白消安（busulfan）、顺铂］相关：典型的潜伏期为 5 ~ 7 年，与 5 号染色体和 7 号染色体异常相关
  2. 异构酶 II 抑制剂［如依托泊苷（etoposide）、阿霉素（doxorubicin）］：典型潜伏期 1 ~ 3 年，与 11q23［混合系白血病（MLL）基因］重排相关
- 辐射暴露（可治疗，通常风险较低）、职业暴露
- 既往血液病：骨髓发育不良、骨髓增生性疾病、再生障碍性贫血

Dx 诊断

鉴别诊断

- 可表现为循环原始细胞或具有原始细胞样外观的细胞的疾病：
  1. 急性髓系白血病 / 急性淋巴细胞白血病
  2. 骨髓发育不良（循环原始细胞最高可至 20%，如 ≥ 20%，诊断为 AML）
  3. 原发性骨髓纤维化
  4. 慢性髓系白血病
  5. 套细胞淋巴瘤原始细胞型
  6. 前淋巴细胞白血病
  7. 原始细胞浆细胞样树突状细胞肿瘤
  8. EB 病毒和巨细胞病毒感染的非典型淋巴细胞可能有原始细胞样改变

评估

检查包括形态学检查、流式细胞术免疫分型、核型分析和基因突变检查（图 9-1）。

实验室检查

- 全血细胞计数和外周血涂片。对原始细胞的形态学评估表明其可能起源于髓或淋巴系，需要流式细胞术或细胞化学（通常更快）来确认。在髓系起源的原始细胞中可观察到奥氏小体

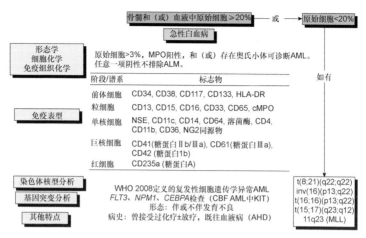

图 9-1　急性髓系白血病的检查。诊断检查包括形态学评估、流式细胞术免疫表型、核型分析和基因突变分析。仅形态学评估往往不足以做出诊断，但流式细胞术可确定 95% 以上病例中的细胞谱系（髓系或淋系）和分化阶段。在其余的病例中，谱系特异性抗原不表达（急性未分化白血病）或多谱系特异性抗原表达（混合型急性白血病）。在后者中，多谱系的抗原可以在一个细胞（双表型）或一个原始细胞群（双核）中检查到。染色体核型分析和基因突变分析可以在形态学不明确的情况下辅助诊断，但在确定预后方面更有意义。其他信息［之前接受过化疗和（或）放疗、既往血液病病史、发育不良］是 2008 年 WHO AML 分类中修订和补充的部分。AHD，既往血液病；AML，急性髓系白血病；ANLL，急性非淋巴细胞白血病；CBF，核心结合因子；MPO，髓过氧化物酶；WHO，世界卫生组织（From Hoffman R et al：Hematology，basic principles and practice，ed 7，Philadelphia，2018，Elsevier.）

- 乳酸脱氢酶普遍升高。血生化检查以评估器官功能（肌酐、肝酶）和是否存在自发性肿瘤溶解综合征（尿酸、钾、磷、钙）
- 评估是否存在 DIC。DIC 总是存在于 APML 中，但也可以存在于各种形式的急性白血病，尤其是急性单核细胞白血病
- 如需进行骨髓移植和输注血小板，需检查 HLA 分型
- 细胞化学染色：
  1. 髓过氧化物酶可以在几分钟内完成，在髓系白血病呈阳性
  2. α- 醋酸萘酯酯酶（"非特异性酯酶"）染色主要显示单核细胞
- 血液和（或）骨髓的流式细胞术（表 9-1）。

表 9-1 流式细胞术标志物在 ANLL 诊断中的应用

前体阶段	CD34，CD38，CD117，CD133，HLA-DR
粒细胞（髓样）标志物	CD13，CD15，CD16，CD33，CD65，髓过氧化物酶
单核细胞标志物	CD11c，CD14，CD64，CD4，CD11b，CD36，NG2 同源物
巨核细胞标志物	CD41（糖蛋白 IIb/IIIa），CD61（糖蛋白 IIIa），CD42 糖蛋白 1b
红细胞标志物	CD235（糖蛋白 A）

ANLL，急性非淋巴细胞白血病。

Adapted from Doehner H et al：Diagnosis and management of acute myeloid leukemia in adults，recommendations from an international expert panel，on behalf of the European Leukemia Net，Blood 115：453-474，2010.

- 细胞遗传学研究，理想情况下是对骨髓进行研究，但也可以用于外周血。荧光原位杂交（FISH）常被用作常规染色体分析的辅助手段
- 通过 PCR 进行二代测序（NGS）以检测特定的预后基因突变
- 进一步风险分级和评估预后的分子研究，可能影响治疗选择（表 9-2 至表 9-4）。该检查需结合血液学和实验室检查相关专业知识，通常包括 FMS 相关酪氨酸激酶基因（FLT3）突变、核磷蛋白基因（NPM）突变和 CCAAT/ 增强子结合蛋白 α 基因（CEBPA）突变的研究。由于 FLT3 突变疾病和异柠檬酸脱氢酶突变疾病的潜在标志物不断增加和靶向治疗的潜在有效性，更广度的分子谱越来越普遍地应用于临床工作当中。2018 年，TP53 突变、RUNX1 突变和 ASXL1 突变最近被美国国家综合癌症网络（NCCN）纳入了 AML 高危类别中。表 9-5 总结了成人急性髓系白血病常见的复发突变
- 如果骨髓或外周血原始细胞百分比 ≥ 20%，则可确诊为急性非淋巴细胞白血病，除非存在 t（8;21）、inv（16）、t（16;16）或 t（15;17），在存在这些突变的个体中，原始细胞的百分比可能更低
  1. 3% 原始细胞的髓过氧化物酶（MPO）染色阳性提示髓系白血病，但在流式细胞术诊断的一些 AML 病例中，MPO 可能为阴性

2. 诊断其他类型 ANLL 应遵从特定的诊断标准，并注意与骨
髓发育不良鉴别。表 9-6 概述了 WHO AML 的分类

3. 图 9-2 描述了骨髓检查的表现

表 9-2　细胞遗传学正常的 AML 患者中分子学异常的意义

分子表型	患者	4 年总生存率
CEBPA 突变	67	62%
NPM 突变，不伴 FLT-3 ITD	150	60%
FLT-3 ITD	164	24%
FLT-3 ITD 缺失，NPM 野生型，CEBPA 野生型（三阴性白血病）	69	33%

AML，急性髓系白血病；CEBPA，CCAAT/增强子结合蛋白 α 基因；FLT-3 ITD，FMS 相关酪氨酸激酶基因内部串联复制；NPM，核磷蛋白基因。

CEBPA 突变预后较好仅限于缺乏 FLT-3 ITD 且具有双等位基因突变的患者。6%～10% 的 AML 患者伴 CEBPA 突变，25%～35% 伴 NPM 突变（常见于细胞遗传学检查正常的患者），20%～30% 的患者伴 FLT-3 ITD 突变。

最新的 2018 年 NCCN AML 指南分别阐述了低度、中度和高度的危险因素类别。分子学改变中，除了 NPM1、FLT3-ITD 和双等位基因 CEBPA 突变外，最新指南中还包括 TP53 突变、RUNX1 突变和 ASXL1 突变。分子学异常验证和预测是一个快速发展的领域，应在不断评估研究数据的基础上优化危险因素分层。参见 NCCN 指南第 3 版。2018 年 AML 具体危险因素分级。

Data from Schlenk RF et al: N Engl J Med 358: 1909-18, 2008, and Green CL et al: J Clin Oncol 28: 2739-47, 2010.

表 9-3　欧洲白血病网（European LeukemiaNet）AML 风险分类

基因组	亚群
低危	t（8;21）（q22;q22）；*RUNX1-RUNX1T1*
	inv（16）（p13.1q22）　或 t（16;16）（p13.1;q22）；*CBFB-MYH11*
	NPM1 突变，不伴 *FLT3-ITD* 突变（核型正常）
	CEBPA 突变（核型正常）
中危 -I[a]	NPM1 和 FLT3-ITD 突变（核型正常）
	NPM1 和 FLT3-ITD 野生型（核型正常）
	NPM1 野生型，不伴 FLT3-ITD 突变（核型正常）
中危 -II	t（9;11）（p22;q23）；MLLT3-MLL
	未被定义为低危或高危的细胞遗传学异常[b]

续表

基因组	亚群
高危	inv（3）（q21q26.2）或 t（3;3）（q21;q26.2）；*RPN1-EVI1*
	t（6;9）（p23;q34）；*DEK-NUP214*
	t（v;11）（v;q23）；*MLL* 重排
	−5 or del（5q）；−7；abnl（17p）；复杂基因型 [c]

[a] 包括所有核型正常的 AML（除外包含在低危亚群中的变异）；大多数病例预后不良。

[b] 对于此类中的大多数变异，尚未有足够样本量的研究支持，暂无法得出有关其预后意义的确切结论。

[c] 3 种或 3 种以上的染色体异常，任一均不是 WHO 指定的循环易位或倒置的情况，包括 t（15;17），t（8;21），inv（16）/t（16;16），t（9;11），t（v;11）（v;q23），t（6;9），inv（3），或 t（3;3）。

From Hoffman R et al：Hematology，basic principles and practice，ed 7，Philadelphia，2018，Elsevier.

表 9-4　基于常用细胞遗传学和分子标志物的成人
急性髓系白血病异基因移植指南

AML 分类	预后影响	异基因移植	注释
AML-CR1：青年			
低危疾病			
APL	预后较好	否	APL 可通过化疗治疗
CBF-AML 不伴 *mKIT*	预后较好	否	t（8;21）AML 确诊时伴高白细胞计数者预后不良
CBF-AML 伴 *mKIT*	预后中等	可考虑：MRD，MUD 疗效不确切：MMUD、UCB、haplo	
中危疾病			
CN-AML 伴 *CEBPA*	预后较好	否	疗效可能仅限于 *DM-CEBPA*
CN-AML 伴 *NPM1*，不伴 *FLT-3-ITD*	预后较好	可考虑：MRD	新的数据表明，异基因 HSCT 对这类患者有益，40 岁以上患者的复发率降低，DFS 可得到改善

AML 分类	预后影响	异基因移植	注释
CN-AML 伴 *FLT-3-ITD*	预后差 [a]	是：MRD，MUD 可考虑 [b]：MMUD，UCB，haplo	预后差限于 AML 伴 *FLT-3-ITD* 等位基因比率＞0.51
其他中危疾病	预后中等或差	是：MRD 可行 [a]：MUD 可考虑 [b]：MMUD，UCB，haplo	可能有相当大的潜在临床异质性。分子学分级可以进一步描述这类风险
高危疾病			
单体核型缺失	预后差	是：MRD，MUD 可行 [b]：MMUD，UCB，haplo	
单体核型存在	预后极差	是：MRD，MUD 可被接受 b：MMUD，UCB，haplo	
17（p）异常	预后极差	是：MRD，MUD 可被接受 b：MMUD，UCB，haplo	
AML-CR1：老年人	预后差	是：MRD，MUD 可行 b：MMUD，UCB，haplo	
AML-CR1：t-AML，AML/MDS	预后差	是：MRD，MUD 可被接受 [b]：MMUD，UCB，haplo	分子学分级可能取代继发性 AML 的临床分类，尤其是在老年患者中

续表

AML 分类	预后影响	异基因移植	注释
AML-CR2	预后极差	是：MRD，MUD 可被接受[b]：MMUD，UCB，haplo	
AML 非缓解期	预后极差	是：MRD，MUD 疗效不确切：MMUD，UCB，haplo	对于特定的患者：身体状况良好，合并症较少，白血病表现轻微；CIBMTR 风险评分可能有用

AML，急性髓系白血病；APL，急性早幼粒细胞白血病；CBF，核心结合因子；CIBMTE，国际血液和骨髓移植研究中心；CN，细胞遗传学正常，CR1，首次完全缓解，CR2，初次复发完全缓解；haplo，单倍体相合；MDS，骨髓增生综合征；MMUD，不匹配的非亲属供体；MRD，匹配的亲属供体；MUD，匹配的非亲属供体；t-AML，与急性髓细胞白血病治疗相关；UCB，脐带血。
[a] 如果没有同胞供体。
[b] 如果没有及时匹配的供体。
From Hoffman R et al：Hematology，basic principles and practice，ed 7，Philadelphia，2018，Elsevier.

表 9-5 成人急性髓系白血病常见复发突变

基因分类	基因	出现频率（%）	临床意义
NPM1	*NPM1*	25～30	改善预后，特别是在不伴 *FLT-ITD* 的患者；评估 MRD 的遗传标志物
肿瘤抑制因子	*TP53*	8	预后极差；发病率随年龄增长而增加；通常与复杂的细胞遗传学有关
DNA 甲基化	*DNMT3A*	18～22	白血病发生的早期突变；发病率随年龄增长而增加
	TET2	7～25	白血病发生的早期突变；发病率随年龄增长而增加；与 IDH 突变互斥
	IDH1	7～14	*IDH1* 和 *IDH2* 抑制剂正在临床研究中
	IDH2	8～19	发病率随年龄增长而增加

续表

基因分类	基因	出现频率（%）	临床意义
激活信号	*FLT3-ITD*	20	与高白细胞计数和不良结局相关，尤其是在高等位基因比率的情况下；在首次缓解时使用 *FLT3* 抑制剂和 HCT 可能改善预后
	KIT	< 5	主要见于核心结合因子 AML；与伴 t（8;21）变异的 AML 预后不良相关
	NRAS	15	尚无靶向该基因的研究成果
骨髓转录因子	*RUNX1*	5 ~ 15	预后差；与常染色体显性遗传易感综合征相关；发病率随年龄增长而增加
	CEBPA	6 ~ 10	双等位基因 *CEBPA* 突变预后较好；与家族性 AML 相关
染色质修饰因子	*ASXL1*	5 ~ 17	白血病发生的早期突变；随年龄增长而增加；预示预后不良

AML，急性髓系白血病；HCT，造血细胞移植；MRD，微量残留病。

From Niederhuber JE：Abeloff's clinical oncology，ed 6，Philadelphia，2020，Elsevier.

表 9-6　根据修订的世界卫生组织分类（2016）对急性髓系白血病进行分类

种类	亚型 / 定义[*]
AML 伴复发性细胞遗传学异常	t（8;21）（q22;q22）；RUNX1-RUNX1T1[†] inv（16）（p13.1q22）；CBFB-MYH11[†] t（16;16）（p13.1q22）；CBFB-MYH11[†] t（15;17）（q22;q12）；PML-RARA[†]（＝急性早幼粒细胞白血病） t（9;11）（p22;q23）；MLLT3-KMT2A t（6;9）（p23;q34）；DEK-NUP214 inv（3）（q21q26.2）；GATA2，MECOM t（3;3）（q21;q26.2）；RPN1-EVI1 t（1;22）（p13q13）；RBM15-MKL1（成巨核细胞） 伴 NPM1 突变 伴 CEBPA 双等位突变
AML 伴 MDS 相关改变	有 MDS 的形态学特征，有 MDS 或 MDS/MPN 的既往史，有 MDS 相关的核型，以及不伴上述复发性遗传异常

续表

种类	亚型 / 定义[*]
治疗相关髓系肿瘤	细胞毒性药物化疗（烷化剂、拓扑异构酶 II 抑制剂）和（或）电离辐射治疗的晚期并发症[†]
AML，未指明	微小分化 AML 未成熟型 AML 成熟型 AML 急性粒-单核细胞白血病 急性单核细胞白血病 红血病 急性巨核细胞白血病 急性嗜碱粒细胞白血病 急性全髓细胞增殖症伴骨髓纤维化

骨髓瘤

与唐氏综合征相关的骨髓增生	一过性异常骨髓增生 与唐氏综合征相关的髓系白血病

母细胞性浆细胞样树突状细胞肿瘤

不明谱系急性白血病	急性未分化性白血病 混合表型急性白血病：伴 t（9;22）(q34;q11.2）；BCR-ABL1 t（v;11q23）；KMT2A 重排 混合表型急性白血病，B/ 髓系，NOS 混合表型急性白血病，T/ 髓系，NOS
临时肿瘤	AML 伴 NPM1 突变 AML 伴 CEBPA 突变 NK 细胞淋巴母细胞白血病 / 淋巴瘤

AML，急性髓系白血病；MDS，骨髓增生异常综合征；MPN，骨髓增殖性肿瘤；NK，自然杀伤；NOS，未另行指定。对于复发性遗传异常的 AML，特定基因会随着染色体重排而重排。2016 年，MLL 基因更名为 KMT2A。

[*] 诊断为 AML，无论原始细胞的百分比如何。

[†] 排除由 MPN 转化而来的 AML 患者。

影像学检查

- 影像学检查通常用于评估具有特定主诉的患者
- 通常进行超声心动图或多门采集扫描，以验证心功能是否足以耐受蒽环类药物（通常为柔红霉素）治疗，如左室射血分数（LVEF）大于 50%，则认为可耐受

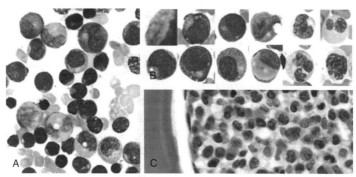

图 9-2 （扫二维码看彩图）伴 t（8；21）(q22；q22）的急性髓系白血病，（*AML/ETO*）。A. 低倍镜，瑞特染色骨髓涂片显示与分化髓样细胞相关的成纤维细胞增多。B. 详细说明白血病相关的一些特征。如细长的奥氏小体（左上角）、带有异常嗜酸性颗粒的未成熟细胞（从左向右第 2 列）、成熟细胞中的鲑鱼红色的异常肉芽组织，有时可见嗜碱性外周（从左向右第 4 列），以及成熟中性粒细胞中的轻微异常（最右侧）。本例中未发现伪 Chédiak Higashi 颗粒。C. 活检可见不同成熟程度的细胞。当原始细胞计数低于 20%，可通过 t（8；21）的细胞遗传学发现来诊断急性髓系白血病（From Hoffman R et al：Hematology，basic principles and practice，ed 5，Philadelphia，2009，Churchill Livingstone.）

扫二维码看彩图

Rx 治疗

急性期治疗

- 图 9-3 总结了 AML 的一般治疗方法。AML 的治疗通常包括三个部分：

  1. 立即进行治疗，以纠正代谢、感染或高白细胞血症（如果需要）。AML 的治疗是迫切的，但常不发展为急症。但 APML 应被当做急症来治疗以预防出现大出血

  2. 诱导疗法，是对疾病活动期的治疗，旨在获得缓解和恢复正常骨髓功能。缓解定义为骨髓中的原始细胞 < 5%，绝对中性粒细胞（ANC） > 1.0×10^9/L，血小板 > 100×10^9/L，且不依赖输血。完全缓解伴不完全骨髓恢复（CRi）是指骨髓中没有白血病细胞，但血细胞持续低于正常值

  3. 巩固治疗，通常是某种形式的强化化疗或干细胞移植治疗，旨在防止复发

  4. 高白细胞血症是指白细胞 > 100×10^9/L。白细胞清除术需

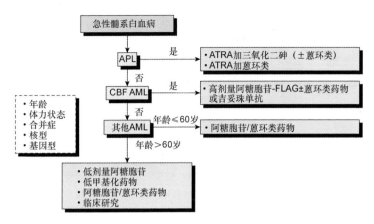

图 9-3　急性髓系白血病治疗的一般方法。 AML，急性髓系白血病；APL，急性早幼粒细胞白血病；ATRA，全反式视黄酸；CBF，核心结合因子；FLAG，氟达拉滨、阿糖胞苷（ara-C）和粒细胞集落刺激因子（From Hoffman R et al：Hematology，basic principles and practice，ed 7，Philadelphia，2018，Elsevier.）

要放置导管并进行提取，但不会导致肿瘤溶解。化疗（口服 3～6 g 羟基脲或阿糖胞苷）引起的血细胞快速减少通常是有效且易行的，但有肿瘤溶解的风险。因此，合适的治疗方案应遵循个体化原则

5. 肿瘤溶解综合征（TLS）与尿酸、钾和血清磷酸盐升高有关，磷酸盐升高可导致钙的降低。代谢变化可能导致肾衰竭、心律失常、肌肉痉挛（由于钙含量低）、癫痫发作和死亡（急性淋巴细胞白血病部分中有更详细的讨论）

6. AML 治疗的主要药物可追溯到 20 世纪 70 年代，包括柔红霉素和阿糖胞苷，在过去 40 年中几乎没有报道可用于治疗的新药物。2017 年，美国 FDA 批准了 4 种新药，包括 3 种靶向药物，用于治疗 AML。这些药物的作用及其与标准疗法的关系概述见下文

7. 诱导化疗通常包括柔红霉素 60 mg/m^2 或 90 mg/m^2 静脉注射 3 天＋阿糖胞苷（Ara-C）100 mg/（m^2·d）或 200 mg/（m^2·d）连续输注 7 天（"7＋3"）。成功率为 60%～80%，最近临床试验中成功率更高。其他使用的药物包括依托泊苷（etoposide）、伊达比星（idarubicin）、氟达拉滨

（fludarabine）和克拉屈滨（cladribine）。骨髓检查通常在治疗第 14 天进行，以评估疗效

8. 吉妥珠单抗奥佐米星（gemtuzumab ozogamicin，GO）是一种抗体药物结合物，将抗 CD33 抗体与化疗药物卡奇霉素结合，阿奇霉素 2017 年经批准被用于治疗初发的 CD33＋AML。在新发的 AML 患者中，在标准 7＋3 诱导中加入低剂量 GO，成功率为 81%，与单纯标准治疗相比，2 年无复发生存率从 22.7% 提高至 50.3%。低危和中危患者中该药物疗效较为明显

9. 米哚妥林（midostaurin）在 2017 年被批准，与标准诱导疗法联合用于治疗新发的具有 FMS 相关酪氨酸激酶 3（FLT3）基因突变的 AML。在 FLT3 阳性并接受米哚妥林治疗的患者中 4 年总生存率为 51.4%，在达到缓解的患者中缓解持续期时间也得到了延长，而对照组中仅为 44.3%。这些疗法的疗效最大化有赖于在诊断时尽早获取基因数据。2017 年还批准了 CPX-351，CPX-351 是阿糖胞苷和柔红霉素以 5∶1 配制的脂质体制剂，用于既往治疗相关 AML（t-AML）或伴有骨髓发育不良相关改变的 AML（AML-MRC）患者的治疗。在 60～75 岁患者人群中，一项关于 t-AML 和由骨髓增生异常演变来（或伴有 WHO 定义的骨髓增生异常相关的细胞遗传学改变）的 AML 的临床试验表明，CPX-351 可提高 9.56 月生存时间，而标准 7＋3 诱导疗法仅能提高 5.95 个月

10. 2018 年，FDA 批准吉列替尼（gilteritinib）用于治疗成年患者中伴 FLT3 突变的复发性或难治性急性髓系白血病。该批准是基于对一项临床试验的中期分析，试验包括 138 名伴 FLT3 ITD、D835 或 I836 突变的复发性或难治性 AML 的成年患者。每天口服 120 mg 吉列替尼，直到出现明显毒性或缺乏临床益处。在治疗 4.6 月后的中期随访中，21% 的患者达到完全缓解（CR）或骨髓功能部分恢复的 CR（CRh）

11. 2018 年，FDA 紧急批准 BCL-2 抑制剂维奈托克（Venetoclax）与阿扎胞苷、地西他滨或小剂量阿糖胞苷联合治疗 75 岁以上老年人新发急性髓系白血病，或伴发有使用强化诱导化疗禁忌证的患者。维奈托克推荐剂量取决于联合用

药方案

- 巩固治疗仍存有争议。对于接受化疗的患者，通常使用阿糖胞苷 3 g/m^2，2 次 / 日（第 1、3、5 天），但同种给药频率中，中等剂量（1000 ～ 1500 mg/m^2）表现出了同等的疗效和更低的毒性。由于小脑毒性，60 岁以上患者对 1000 mg/m^2 以上剂量的耐受性较差。肾功能不全也会增加阿糖胞苷的小脑毒性风险，并可能导致严重后果

1. 对于低危患者，通常使用 2 ～ 4 个周期的中等 / 大剂量阿糖胞苷，单独使用化疗巩固治疗，长期生存率为 60% ～ 70%

2. 对于中危和高危患者，通常建议首次缓解后行异基因干细胞骨髓移植。如无供体，则行巩固化疗，但合适的治疗时间和周期尚不确定，尤其是对高危患者

3. 在 GO 作为起始治疗的试验中，GO 还与高剂量阿糖胞苷和柔红霉素联合用于巩固治疗

4. 自体骨髓移植的作用仍存争议，一些证据表明化疗后复发率降低，但对总生存率没有明显的益处

5. 如果低危患者复发后治疗能够获得二次缓解，则可行异基因骨髓移植。如有供体，高危和中危患者应在首次缓解后行骨髓移植。2018 年，大多数患者将能够从匹配的亲属供体、匹配的非亲属供体、不匹配的非亲属供体、单倍体相合供体或脐带血供体中找到供体。国际血液和骨髓移植研究中心（CIBMTR）公布了 2002—2012 年 12 309 名接受 HLA 匹配同胞移植的患者和 15 632 名接受 AML 匹配非亲属供体的患者的数据。他们在移植时的疾病状况和供体类型是移植后存活的最佳预测因素。该研究中早期、中期和疾病进展期的患者 HLA 匹配同胞移植后 3 年生存率分别为 58%±1%、50%±1% 和 24%±1%。早期、中期和疾病进展期患者的非亲属供者移植后存活概率分别为 49%±1%、47%±1% 和 22%±1%

6. 恩西地平（enasidenib）是突变异柠檬酸脱氢酶 2（IDH-2）的选择性抑制剂，2017 年被 FDA 批准用于治疗 IDH-2 突变的复发性或难治性 AML。约 12% 的 AML 患者中可见 IDH-2 突变。每日口服 100 mg，有效率为 40.3%，19.3% 的患者病情获得缓解，部分患者病情持续。恩西地平可以观察到分化综合征，类似于 APML 的治疗

7. 艾伏尼布（ivosidenib）是异柠檬酸脱氢酶 -1（IDH-1）突变的选择性抑制剂，于 2018 年被 FDA 批准用于具有 IDH-1 突变的复发 / 难治性急性髓系白血病成年患者的首次治疗。该批准基于该人群中成人患者的 1 期实验、开放标签、单臂、多中心、剂量递增、扩大试验的结果。主要终点为完全缓解和完全缓解合并部分骨髓功能改善；合并率为 32.8%，中位缓解时间为 8.2 个月

8. 骨髓移植后的复发有时可以通过输注供者淋巴细胞、调整免疫抑制和化疗（通常是低强度）来控制。总体来说，移植后复发的预后很差

● 老年患者（＞ 60 岁）的治疗存在争议，治愈率为 10%～ 15%。老年患者预后更差，因为他们更可能是高危型，并且不易耐受治疗。一些模型被设计来确定可用于预测哪些患者可以接受常规治疗而哪些患者不耐受常规治疗的变量指标（表 9-7）。这些患者的选择包括：

1. 标准诱导疗法对可耐受的患者是可行的，治愈率为 10%～ 15%。即使未治愈，其缓解期的生活质量也能得到很大提升。最近的研究表明，接受标准诱导的 70 多岁和 80 多岁患者的早期死亡率（诊断后 30 天内）较低。目前尚无评估疗效的标准化流程；可参考流程见于 www.aml score.org/

2. 低甲基化药物地西他滨（decitabine）和氮杂胞苷（azacytidine）可用于不能耐受诱导治疗的患者。氮杂胞苷（每日 75 mg/m²，持续应用 7 天，28 天为一周期）和地西他滨（每日 20 mg/m²，持续应用 5 天，28 天为一周期）用于不适合诱导化疗的老年患者。这两种都可在门诊治疗，尤其是地西他滨的耐受性非常好。关于氮杂胞苷的新近研究数据表明，在接受治

表 9-7　急性髓系白血病老年患者的预后模型

研究	预后	预后不良的因素
白血病研究联盟（Study Alliance Leukemia）	存活 无病存活	CD34 表达＞ 10% WBC ＞ 20×10⁹/L 年龄＞ 65 岁 LDH ＞ 700 U/L NPM1 野生型[a]

续表

研究	预后	预后不良的因素
英国医学研究理事会 （UK Medical Research Council）	存活	不良细胞遗传学组 WBC 升高 [b] 体力状态差 [b] 老年 [b] 继发性 AML
法国急性白血病协会 （Acute Leukemia French Association）	存活	高危的细胞遗传学改变 ± 年龄 ≥ 75 岁 体力状态 ≥ 2 WBC ≥ $50×10^9$/L
安德森癌症中心 （MD Anderson Cancer Center）	缓解率 诱导死亡率 存活	年龄 ≥ 75 岁 继发性 AML [c] AHD 持续时间 ≥ 6 [c]（12）个月 未在 LAFR 内治疗 不良细胞遗传学表现 WBC ≥ $25×10^9$/L [c] 血红蛋白 ≤ 8 g/dl [c] 肌酐 > 1.3 mg/dl 体力状态 > 2 LDH > 600 U/L [d]
造血细胞移植共病指数 （Hematopoietic Cell Transplantation Comorbidity Index）	早期死亡率 存活	呼吸困难 冠状动脉疾病，CHF，MI，或 EF < 50% 慢性肝炎，胆红素和（或）转 氨酶升高 肝硬化 肌酐升高，透析，肾移植 继发性 AML 需要治疗的抑郁/焦虑 第 0 天后持续使用抗菌药物治疗 BMI > 35 kg/m²

AHD，既往血液病；AML，急性髓系白血病；BMI，体重指数；CHF，充血性心力衰竭；EF，射血分数；LAFR，层流空气流动室（隔离层）；LDH，乳酸脱氢酶；MI，心肌梗死；WBC，白细胞计数。

[a] 低危组和高危组仅由细胞遗传学改变来定义。以上因素进一步将中危组划分为良好中危组和不良中危组。

[b] 为连续变量。

[c] 仅对预测缓解有意义。

[d] 只对预测存活有意义

From Hoffman R et al: Hematology, basic principles and practice, ed 7, Philadelphia, 2018, Elsevier.

疗的患者中，持续应用 14～16 个月可在 20%～30% 患者中看到疗效，在低原始细胞计数（骨髓中占 20%～30%）与高原始细胞计数疾病中的效果相当

3. 单药吉妥珠单抗奥佐米星（gemtuzumab ozogamicin）可被用于治疗不适合诱导疗法的 CD33＋AML 患者。与最佳支持治疗（BSC）相比，CD33 表达高于 80% 和伴低危 / 中危细胞遗传学改变（1 年生存率分别为 22% 和 37%，BSC ＜ 10%）的患者疗效较好，而伴高危细胞遗传学患者则无明显疗效

4. 低剂量阿糖胞苷 20 mg/m², 2 次 / 日或 40 mg/m², 1 次 / 日，持续 10 天皮下注射，在低 / 中危患者中表现出比羟基脲更好的疗效

5. 2018 年 11 月，FDA 紧急批准维奈托克（venetoclax）（一种 bcl-2 蛋白抑制剂）与阿扎胞苷或地西他滨或小剂量阿糖胞苷联合治疗 75 岁及以上老年人新发急性髓系白血病，或有使用强化诱导化疗禁忌证的患者。维奈托克推荐剂量取决于联合方案，用药剂量应在维奈托克的处方中详细描述

6. 2018 年 11 月，FDA 批准 glasdegib（Sonic hedgehog 通路的小分子抑制剂）与小剂量阿糖胞苷（LDAC）联合治疗 75 岁及以上的新发急性髓系白血病患者，或伴有强化诱导化疗禁忌证的患者。该批准基于一项多中心、开放标签、随机的研究，该研究将符合条件的患者随机分为 2∶1，试验组接受 glasdegib 治疗，每日 100 mg，LDAC 20 mg，2 次 / 日，在每个 28 天周期的第 1～10 天注射，对照组在 28 天周期中仅接受 LDAC，直到疾病进展或出现明显药物毒性。疗效表现为总生存率的改善，LDAC＋glasdegib 总生存率为 8.3 个月，而单独应用 LDAC 仅为 4.3 个月。风险比（HR）为 0.46（95% 可信区间：0.30, 0.71；$p = 0.0002$）

7. 口服羟基脲，剂量据原始细胞计数和外周血细胞减少程度调整

8. 对症支持治疗

9. 标准治疗后病情达到缓解的患者可选择低强度异基因干细胞移植（RIT）。一项对 749 名 60 岁以上接受 RIT 治疗的患者进行的荟萃分析表明，3 年无复发生存率为 35%

● 急性早幼粒细胞白血病（APML）：

APML 是一种特殊的白血病综合征，其治疗方案及预后与其他白血病截然不同。在不伴高危因素的患者中，当前使用的治疗方案治愈率超过 95%。治疗药物与 t（15;17）突变有关，t（15;17）突变可将 PML 基因易位到视黄酸受体 α（PML-RARa）。不常见的变异是 t（11;17）和 t（5;17）。在使用视黄酸和化疗的治疗研究中，复发的危险因素也逐渐得以明确。白细胞 > $10×10^9$/L 的患者被视为高危患者，白细胞 < $10×10^9$/L 且血小板 > $40×10^9$/L 的患者被视为低危患者，所有其他患者被视为中危患者。在目前的治疗方案中，高危患者需接受某种形式的强化治疗

- 由于出血并发症的发生率高，APML 是一种医学急症：
  1. 所有 APML 患者都有 DIC，其原因是膜联蛋白 Ⅱ（增加纤溶酶的生成，降解纤维蛋白）、弹性蛋白酶（降解纤维蛋白原和纤维蛋白溶解抑制剂）的过度表达以及内皮组织纤溶酶原激活剂释放增加
  2. 5% ～ 17% 的新发 APML 患者因出血而早期死亡，通常为颅内或肺部出血。危险因素包括高白细胞水平、高龄和高肌酐水平
  3. 视黄酸能迅速稳定 APML 的凝血功能；疑似病例应尽早开始应用
  4. 必要时输注冷沉淀（常规应用剂量为 10 单位）将纤维蛋白原水平提高至 150 mg/dl，输注血小板至血小板计数 > $50×10^9$/L
  5. 普通肝素可能通过抑制 DIC 而抑制 APML 出血，但在视黄酸疗法开始应用后很少使用
- APML 的诊断：
  1. 早期诊断对于治疗是必要的
  2. 通过典型的 APML 原始细胞形态学和临床综合征（尤其是伴有低纤维蛋白原的 DIC）诊断足以支持在分子学实验证实之前开始使用视黄酸治疗。立即使用视黄酸治疗可迅速稳定凝血功能，并有助于防止严重出血
  3. PML/RARa 的聚合酶链式反应（PCR）
  4. t（15;17）或其他基因型的 FISH 检验
  5. 流式细胞术表型：HLA-DR 为阴性，CD34、CD13、CD33 和 CD64 通常为阳性
- APML 的治疗：

1. 如前文述，采取稳定凝血功能的紧急措施
2. 白细胞 $\leq 10 \times 10^9/L$（低 / 中危）的患者使用视黄酸和三氧化二砷治疗（"分化疗法"）
3. 高危患者的治疗标准化程度较低，但包括阿糖胞苷、蒽环类药物和吉妥珠单抗奥佐米星强化治疗。最近一项使用砷、视黄酸与吉妥珠单抗奥佐米星联合应用治疗的试验表明，高危患者在治疗 30 天后的 4 年生存率为 100%，这表明预防 APML 早期死亡十分重要
4. 一些 APML 治疗方案中给予 2 年的维持治疗
5. 高危患者接受预防性鞘内化疗以防止中枢神经系统转移
6. 复发疾病的治疗通常包括获得第二次缓解后的自体骨髓移植

- 分化综合征（DS）是视黄酸和三氧化二砷治疗的潜在致死性并发症。它与发热、肺间质浸润、周围组织水肿、胸腔和心包积液以及肾衰竭有关；它通常与分化治疗患者的白细胞升高有关

  1. 疑似分化综合征应使用地塞米松 10 mg/m^2，每 12 h 一次。行细胞减灭疗法（羟基脲、伊达柔比星）并停止使用视黄酸和砷适用于对地塞米松反应不足的患者
  2. 使用地塞米松预防分化综合征，对于白细胞 $> 5 \times 10^9/L$ 或肌酐 > 1.4 mg/dl 的患者，推荐剂量为 2.5 mg/m^2，每 12 h 一次。在一些方案中羟基脲用于将白细胞保持在 $10 \times 10^9/L$ 以下

 重点和注意事项

- 急性髓系白血病或变体的诊断通常（但并非总是）是一种医疗急症，需要一定的专业知识进行快速的临床和实验室评估
- APML 是一种独特的临床疾病，目前的治疗方案治愈率很高，但在诊断时需要加强支持治疗

推荐阅读

Amadori S et al: Gemtuzumab ozogamicin versus best supportive care in older patients with newly diagnosed acute myeloid leukemia unsuitable for intensive chemotherapy: results of the randomized phase III EORTC-GIMEMA AML-19 trial, *J Clin Oncol* 34:972-979, 2016.

Arber DA et al: The 2016 revision to the World Health Organization classification of myeloid neoplasms and acute leukemia, *Blood* 127(20):2391-2405, 2016.

Burnett AK et al: Arsenic trioxide and all-trans retinoic acid treatment for acute promyelocytic leukaemia in all risk groups (AML17): results of a randomised, controlled, phase 3 trial, *Lancet Oncol* 16:1295-1305, 2015.

Doehner H, Weisdorf DJ, Bloomfield CD: Acute myeloid leukemia, *N Engl J Med* 373(12):1136-1152, 2015.

Lo-Coco F et al: Retinoic acid and arsenic trioxide for acute promyelocytic leukemia, *N Engl J Med* 369(2):111-121, 2013.

Papaemmanuil E et al: Genomic classification and prognosis in acute myeloid leukemia, *N Engl J Med* 374:2209-2221, 2016.

Pleyer L et al: Azacitidine for front-line therapy of patients with AML: reproducible efficacy established by direct comparison of international phase 3 trial data with registry data from the Austrian Azacytidine Registry of the AGMT Study Group, *Int J Mol Sci* 18:415, 2017.

Sanz MA, Montesinos P: How we prevent and treat differentiation syndrome in patients with acute promyelocytic leukemia, *Blood* 123(18):2777-2782, 2014.

Stone RM et al: Midostaurin plus chemotherapy for acute myeloid leukemia with a FLT-3 mutation, *N Engl J Med* 377:454-464, 2017.

Strom SS et al: De novo acute myeloid leukemia risk factors: a Texas case-control study, *Cancer* 118:4589-4596, 2012.

Walter MJ et al: Clonal architecture of secondary acute myeloid leukemia, *N Engl J Med* 366:1090-1098, 2012.

Welch JS et al: TP53 and decitabine in acute myeloid leukemia and myelodysplastic syndromes, *N Engl J Med* 375:2023-2036, 2016.

Wetzler M et al: *Haematologica* 99(2):308-313, 2014.

Zuckerman T et al: How I treat hematologic emergencies in adults with acute leukemia, *Blood* 120(10):1993-2002, 2012.

第 10 章　慢性淋巴细胞白血病
Chronic Lymphocytic Leukemia

Adam J. Olszewski

汪梓垚　译　蒲红斌　审校

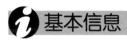 基本信息

定义

慢性淋巴细胞白血病（chronic lymphocytic leukemia，CLL）是一种以成熟的肿瘤 B 细胞增殖和聚集为特征的淋巴增殖性疾病。

同义词

CLL

ICD-10CM 编码

C91.10　B 细胞型慢性淋巴细胞白血病，未缓解
C91.11　B 细胞型慢性淋巴细胞白血病，缓解期
C91.12　B 细胞型慢性淋巴细胞白血病，复发期

流行病学和人口统计学

- 西方国家最常见的白血病类型（美国每年有 20 940 例新发病例和 4510 例死亡病例）。年发病率为 5/100 000，65 岁时增加至 17/100 000。在有 CLL 或其他淋巴系统恶性肿瘤家族史的患者中更常见
- 一般发生在老年患者中：美国诊断时中位年龄为 70 岁
- 男女比例为 2∶1
- CLL 占所有癌症的 1%，占所有血液系统肿瘤的 11%
- 可能先出现单克隆 B 细胞淋巴细胞增多症——一种癌前、无症状疾病，血液中循环的 CLL 样细胞低于 $5000/mm^3$

体格检查和临床表现

- 就诊时大多数患者无症状，许多病例是根据偶然发现的淋巴细胞增多而诊断的
- 症状包括疲乏、反复感染（肺炎、带状疱疹）、淋巴结肿大

- 10% 的患者在就诊时出现 B 症状（发热、体重减轻和夜间盗汗）
- 小的弥漫性淋巴结肿大和脾大是临床上的典型表现，但大多数患者在诊断时没有发现
- 少数 CLL 患者（< 10%）在诊断时或病程中可发生自身免疫性溶血性贫血或免疫性血小板减少
- 以每年 1% 的速率，CLL 可能会经历组织学转变为侵袭性淋巴瘤（Richter 转化），其特征是淋巴结肿块快速生长、LDH 升高和全身症状

病因学

基本未知。遗传缺陷的积累导致了对凋亡的抵抗和自身抗原或未定义微生物对 B 细胞受体的慢性刺激。

Dx 诊断

- CLL 的诊断需要存在 > 5000/mm³ 克隆性 B 细胞，持续 > 3 个月，流式细胞术有特征性免疫表型，对诊断至关重要
- 典型的 CLL 细胞 CD5、CD19、CD23 呈阳性，CD20 呈弱阳性，而 CD10、细胞周期蛋白 D1 和 CD103 则呈阴性。在某些情况下，CLL 特异性染色体改变（染色体 13q、11q、17p 或 12 三体缺失）的分子研究可能会有所帮助
- 表 10-1 描述了 CLL 患者诊断时的评估

表 10-1　慢性淋巴细胞白血病患者诊断时的评估

病史
- B 症状和疲劳评估
- 感染史评估
- 化学品的职业暴露评估
- CLL 和淋巴增殖性疾病家族史
- 预防感染和继发性癌症的干预措施

体格检查
实验室评估
- 全血细胞分类计数
- 淋巴细胞形态学评估
- 生化、LFT 酶、LDH
- 通过流式细胞术评估确认 CLL 的免疫表型

续表

- 血清免疫球蛋白
- 血清 β2M 水平
- del（17p13.1）、del（11q22.3）、del（13q14）、del（6q21）和 12 三体的间期细胞遗传学
- IGHV 突变分析
- 刺激中期染色体组型（如可用）

特定情况下的选定测试
- DAT、结合珠蛋白、网织红细胞计数（如果存在贫血）
- 如果存在不明原因的腹痛或肿大，行 CT 扫描
- 如果存在大淋巴结肿块，行 PET 扫描或活检（或两者）
- 如果存在血细胞减少，行 BM 穿刺和活检
- 如果一级亲属患有 CLL，则进行家庭咨询

疾病宣教
- 水痘带状疱疹的鉴别
- 皮肤癌的识别
- 疾病教育（白血病和淋巴瘤协会）

B 症状，发热、盗汗、体重减轻；BM，骨髓；β2M，β2 微球蛋白；CLL，慢性淋巴细胞白血病；CT，计算机断层成像；DAT，直接抗球蛋白试验；IGHV，免疫球蛋白重链可变区；LDH，乳酸脱氢酶；LFT，肝功能检查；PET，正电子发射断层成像。
From Hoffman R et al：Hematology，basic principles and practice，ed 7，Philadelphia，2018，Elsevier.

鉴别诊断

- 少数急性感染伴淋巴细胞增多（单核细胞增多症、百日咳）
- 涉及血液的其他淋巴增殖性疾病（可通过流式细胞术区分）：滤泡性淋巴瘤、套细胞淋巴瘤、脾边缘区淋巴瘤、前淋巴细胞白血病、成人 T 细胞淋巴瘤 / 白血病、毛细胞白血病（表 10-2）

表 10-2　能够模拟慢性淋巴细胞白血病的疾病

- 滤泡性淋巴瘤
- 套细胞淋巴瘤
- 边缘区淋巴瘤
- 毛细胞白血病
- 急性淋巴细胞白血病
- T 细胞幼淋巴细胞白血病
- 大颗粒自然杀伤细胞或 T 细胞白血病

From Hoffman R et al：Hematology，basic principles and practice，ed 7，Philadelphia，2018，Elsevier.

- 急性淋巴细胞白血病可通过出现淋巴母细胞而非成熟淋巴细胞来鉴别
- 持续性多克隆 B 细胞淋巴细胞增多症：一种影响中年吸烟者（主要是女性）的罕见良性疾病
- 单克隆 B 细胞淋巴细胞增多症（MBL）、CLL 和小淋巴细胞白血病（SLL）之间的差异总结见表 10-3

表 10-3　单克隆 B 细胞淋巴细胞增多症（MBL）、慢性淋巴细胞白血病（CLL）和小淋巴细胞白血病（SLL）的特征

	MBL	CLL	SLL
克隆 B 细胞 $> 5 \times 10^9$/L	否	是	否
淋巴结 > 1.5 cm	否	是 / 否	是
肝脾大	否	是 / 否	是 / 否
贫血	否	是 / 否	是 / 否
血小板减少	否	是 / 否	是 / 否
骨髓受累 ≥ 30%	是 / 否	是	否
预测结局的分子预后因素	否	是	是
感染风险较高	是	是	是
自身免疫问题的风险较高	是	是	是

From Niederhuber JE：Abeloff's clinical oncology，ed 6，Philadelphia，2020，Elsevier.

实验室检查

- 全血细胞计数显示淋巴细胞增多伴成熟淋巴细胞和外周涂片上特征性的"涂抹细胞"（图 10-1）；贫血和血小板减少可能存在于更晚期的病例中

扫二维码看彩图

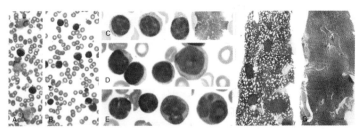

图 10-1　（扫二维码看彩图）慢性淋巴细胞白血病的显微图像。外周血涂片（A ～ E）通常显示成熟淋巴细胞略大于红细胞，具有少量细胞质和涂抹细胞（A）。骨髓活检（F、G）显示细胞过多伴白血病细胞浸润

- 大多数情况下不适合进行骨髓检查，除非难以区分自身免疫性血细胞减少和 CLL 引起的骨髓浸润
- 诊断时可能存在低丙种球蛋白血症和乳酸脱氢酶升高
- 细胞遗传学评价（使用 FISH）对于预后评估和最佳治疗选择至关重要
- 其他预后标志物包括：免疫球蛋白重链可变区（IGHV，同源性大于 98% 的未突变基因提示预后不良）、存在 CD38 或 ZAP-70（也与预后不良相关）。额外的突变分析对于识别预后更差的患者（TP53、NOTCH1、SF3B1 和 BIRC3 基因突变）愈发重要

分期

分期反映了疾病的临床负荷，有助于评估预后和治疗决策。Rai 和 Binet 的历史分期系统仍在临床使用。他们仅使用体格检查和 CBC （即，无扫描）。改良 Rai 系统区分了三个风险组：

- 低风险（单纯淋巴细胞增多症，或 0 期）
- 中等风险（存在淋巴结病、肝大或脾大，既往称为Ⅰ/Ⅱ期）
- 高风险（存在贫血伴血红蛋白＜ 11 g/dl，或血小板减少伴血小板计数＜ 100 000/mm³，以前称为Ⅲ/Ⅳ期）

Binet 系统将 CLL 分为三个阶段：

- A 期：累及＜ 3 个淋巴结（分别计算颈部、腋窝或腹股沟淋巴结、脾和肝）
- B 期：3 个或 3 个以上区域受累
- C 期：存在贫血（血红蛋白＜ 10 g/dl）或血小板减少 （＜ 100 000/mm³），与涉及的区域无关

CLL 的预后可以使用 CLL- 国际预后指数（CLL-IPI）来确定，其中包括 5 个因素：17p/TP53 状态、IGVH 突变状态、血清 β2 微球蛋白、Rai/Binet 分期（0/A vs 其他）和年龄＞ 65 岁。总体 5 年生存率从低风险组的 93% 到极高风险组的 23% 不等（表 10-4）。

影像学检查

影像学检查（CT 或 PET/CT 扫描）对于无症状的患者是不必要的。临床上巨大的内部腺病、Richter 转化或开始化疗前才需要进行检查。

表 10-4　按 CLL- 国际预后指数分层的 CLL 患者在诊断时的预后

高危因素数量	风险组	患者比例	至首次化疗的中位时间	5 年总生存率
0 ～ 1	低	38%	5 ～ 10 年	93%
2 ～ 3	中	34%	4 ～ 5 年	79%
4 ～ 6	高	23%	1 ～ 3 年	63%
7 ～ 10	极高	5%	＜ 1 年	23%

风险因素包括年龄＞ 65 岁（1 分）、Rai I-IV 期或 Binet B-C 期（1 分）、IGVH 未突变（2 分）、β2 微球蛋白＞ 3.5 mg/L（2 分），或缺失 17p/TP53 突变（4 分）。CLL，慢性淋巴细胞白血病。

Ⓡ治疗

- 目前，CLL 尚无标准的治愈性疗法，因此仅对进展性或有症状的疾病（表 10-5）进行治疗，目标是缓解症状和延长生命
- "观察等待"（即无治疗观察）是临床试验以外所有早期、无症状患者的最佳策略，因为早期化疗不会增加生存或生活质量方面的获益
- 使用酪氨酸激酶（BTK）抑制剂伊布替尼治疗或化学免疫治疗是出现疾病相关症状、大范围腺病、淋巴细胞计数快速增加或进行性血细胞减少（自身免疫性血细胞减少症除外，其无需化疗治疗）患者的标准治疗

表 10-5　慢性淋巴细胞白血病的改良适应证

- 2 级或 2 级以上疲劳，限制生活活动
- B 症状持续≥ 2 周
- 淋巴结＞ 10 cm 或淋巴结逐渐增大引起症状
- 脾或肝进行性增大或引起症状
- CLL 相关性贫血（血红蛋白＜ 11 g/dl）
- CLL 或 ITP 相关的血小板减少症（血小板＜ $100×10^{12}$/L），对传统治疗反应不佳
- 与传统治疗无效的 CLL 相关的重度副肿瘤（如昆虫超敏反应、血管炎、肌炎）过程

B 症状，发热、盗汗、体重减轻；CLL，慢性淋巴细胞白血病；ITP，特发性血小板减少性紫癜。

From Hoffman R et al: Hematology，basic principles and practice，ed 7，Philadelphia，2018，Elsevier.

急性期治疗

- 初始化疗的选择取决于患者的年龄、合并症和 CLL 细胞遗传学（图 10-2）
- BTK 抑制剂伊布替尼是各研究背景下最有效的一线治疗策略，无论是对于年轻 / 健康患者人群中的积极免疫化疗或在老年患者人群中的相对保守治疗，伊布替尼疗法都被证明可以提高生存期。其缺点包括缺乏完全缓解和需要长期每日药物治疗。伊布替尼联合维奈托克作为 CLL 的一线治疗在试验中显示了令人印象深刻的结果，几乎所有患者通过联合两种药物达到完全缓解，且没有任何额外的毒性[①]
- 伊布替尼的处方剂量通常为每日 420 mg，与腹泻、高血压风险增加、房颤（10%）和偶尔出血（特别是同时使用抗凝剂时）相关
- 氟达拉滨、环磷酰胺和利妥昔单抗（FCR）化学免疫治疗可

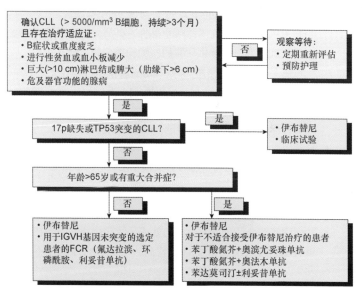

图 10-2 慢性淋巴细胞白血病的初始治疗方法。CLL，慢性淋巴细胞白血病
（Courtesy Adam J. Olszewski，MD）

---

① Jain N et al：Ibrutinib and venetoclax for first-line treatment of CLL，N Engl J Med 380（22）：2095-2103，2019.

使 72% 的患者完全缓解，约 30% 的患者在随访 12 年后仍处于缓解状态。可考虑用于 65 岁以下 IGVH 未突变的健康患者，但与高毒性发生率相关

- 苯达莫司汀和利妥昔单抗化学免疫治疗或苯丁酸氮芥和奥滨尤妥珠单抗化学免疫治疗是老年患者的一种选择，并为大多数患者提供至少部分缓解，中位无进展生存期为 2 ~ 4 年

- 17p 缺失或 TP53 突变的 CLL 对标准化学免疫治疗反应不好，BTK 抑制剂是标准的治疗方法

- 复发性 CLL 常表现为 TP53 基因获得性缺失或突变，也可采用多种挽救方案治疗：
  1. 伊布替尼用于未作为一线治疗的患者
  2. 维奈托克是一种口服 BCL2 抑制剂，可与利妥昔单抗联合使用或单独使用；维奈托克的特点是缓解率高（79%），但具有肿瘤溶解风险，在治疗的前几天需要极其仔细地给药和监测
  3. 艾代拉里斯（Idelalisib），一种口服 PI3K 抑制剂
  4. 抗 CD20 单克隆抗体：阿仑单抗、奥滨尤妥珠单抗、利妥昔单抗，单用或与化疗联用：嘌呤类似物（氟达拉滨、喷司他丁）、烷化剂（苯达莫司汀、环磷酰胺、CHOP 样组合）
  5. 阿仑单抗（抗 CD52 单克隆抗体）
  6. 大剂量甲泼尼龙
  7. 对体积较大的淋巴结或脾进行姑息性放射治疗

- 异基因骨髓移植偶尔用于复发性、难治性或超高细胞遗传学风险疾病的年轻患者，但与移植相关较高死亡率相关

慢性期治疗

全身并发症的治疗：

- 肿瘤溶解综合征可能发生在初始或后续化疗期间，但在 CLL 患者中，即使淋巴细胞计数较高，不进行化疗也极不可能发生

- CLL 患者患实体瘤的风险增加，应坚持与年龄相适应的筛查方式；皮肤癌，包括尤其常见的黑色素瘤

- 低丙种球蛋白血症在 CLL 中很常见，可能引起反复感染，特别是肺炎。补充免疫球蛋白（250 mg/kg 静脉注射，每 4 周一次）可预防感染，但对 CLL 病程无影响

- 化学免疫治疗后的患者存在机会性感染的风险，并通常最终死于机会性感染。在一些化学免疫治疗方案期间和之后使用带状疱疹和耶氏肺孢子虫预防
- 新型靶向药物与长期治疗期间的特定不良反应相关。伊布替尼可能引起房颤、慢性腹泻和出血，必须在手术前停服。艾代拉里斯可能引起重度肝炎和肺炎。维奈托克可引起肿瘤溶解综合征和中性粒细胞减少
- 自身免疫性溶血性贫血、血小板减少症和中性粒细胞减少症（罕见）可采用类固醇、免疫球蛋白或免疫抑制治疗，无需细胞毒性化疗
- CLL 是活疫苗（水痘–带状疱疹、腮腺炎/麻疹/风疹、黄热病、鼻内流感）接种的禁忌证

处置

大多数患者在经过多种治疗后，死于难治性疾病治疗的感染性并发症。侵袭性淋巴瘤的组织学转变也与高死亡率有关。姑息性治疗应该提供给那些已经从积极治疗中获益的患者，以避免徒劳的治疗和严重并发症。

推荐阅读

Hallek M et al: Chronic lymphocytic leukaemia, *Lancet* 391:1524-1537, 2018.
International CLL-IPI Working group: an international prognostic index for patients with chronic lymphocytic leukaemia (CLL-II): a meta-analysis of individual patient data, *Lancet Oncol* 17:779-790, 2016.
Seymour JF et al: Venetoclax-Rituximab in relapsed or refractory chronic lymphocytic leukemia, *N Engl J Med* 378:1107-1120, 2018.
Thompson PA et al: Fludarabine, cyclophosphamide, and rituximab treatment achicves long-term disease-free survival in IGHV-mutated chronic lymphocytic leukemia, *Blood* 127:303-309, 2016.
Woyach JA et al: Ibrutinib regimens versus chemoimmunotherapy in older patients with untreated CLL, *N Engl J Med* 379:2517-2528, 2018.

第11章　慢性髓系白血病
Chronic Myeloid Leukemia

Ritesh Rathore

汪梓垚　译　秦然　审校

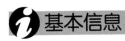 基本信息

定义

慢性髓系白血病（chronic myeloid leukemia，CML）是一种以费城染色体为特征的恶性克隆干细胞疾病，费城染色体是一种获得性细胞遗传学异常，由 9 号和 22 号染色体上 ABL 和 BCR 基因长臂相互易位引起。由此产生的 BCR：ABL 融合癌基因与异常髓系增殖的发生和未成熟粒细胞的聚集有关。初始慢性期（CP-CML）的标志是持续数月至数年的骨髓增生，随后演变为晚期（AP-CML），其特征为对治疗反应不佳和血细胞减少恶化；最后，该期演变为终末急变期（BP-CML），导致急性白血病（70% 为髓系，约 30% 为淋巴亚型）。CML 加速期和急变期的标准见表 11-1。

表 11-1　慢性髓系白血病加速期和急变期标准

标准	MD 安德森癌症中心[a]	国际骨髓移植登记处	世界卫生组织
加速期			
原始细胞占比（%）	15 ～ 29	10 ～ 29	10 ～ 19
原始细胞＋早幼粒细胞占比（%）	≥ 30	≥ 20	NA
嗜碱性粒细胞占比（%）	≥ 20	≥ 20%（嗜碱性粒细胞＋嗜酸性粒细胞）	≥ 20
血小板（×10^9/L）	< 100	无反应↑，持续↓	< 100 或 > 1000 无反应
细胞遗传学	CE	CE	诊断时未进行 CE 检查

续表

标准	MD 安德森癌症中心[a]	国际骨髓移植登记处	世界卫生组织
WBC	NA	难以控制，或加倍＜ 5 天内	NA
贫血	NA	无反应	NA
脾大	NA	增加	NA
其他		绿色瘤，骨髓纤维化	巨核细胞增多，纤维化

急变期

原始细胞≥ 30%；或髓外原始细胞疾病，世界卫生组织分类除外，其要求≥ 20%

[a] 这些标准也用于所有 IFN-α 和酪氨酸激酶抑制剂研究。

CE，克隆演变；NA，不适用；WBC，白细胞。

From Niederhuber JE：Abeloff's clinical oncology，ed 6，Philadelphia，2020，Elsevier.

同义词

慢性粒细胞白血病

慢性髓细胞性白血病

ICD-10CM 编码

C92.10　慢性髓系白血病，BCR/ABL 阳性，未缓解

C92.11　慢性髓系白血病，BCR/ABL 阳性，缓解期

C92.12　慢性髓系白血病，BCR/ABL 阳性，复发期

流行病学和人口统计学

- CML 通常发生在 50 岁左右，占成人白血病的 15% ～ 20%
- 年发病率为（1 ～ 1.5）/10 万
- 2019 年，美国估计有近 8990 例新发病例和超过 1140 例死亡病例

体格检查和临床表现

- 高达 50% 的患者无症状，诊断基于血细胞计数异常
- 在慢性期，主要症状包括乏力、体重减轻、早饱和左腹痛，体格检查可发现脾大。偶尔白细胞增多和严重的血小板增多可导致高黏滞血症相关症状
- 加速期患者通常有发热、出汗、体重减轻、腹痛和进行性脾大等症状

- 此外，急变期患者还可能出现骨痛；还存在贫血、感染性并发症和出血症状

病因学

CML 的病因尚不清楚，辐射暴露与其发生有关。

Dx 诊断

鉴别诊断

- 脾淋巴瘤
- 原发性骨髓纤维化
- 慢性中性粒细胞白血病
- 原发性血小板增多症

实验室检查

- CBC 显示髓系细胞左移，存在前体多形核细胞、嗜碱性粒细胞和嗜酸性粒细胞；可伴有血小板增多和贫血
- 骨髓活检提示细胞过多伴粒细胞增生，髓系细胞与红系细胞比值增高，巨核细胞增多（图 11-1）

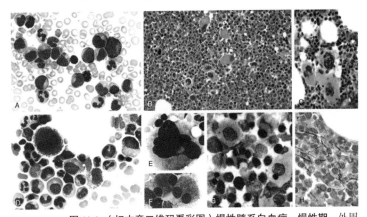

扫本章二维码看彩图

图 11-1 （扫本章二维码看彩图）慢性髓系白血病，慢性期。外周涂片（A）显示由所有阶段的粒细胞增殖引起的显著白细胞增多，尤其是中幼粒细胞增加和绝对嗜碱性粒细胞增多。骨髓核心活检（B），显示粒细胞增殖和小的低分叶核巨核细胞增多引起的骨髓细胞明显增多。与慢性髓系白血病（CML）以外的骨髓增殖性疾病的大巨核细胞（C）进行比较。骨髓穿刺（D）显示粒细胞增殖和小"矮"巨核细胞，是与大巨核细胞（E）和小巨核细胞相比（F）骨髓增生异常综合征（MDS）的典型特征。网硬蛋白染色可见伪戈谢细胞（G）和轻度纤维化（H）（From Hoffman R et al：Hematology：basic principles and practice，ed 7，Philadelphia，2018，Churchill Livingstone.）

- 骨髓细胞遗传学显示＞95% 的患者出现 9：22 易位（费城染色体）（图 11-2）
- 白细胞碱性磷酸酶显著降低（与其他骨髓增殖性疾病不同）
- *BCR-ABL* 融合转录本可以使用外周血或骨髓使用定量 RT-PCR 技术测量；每隔 3 个月进行一次连续外周血转录水平监测，以确定分子学缓解状态

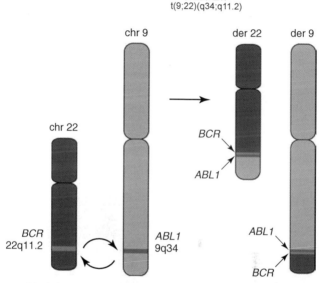

费城染色体
t(9;22)(q34;q11.2)

图 11-2 （扫本章二维码看彩图）费城染色体，der（22q），是由 9 号染色体上 q34 带的部分 *ABL1* 基因相互易位至 22 号染色体上 q11.2 带的 *BCR* 基因区域所致。反过来，一部分 *BCR* 易位到 9 号染色体的 *ABL1* 区域。在 5% ～ 10% 的慢性髓系白血病患者中，隐匿性或复杂重排导致 BCR-ABL1 融合基因，即使在细胞遗传学上未检测到费城染色体（From Jaffe ES et al：Hematopathology，Philadelphia，2011，WB Saunders.）

风险分层

- 使用 Sokal 或 Hasford 标准，慢性期 CML 患者可分为低危、中危或高危；最近，EUTOS 评分已被验证用于将患者分为低危或高危类别的有效工具
- 发生继发性突变的患者对二线或三线治疗的反应各不相同；*T315I* 突变通常与耐药性相关，并接受异基因干细胞移植（SCT）治疗

影像学检查

可进行腹部超声或 CT 扫描。

Rx 治疗

应根据疾病分期使用可能治愈 CML 或延长生存期的治疗。

- 慢性期：治疗方法包括使用第一代（伊马替尼）或第二代（达沙替尼、尼洛替尼或博舒替尼）口服酪氨酸激酶抑制剂（TKI）。甲磺酸伊马替尼是一种 2- 苯基氨基嘧啶衍生物，与 Abl 激酶结构域的经典三磷酸腺苷（ATP）结合位点结合。阻断底物蛋白上酪氨酸残基的磷酸化。阻断 ATP 结合可使 Abl 激酶失活，因为它不能将磷酸盐转移到其底物。抑制磷酸化可阻止引起 CML 的信号转导通路的激活（图 11-3）。伊马替尼可抑制多种酪氨酸激酶，包括 p210$^{BCR-ABL1}$、p190$^{BCR-ABL1}$、v-ABL1、c-ABL1、c-Kit 和血小板衍生生长因子受体（PDGFR）。选择特定 TKI 的决定基于患者合并症、年龄和通常的处方限制。

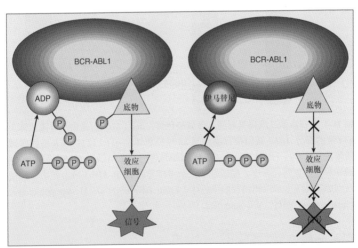

图 11-3 　与正常 ABL1 产物的严格调节的酪氨酸激酶活性相比，BCR-ABL1 癌蛋白具有组成性酪氨酸激酶活性。BCR-ABL1 激酶激活多种底物和结合伴侣，导致下游信号通路激活。这导致慢性髓系白血病（CML）细胞增殖增加和凋亡减少。通过与 ABL1 激酶结构域结合，伊马替尼可阻止 BCR-ABL1 的磷酸化，从而中断 CML 通路的活化。ADP，二磷酸腺苷；ATP，三磷酸腺苷（From iederhuber JE: Abeloff's clinical oncology, ed 6, Philadelphia, 2020, Elsevier.）

大多数患者获得血液学和细胞遗传学缓解；在 25% ～ 60% 的病例中观察到分子学缓解。失去初始应答、发生继发性突变或对治疗不耐受的患者可使用更新的第三代 TKIs（博舒替尼、泊那替尼）。Omacetaxine 是一种蛋白质合成抑制剂，对既往接受过 TKI 治疗的患者也有效。获批适应证总结见表 11-2。CML 的建议治疗流程见图 11-4

表 11-2　慢性髓系白血病的获批适应证

	一线	挽救治疗	加速期	急变期
伊马替尼	400 mg QD 每日 340 mg/m²	400 mg QD （IFN 失败）	600 mg QD （IFN 失败）	600 mg QD （IFN 失败）
达沙替尼	100 mg QD	100 mg QD A	140 mg QD A	140 mg QD A
尼洛替尼	300 mg BID	400 mg BID A	400 mg BID A	—
博舒替尼	—	500 mg QD B	500 mg QD B	500 mg QD B
泊那替尼	—	45 mg QD B	45 mg QD B	45 mg QD B
Omacetaxine	—	1.25 mg/m² SC×14 天， 每 28 天一 次（诱导）， 然后 ×7 天， 每 28 天一次 C	1.25 mg/m² SC×14 天， 每 28 天一 次（诱导）， 然后 ×7 天， 每 28 天一次 C	—

A，对既往治疗（包括伊马替尼）耐药或不耐受；B，对既往酪氨酸激酶抑制剂（TKIs）耐药或不耐受；BID，每日 2 次；C，对既往两种 TKIs 耐药或不耐受；IFN，干扰素；QD，每日 1 次；SC，皮下。

From Niederhuber JE：Abeloff's clinical oncology，ed 6，Philadelphia，2020，Elsevier.

- 第二代 TKIs（达沙替尼、尼洛替尼或博舒替尼）是 Sokal 或 Hasford 评分为中危或高危的患者的首选药物，尤其是年轻女性，其治疗目标是获得深度和快速的分子学缓解，并最终停止 TKIs 治疗以达到生育目的
- 在慢性期 CML 治疗期间，通过使用系列 RT-PCR 测量外周血

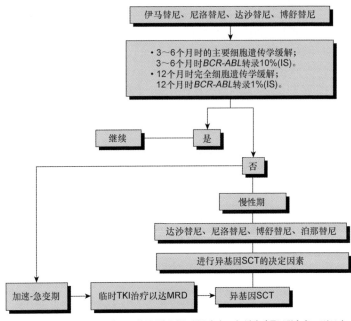

- 挽救治疗(TKI)的选择取决于一线 TKI 和 BCR-ABL 突变。如果发生 T315I 突变，则只有泊那替尼有效；如果无法获得 T315I 突变情况，则使用羟基脲或化疗，并进行异基因干细胞移植(SCT)
- 在 CML 挽救治疗中，考虑：
  ——如果加速-急变期复发，使用 TKIs 作为达到微量残留病(MRD)的临时措施，并进行异基因 SCT
  ——如果慢性期复发，根据突变选择 TKIs。是否选择无限期继续使用 TKIs 取决于是否存在克隆进化、不利的突变和对 TKIs 的反应
  ——老年（> 65 岁）和供体配型不佳的患者可决定继续使用 TKIs 联合羟基脲或其他化疗获得数年良好生活质量，而不是选择异基因 SCT

图 11-4 慢性髓系白血病（CML）的建议治疗流程。TKI，酪氨酸激酶抑制剂（From Niederhuber JE：Abeloff's clinical oncology，ed 6，Philadelphia，2020，Elsevier.）

BCR-ABL 转录本，每 3 ~ 6 个月监测一次疗效

- 加速期：患者最初接受第二代 TKIs 治疗，但最终需要异基因 SCT

- 急变期：根据急性白血病的发展类型，患者首先接受常规诱导化疗，然后接受异基因 SCT 治疗

- 有症状的高白细胞血症用白细胞分离术和羟基脲治疗；白血病细胞快速溶解后应开始使用别嘌呤醇预防尿酸盐肾病

处置

- 缓解定义和监测总结见表 11-3
- 接受当前 TKIs 治疗的慢性期 CML 患者的中位生存期估计持续 25＋年
- 加速期和急变期 CML 患者的中位生存期分别为 5 年和 7 ～ 11 个月
- 在达到完全分子学缓解的慢性期 CML 患者中，停止口服 TKI 治疗与高达一半病例的分子学复发相关；因此，终身服用是首选治疗方案

表 11-3 缓解定义和监测

血液学缓解	细胞遗传学缓解	分子学缓解
完全缓解：血小板计数 $< 450 \times 10^9/L$；WBC 计数 $< 10 \times 10^9/L$；血细胞分类无未成熟粒细胞且嗜碱性粒细胞低于 5%；脾未触及	完全缓解：Ph^+0 主要缓解：$Ph^+1\% \sim 35\%$ 次要缓解：$Ph^+36\% \sim 65\%$ 最低缓解：$Ph^+66\% \sim 95\%$ 未缓解：$Ph^+ < 95\%$	完全缓解：*BCR-ABL* 转录本不可定量且不可检测 [a] 主要缓解：$\leqslant 0.10\%$

[a] 通过所用聚合酶链式反应的敏感性限度进行确认。
根据测量分子学缓解的拟定国际量表，*BCR-ABL* 与控制基因的比值，采用 IRIS 试验中确定的标准化"基线"代表 100% 的国际量表，相对于标准化基线下降 3 个对数（主要分子学缓解）固定为 0.10%。
ABL，Abelson 白血病病毒；BCR，裂点簇区；Ph^+，费城染色体阳性；WBC，白细胞。
From Hoffman R et al: Hematology: basic principles and practice, ed 7, Philadelphia, 2018, Elsevier.

转诊

转诊至血液科医生。

 重点和注意事项

- 慢性期 CML 患者应在诊断时进行风险分层，以预先明确预后；12 个月时达到完全细胞遗传学缓解或主要分子学缓解的患者远期预后更好
- 每 3 ～ 6 个月用 RT-PCR 定期监测外周血 *BCR: ABL* 转录本的水平，以监测疾病进展
- 对于对标准 TKI 治疗产生耐药性的晚期 CML 患者和慢性期 CML 患者，异基因干细胞移植是一种有用的方式

推荐阅读

Apperley JF: Chronic myeloid leukaemia, *Lancet* 385:1447-1459, 2015.

Cortes J, Kantarjian H: How I treat newly diagnosed chronic phase CML, *Blood* 120(7):1390-1397, 2012.

Cortes JE et al: Bosutinib versus imatinib for newly diagnosed chronic myeloid leukemia: results from the randomized BFORE trial, *J Clin Oncol* 36(3):231-237, 2018.

Craddock CF et al: We do still transplant CML, don't we? *Hematology Am Soc Hematol Educ Program* 2018(1):177-184, 2018.

Hochhaus A et al: Long-term outcomes of imatinib treatment for chronic myeloid leukemia, *N Engl J Med* 376:917-927, 2017.

Hughes TP et al: Asciminib in chronic myeloid leukemia after ABL kinase inhibitor failure, N Engl J Med 381 (24):2315-2326, 2019.

Siegel RL et al: Cancer statistics, *CA Cancer J Clin* 69(1):7-34, 2019.

Thompson PA et al: Diagnosis and treatment of chronic myeloid leukemia in 2015, *Mayo Clin Proc* 90(10):1440-1454, 2015.

第 12 章　毛细胞白血病
Hairy Cell Leukemia

Adam J. Olszewski

阙一帆　译　蒲红斌　审校

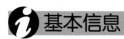 基本信息

定义

毛细胞白血病（hairy cell leukemia, HCL）是一种淋巴细胞肿瘤，以脾和骨髓的弥漫性浸润为特征，表现为成熟的小 B 细胞，胞质中有大量的毛状突起。

同义词

HCL

白血病性网状内皮组织增殖

ICD-10CM 编码
C91.40　毛细胞白血病，未缓解
C91.41　毛细胞白血病，缓解期
C91.42　毛细胞白血病，复发期

流行病学和人口统计学

- 罕见病，年发病率为 3/100 万，在美国每年约有 900 例新发病例
- 发病主要人群为白人男性（男女比例为 4∶1），发病中位年龄为 55 岁
- 约占所有成人白血病的 2%
- 危险因素并不确切，但有研究指出橙剂、工业和农业化学品暴露与发病有关

体格检查和临床表现

- 大多数患者表现为乏力、虚弱、感染或易瘀伤
- 查体可发现苍白、瘀斑
- 周围淋巴结肿大并不常见

- 由 HCL 浸润引起的脾大是疾病的突出表现，存在于 90% 以上的患者（图 12-1）；58% 的患者可表现为肝大（表 12-1）
- 很少发生自身免疫性并发症（血管炎、溶血性贫血）、髓外浸润或自发性脾破裂

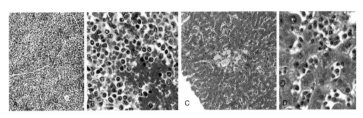

扫本章二维码看彩图

图 12-1 （扫本章二维码看彩图）毛细胞白血病患者肝脾的组织病理结果。脾（**A**、**B**）示红髓大量弥漫性浸润和白髓耗竭。浸润与出血有关，出血导致红细胞"湖"现象（**B**，右下）。肝（**C**、**D**）经常受累，多呈窦性浸润（From Hoffman R et al：Hematology：basic principles and practice，ed 7，Philadelphia，2018，Churchill Livingstone.）

表 12-1 毛细胞白血病的主要诊断特征

检查	特征
毛细胞形态	卵圆形或锯齿状的细胞核和淡蓝色细胞质 核仁消失或不明显 细胞表面有"皱褶"突起
骨髓活检	弥漫性或间质性骨髓浸润，不伴离散结节状聚集体 煎蛋样或纺锤样透明细胞 网状蛋白纤维化
流式细胞术	克隆 B 细胞，表达 CD11c、CD20、CD25、CD103、CD200，不表达 CD5、CD10 和 CD23
免疫组织化学	细胞周期蛋白 D1、DBA.44、抗酒石酸酸性磷酸酶（TRAP）和膜联蛋白 -A1 阳性
分子学	*BRAF* V600E 突变

Adapted from Jaffe ES et al：Hematopathology，Philadelphia，2011，WB Saunders.

病因学

- HCL 是一种病因不明的成熟 B 细胞恶性肿瘤
- BRAF V600E 基因突变是 HCL 的一个分子标志，几乎存在于所有 HCL 患者中，而在其他 B 细胞淋巴瘤中缺失

诊断

诊断 HCL 需要在血液、骨髓和（或）脾中证实具有特征性免疫表型和形态学的恶性 B 细胞。表 12-1 描述了 HCL 的主要诊断特征。

鉴别诊断

- 其他累及脾和骨髓的淋巴瘤：脾边缘区淋巴瘤、滤泡性淋巴瘤或套细胞淋巴瘤、CLL，以及罕见的 HCL 变异型和脾弥漫性红髓小 B 细胞淋巴瘤。利用这些疾病的特征性形态学和免疫表型发现，有助于区分 HCL 和这些疾病（表 12-2）
- HCL 变异型是一种明显的实体瘤，其特征是预后差，对嘌呤类似化疗反应差，*BRAF* 缺失，CD25 和 CD123 缺失，*VH4-34* 免疫球蛋白重排表达，淋巴细胞增多
- 骨髓纤维化和骨髓衰竭综合征，包括再生障碍性贫血
- 其他可导致脾大和全血细胞减少的疾病，包括肝硬化和 1 型戈谢病

表 12-2　毛细胞白血病和其他惰性淋巴细胞肿瘤的免疫表型

疾病	sIg	CD5	CD10	CD11c	CD20	CD22	CD23	CD25	CD103
HCL	+/−	−/+	−	++	+	+	−/+	+	++
CLL	+/−	++	−	−/+	+/−	−/+	++	−/+	−
B-PLL	++	+	−	−/+	+/−	+	+/−	−	−
HCLv	+/−	−	−	++	+	+	−	−	−/+
MCL	+	++	−	−	+	+	−/+	−	−
SMZL	+	−/+	−/+	+	+	+/−	−/+	−	−
FL	+	−	+	−	++	+	−/+	−	−

B-PLL，幼 B 淋巴细胞白血病；CLL，慢性淋巴细胞白血病；FL，滤泡性淋巴瘤；HCL，毛细胞白血病；HCLv，毛细胞白血病变异型；MCL，套细胞淋巴瘤；sIg，表面免疫球蛋白；SMZL，脾边缘区淋巴瘤。

From Hoffman R et al: Hematology, basic principles and practice, ed 7, Philadelphia, 2018, Elsevier.

评估（表 12-3）

病史和体格检查，注意肝脾。

表 12-3 疑似毛细胞白血病患者需考虑行以下检查

- 既往史和体格检查
- 全血细胞分类计数
- 外周血涂片
- 血生化
- 骨髓穿刺和免疫组织化学染色
- 外周血和骨髓流式细胞术免疫分型
- ？血清可溶性标志物，如 CD25 和 CD22
- ？ CD4/CD8 淋巴细胞亚群免疫状态分析
- 影像学检查，发热时需排除感染

From Hoffman R，et al：Hematology，basic principles and practice，ed 7，Philadelphia，2018，Elsevier.

实验室检查和影像学检查（表 12-4）

- 全血细胞计数显示全血细胞减少；贫血程度从轻微到严重不等；严重的单核细胞减少是其特征性表现

表 12-4 毛细胞白血病的临床和实验室表现

表现	伴此表现的患者占比（%）	说明
脾大	86	25% 患者伴巨脾
肝大	73	就诊时若行活检，肝几乎总是受累
淋巴结肿大	13	多发生在腹部和腹膜后；周围淋巴结肿大不常见
贫血（血红蛋白 ≤ 12.0 g/dl）	77	
中性粒细胞减少（1500×10^9/L）	79	
单核细胞减少（500×10^9/L）	98	90% 的患者有严重的单核细胞减少（150×10^9/L）
血小板减少（100×10^{12}/L）	73	
外周血涂片发现毛细胞	85	数量通常很少；需要有经验的医师仔细观察

From Jaffe ES：Hematopathology，Philadelphia，2011，WB Saunders.

- 外周血涂片检测毛细胞（图 12-2），毛细胞可占外周血细胞总数的 5% ～ 80%
- 外周血或骨髓流式细胞术有利于排除其他淋巴增殖性疾病，如 HCL 变异型
- 骨髓活检对于诊断是必要的（图 12-3）。因网状蛋白纤维化导致骨髓"干抽"，骨髓穿刺可行性低
- 肾功能、肝功能、乳酸脱氢酶及乙型肝炎检查

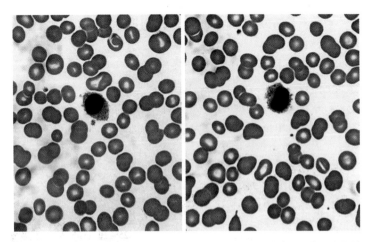

图 12-2 （扫本章二维码看彩图）毛细胞白血病的外周血涂片。注意细胞核周围有细胞质毛状突起的淋巴细胞（Courtesy Adam J. Olszewski，M.D.）

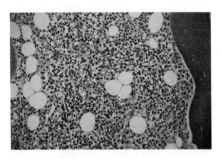

图 12-3 （扫本章二维码看彩图）一例毛细胞白血病患者的骨髓环钻活检切片。骨髓中毛细胞弥漫性浸润，毛细胞核间距大，间隔以苍白淡染嗜酸性细胞质。毛细胞间存在大量外渗红细胞（苏木精–伊红染色，630×）（From Hoffman R et al：Hematology：basic principles and practice，ed 7，Philadelphia，2018，Churchill Livingstone.）

- 免疫组织化学可以检测到 BRAF V600E 突变，建议对突变进行分子学检测
- 影像学检查不是必要的，但也可通过 CT 来评估脾和淋巴结肿大

Rx 治疗

非药物治疗

- 偶然诊断为 HCL 的无症状患者（10%）可以不治疗，随访观察
- 开始化疗前，生育咨询是很重要的

急性期治疗

- 单疗程化疗是 HCL 的典型治疗，可使高达 90% 的患者获得持久（中位 8 年）的完全缓解。血细胞计数通常在治疗后 2～4 个月恢复正常
- 化疗药物是嘌呤类似物：克拉立滨（2- 氯 -2- 脱氧腺苷）或喷司他丁（2- 脱氧助间霉素，DCF）
- 克拉立滨可静脉输注或皮下注射给药 [0.10 mg/（kg·d）～ 0.14 mg/（kg·d）应用 5～7 天，或每周一次连用 6 周]。克拉立滨毒性很小，可能引起的并发症有中性粒细胞减少伴感染（20%）和死于脓毒症（2%）。部分缓解的患者需在 6 个月后接受第二次化疗
- 免疫抑制化疗期间可预防使用抗感染药物（肺炎支原体肺炎、带状疱疹）；粒细胞集落刺激因子不能降低化疗后发热或住院的风险
- 克拉立滨治疗后仍有微量残留病的患者可接受利妥昔单抗治疗
- HCL 的治疗流程见图 12-4

慢性期治疗

- 患者需要长期随访和实验室指标监测，约 40% 患者初始治疗后会复发
- 复发性或难治性 HCL 可重复使用嘌呤类似物、利妥昔单抗、重组抗 CD22 免疫毒素 Moxetumomab Pasudotox、*BRAF* V600E 抑制剂（唯罗非尼或达拉非尼）、干扰素 α、伊布替尼

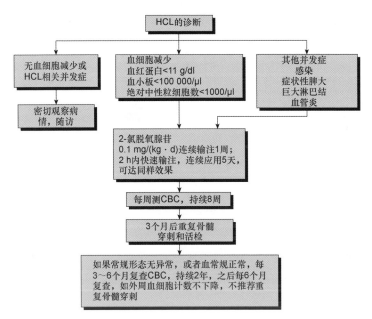

图 12-4　毛细胞白血病治疗流程。 CBC，全血细胞计数；HCL，毛细胞白血病（From Niederhuber JE：Abeloff's clinical oncology，ed 6，Philadelphia，2020，Elsevier.）

（口服布鲁顿酪氨酸激酶选择性抑制剂）或其他化疗药物
- 提高生存率的方法有：严格遵守成人疫苗接种计划（活疫苗除外）和继发肿瘤监测（淋巴瘤、皮肤癌和一些实体瘤）

处置
HCL 患者预后良好，大多数患者可长期存活。

转诊
所有患者都必须转诊至血液科。

　重点和注意事项

专家点评
毛细胞白血病易被漏诊，常在为确诊疾病进行脾活检后被病理科医生发现。

推荐阅读

Grever MR et al: Consensus guidelines for the diagnosis and management of patients with classic hairy cell leukemia, *Blood* 129:553-560, 2017.

Kreitman RJ et al: Moxetumomab pasudotox in relapsed/refractory hairy cell leukemia, *Leukemia* 32:1768-1777, 2018.

第 13 章　血小板增多症
Thrombocytosis

Robert Matera，John L. Reagan

陈国鹏　译　秦然　审校

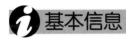 基本信息

定义

　　血小板增多症的定义是外周血血小板计数升高（> 450 000/ml）。它是由血小板过度产生（反应性血小板增多症）或巨核细胞克隆性增殖（克隆性血小板增多症）引起的。反应性血小板增多症是由各种刺激（如创伤或炎症）诱导的细胞因子过度产生引起的。克隆性血小板增多症被定义为慢性骨髓增殖性肿瘤（MPNs），包含特征明显的四个亚型：慢性粒细胞白血病（CML）、真性红细胞增多症（PV）、原发性骨髓纤维化（PMF）和原发性血小板增多症（ET）。血小板计数可出现假性升高（见"鉴别诊断"）。极度血小板增多症定义为血小板计数> 1 000 000/ml。

同义词

　　血小板增多

　　原发性血小板增多症

　　ET

ICD–10CM 编码

D47.3　原发性（失血性）血小板增多症

D75.89　其他指明的血液和造血器官疾病

D75.9　血液和造血器官疾病，未指明

D77　其他类别疾病中的其他血液和造血器官疾病

流行病学和人口统计学

　　反应性血小板增多症比克隆性血小板增多症发病率高（分别为70% 和 22%）。

原发性血小板增多症流行病学：

年发病率：（1.2 ～ 3.0）/100 000

患病率： 约 24/100 000

好发性别和年龄： 诊断时的中位年龄为 58 岁。男女比例为 2∶1

体格检查和临床表现

- 高血小板计数可能与血管收缩症状有关，如头痛、视觉障碍、头晕、非典型胸痛、肢端感觉障碍和红斑性肢痛症
- 可能会发生血栓和出血并发症
- 与反应性血小板增多症相比，克隆性血小板增多症更容易发生相关症状和并发症
- 血小板计数大幅度升高并不代表克隆性血小板增多症的可能性更大，并且与血栓风险通常无相关性
- 脾大常见于 MPN
- 白细胞增多和红细胞增多常见于 CML 和 PV
- 从 ET 到 PV、PMF 和急性髓系白血病（AML）的疾病转化并不常见。ET 患者 20 年白血病转化率约为 5%

病因学

- 原发性血小板增多症是一种骨髓增殖性肿瘤，是一种多能造血祖细胞的克隆性疾病
- JAK2-STAT 通路异常（包括 *JAK2*、*CALR* 和 *MPL* 基因突变）可能在 MPN 的发病机制中起作用

Dx 诊断

鉴别诊断

- 假性血小板增多症：
  1. 混合冷球蛋白血症——沉淀冷球蛋白颗粒被实验仪器计为血小板；通常在低温下发生
  2. 循环中的细胞碎片被误认为是血小板，主要见于白血病、淋巴瘤、严重溶血或烧伤患者
- 反应性血小板增多症：
  1. 良性血液系统疾病

2. 急性出血、缺铁性贫血、溶血性贫血

3. 慢性感染，如结核

4. 急性和慢性炎症性疾病

5. 风湿性疾病

6. 炎症性肠病

7. 腹腔疾病

8. 功能性和外科性无脾

9. 软组织挫伤

10. 外伤，热烧伤

11. 心肌梗死

12. 急性胰腺炎

13. 近期手术

14. 肾衰竭，肾病综合征

15. 运动

16. 长春新碱、肾上腺素等药物

- 克隆性血小板增多症：

1. CML

2. PV

3. PMF

4. 骨髓增生异常综合征（5q 综合征）

5. 伴有 inv（3），t（3;3）的 AML

6. 原发性血小板增多症（框 13-1）

评估

- 综合病史和体格检查以排除反应性血小板增多症的其他常见原因：病史和体格检查提示急性失血、缺铁、急性或慢性感染 / 炎症、药物使用、贫血、恶性肿瘤和创伤应予以评估。图 13-1 描述了血小板增多症的诊断流程。确诊 ET 需要两个不同时间下（相隔大于 4 周）血小板计数 > 450×10^3/ml，且未查见费城染色体，并排除血小板增多症的继发性原因

- 复查外周血涂片并行骨髓活检检查（图 13-2 和图 13-3），以排除假性血小板增多症

框 13-1　WHO 原发性血小板增多症诊断标准

诊断要求满足以下所有条件：

- 血小板计数持续升高 ≥ 450×10⁹/L*
- 骨髓活检标本主要表现为巨核细胞系的增殖，成熟巨核细胞增多；中性粒细胞和红细胞生成无明显增加或核左移
- 未能达到 WHO 关于真性红细胞增多症†、原发性骨髓纤维化‡、BCR-ABL1 阳性的慢性髓细胞性白血病§、骨髓增生异常综合征或其他髓系肿瘤¶的标准
- 显示 *JAK2 V617F* 或其他克隆标志；或 *JAK2 V617F* 阴性，但缺乏反应性血小板增多的证据¶

WHO，世界卫生组织。

* 在诊断过程中持续升高状态。

† 若出现血清铁蛋白降低，需证实补铁治疗不能将血红蛋白水平增加至真性红细胞增多症范围。真性红细胞增多症的排除基于血红蛋白和红细胞压积水平；不需要测量红细胞总量。

‡ 需要无相关的网织蛋白纤维化、胶原纤维化、外周血幼白成红细胞增多症，或明显的高细胞骨髓，伴有原发性骨髓纤维化典型的巨核细胞形态——小到大的巨核细胞，核质比异常，细胞核呈深染状、球状或不规则折叠且密集聚集。

§ BCR-ABL1 阴性。

¶ 无红细胞生成障碍和粒细胞生成障碍表现。

¶ 反应性血小板增多症的病因包括缺铁、脾切除术、手术、感染、炎症、结缔组织病、转移癌和淋巴增殖性疾病。

From Swerdlow SH et al（eds）：WHO classification of tumours of haematopoietic and lymphoid tissues，Lyon，France，2008，IARC Press.

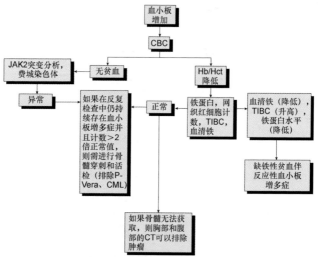

图 13-1　血小板增多症的诊断流程。CBC，全血细胞计数；CML，慢性粒细胞白血病；CT，计算机断层成像；Fe，铁；Hb/Hct，血红蛋白/红细胞压积；P-Vera，真性红细胞增多症；TIBC，总铁结合力（From Hoffman R et al：Hematology：basic principles and practice，ed 7，Philadelphia，2018，Churchill Livingstone.）

扫本章二维
码看彩图

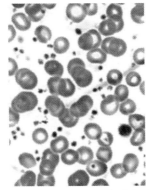

图 13-2 （扫本章二维码看彩图）原发性血小板增多症（ET）：外周血涂片。 ET 的外周血涂片显示血小板明显增多，且大小不均（From Hoffman R et al：Hematology：basic principles and practice，ed 7，Philadelphia，2018，Churchill Livingstone.）

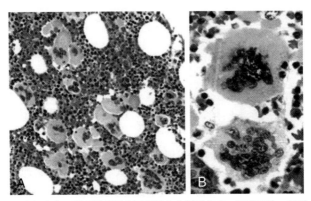

图 13-3 （扫本章二维码看彩图）原发性血小板增多症：骨髓活检。 骨髓（A）呈高细胞象，其中可见大巨核细胞和巨大巨核细胞分散在其他造血组织中。大巨核细胞（B）趋向于广泛分叶（From Hoffman R et al：Hematology：basic principles and practice，ed 7，Philadelphia，2018，Churchill Livingstone.）

实验室检查

- 外周血涂片进行全血细胞计数（CBC）：无脾患者存在豪 - 乔小体和靶细胞。PMF 患者存在有核红细胞、泪滴红细胞和白细胞前体
- 血清铁蛋白水平：低铁蛋白水平提示缺铁
- 血清 C 反应蛋白（CRP）、红细胞沉降率（ESR）和血浆纤维蛋白原：感染或炎症的非特异性标志物

- 血清促红细胞生成素测定：PV 和 ET 降低或正常
- *JAK2* 突变分析：PV 和 ET；95% ～ 99% 的 PV 患者存在 *JAK2* 突变，40% ～ 60% 的 PMF 患者存在 *JAK2* 突变，50% ～ 55% 的 ET 患者存在 *JAK2* 突变
- *MPL* 和 *CALR* 突变分析：发生率分别报告为 4% 和 15% ～ 36%，在 ET 中：
  1. 这些突变与预后和血栓形成风险有关
  2. *JAK2*、*CALR* 和 *MPL* 突变是互斥的。它们不局限于特定的骨髓增殖性肿瘤，阴性结果也不能排除 MPN
  3. 约 17% 的 ET 患者的 *JAK2*，*CALR* 和 *MPL* 突变为阴性
- 骨髓染色体分析：5q 综合征和其他骨髓增生异常综合征，CML
- ET 患者骨髓检查可能显示异常巨核细胞和网状蛋白纤维化增加（见图 13-3）

℞ 治疗

目前尚无治疗方法能改善 ET 患者的生存率或白血病转化率。反应性血小板增多症很少与血栓形成或出血相关，通常不需要特殊治疗。

急性期治疗

- 小剂量阿司匹林（＜ 100 毫克 / 天）可控制血管收缩症状
- 出血：
  1. 停止使用任何血小板拮抗剂，如阿司匹林或非甾体抗炎药
  2. 评估弥散性血管内凝血和凝血因子缺乏症。获得性 V 因子缺乏症有时与克隆性血小板增多症相关。在这种情况下，可输注新鲜冰冻血浆进行治疗
  3. 如果发生极度血小板增多症 [血小板计数 > 1 000 000/ml （ 1000×10^9/L ）]，则可能会发生获得性血管性血友病。在这种情况下，必须立即使用降血小板药进行治疗。对于急性血栓形成或出血的患者，应进行血小板单采治疗
- 血栓形成：
  1. 20% ～ 30% 的患者发生动脉或静脉血栓
  2. 如果血小板计数 > 800 000/ml，则应考虑将血小板单采与降血小板药相结合，目标是血小板计数 < 400 000/ml
  3. 根据是否存在其他血栓形成风险，抗凝治疗持续 3 个月左右

慢性期治疗

ET 的治疗策略基于是否存在血栓形成的危险因素。所有 ET 患者均应戒烟并进行体重管理。对于低风险患者（年龄＜ 60 岁，无血栓或出血史，血小板计数＜ 1 000 000/ml），临床观察即可。对于有血管收缩症状或有其他阿司匹林适应证的低风险患者，应使用小剂量阿司匹林治疗。无论血管收缩症状如何，对高危患者［年龄＞ 60 岁和（或）既往有血栓形成史］均应进行细胞减灭疗法和小剂量阿司匹林治疗。

- 小剂量阿司匹林（81 毫克 / 天）在预防血管事件方面可能是安全有效的。在预防高危患者血管事件复发和治疗血管收缩症状方面也有效
- 细胞减灭疗法（表 13-1）：
  1. 在大多数情况下，一线治疗通常包括羟基脲和干扰素。阿那格雷和干扰素（若未曾使用过）通常被认为是二线药物
  2. 羟基脲（HU）与阿那格雷：在一项随机试验中，与阿那格雷＋阿司匹林相比，羟基脲＋阿司匹林组 5 年内，血栓形成、出血和转化为 PMF 方面更安全，更有效。羟基脲治疗期间需监测肝功能，警惕中性粒细胞减少及贫血的发生
  3. 据报道，单用 HU 治疗的 ET 患者白血病转化率＜ 1%。HU 治疗失败的患者，α 干扰素或可控制血小板计数

表 13-1 高危原发性血小板增多症患者治疗药物选择

年龄（岁）	治疗选择	二线药物
＜ 50	干扰素	阿那格雷 羟基脲
50 ～ 75	羟基脲	干扰素 阿那格雷
＞ 75	羟基脲	阿那格雷

From Hoffman R et al: Hematology, basic principles and practice, ed 7, Philadelphia, 2018, Elsevier.

处置

- 尽管 ET 患者的期望生存期较长，但在美国仍不及同性别和年龄人群的平均数据
- 原发性血小板增多症国际预后评分（IPSET）是由国际骨髓纤

149

维化研究和治疗工作组根据年龄、白细胞计数和诊断时的血栓栓塞史制定的

转诊

当血小板计数持续升高 > 450 000/ml 而未发现引起反应性血小板增多症的病因时，转诊至血液科 / 肿瘤科。

 # 重点和注意事项

专家点评

- 即便未出现 CML 的其他特征表现，部分具有明显临床表现的 ET 患者也会发生费城染色体或 BCR-ABL 重排。由于其潜在的治疗意义，建议对所有 ET 患者进行费城染色体或 BCR-ABL 重排检测
- 当血小板计数 > 1 000 000/ml 时，ET 患者使用阿司匹林的出血风险反常增加，这很可能是由获得性血管性血友病引起

患者和家庭教育

建议 ET 和反应性血小板增多症患者戒烟。

推荐阅读

Alvarez-Larran A et al: Observation versus antiplatelet therapy as primary prophylaxis for thrombosis in low-risk essential thrombocythemia, *Blood* 116:1205, 2010.

Baerlocher GM et al: Telomerase inhibitor imetelstat in patients with essential thrombocythemia, *N Engl J Med* 373:920-928, 2015.

Chu DK et al: Benefits and risks of antithrombotic therapy in essential thrombocythemia, *Ann Int Med* 167:170-180, 2017.

Harrison CN et al: Guideline for investigation and management of adults and children presenting with a thrombocytosis, *Br J Haematol* 149:352, 2010.

Passamonti F et al: A prognostic model to predict survival in 867 World Health Organization-defined essential thrombocythemia at diagnosis, *Blood* 120:1197, 2012.

Spivak JL: Myeloproliferative neoplasms, *N Engl J Med* 376:2168, 2017.

Tefferi A et al: Personalized management of essential thrombocythemia-application of recent evidence to clinical practice, *Leukemia* 27:617, 2013.

Tefferi A, Vannucchi AM, Barbui T: Essential thrombocythemia treatment algorithm 2018, *Blood Cancer J* 8(1):2, 2018.

第 14 章　血友病
Hemophilia

Bharti Rathore

陶惠　译　蒲红斌　审校

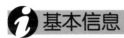 基本信息

定义

血友病是一种遗传性出血性疾病，由凝血因子Ⅷ（血友病 A）或凝血因子Ⅸ活性水平低（血友病 B）引起。

同义词

血友病 A：经典血友病，因子Ⅷ缺乏性血友病

血友病 B：克里斯马斯病，因子Ⅸ血友病

ICD-10CM 编码

D66　遗传性因子Ⅷ缺乏症

D67　遗传性因子Ⅸ缺乏症

D68.311　获得性血友病

Z14.01　无症状血友病 A 携带者

Z14.02　症状性血友病 A 携带者

流行病学和人口统计学

发病率 / 患病率（美国）：

血友病 A：男性 100/100 万，是人类最常见的严重遗传性出血疾病

血友病 B：男性 20/100 万，全世界大约有 40 万名严重血友病患者

遗传：这两种血友病都是 X 连锁隐性遗传疾病，只有男性患病

体格检查和临床表现

- 血友病 A 和 B 的临床特征一般难以区分。临床症状由每个患者的基础凝血因子活性决定。自发性出血可发生在严重血友病患者（因子Ⅷ或因子Ⅸ活性＜ 1%）。创伤性出血可发生在

151

中度血友病（因子水平 1% ～ 5%）和轻度血友病（因子水平 > 5%）患者中

- 出血最常见于关节（膝关节、踝关节、肘关节），导致关节发热、肿胀、疼痛（图 14-1）和随后关节畸形致残（图 14-2）
- 肌肉和胃肠道也可能出血
- 大血肿可产生间隔综合征
- 可能会出现血尿

扫二维码看
彩图

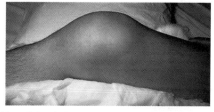

图 14-1 （扫二维码看彩图）急性膝关节血肿是血友病的常见并发症。除非明确患者凝血功能紊乱，否则因为膝关节的红、肿、热、痛，它可能与急性感染混淆（From Forbes CD，Jackson WF：Color atlas and text of clinical medicine，ed 3，London，2003，Mosby.）

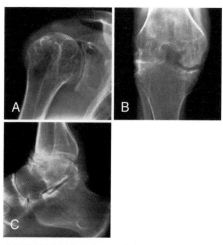

图 14-2 血友病相关的影像学改变。A. 肩部 X 线片显示肱骨头中有多个软骨下囊肿，这是血友病性关节炎的早期发现。盂肱关节间隙保存良好，活动范围正常。B. 被血友病性关节病影响的膝关节，髁间切迹增宽，股骨和胫骨内侧髁接近融合。C. 踝部的胫距关节变窄和融合（From Hoffman R et al：Hematology，basic principles and practice，ed 5，Philadelphia，2009，Churchill Livingstone.）

病因学

- 两种疾病均为先天性 X 连锁隐性止血障碍疾病。图 14-3 概述了与血友病和血管性血友病（von Willebrand disease，vWD）相关的凝血级联过程
- 血友病 A：凝血因子Ⅷ（Ⅷ：C）活性低；如果因子Ⅷ：C > 5%，则可归为轻度；如果因子Ⅷ：C 水平为 1% ~ 5%，则可归为中度；如果因子Ⅷ：C < 1%，则可归类重度
- 血友病 B：凝血因子Ⅸ活性水平低
- 自发获得凝血因子Ⅷ的抑制物（获得性血友病）是罕见的

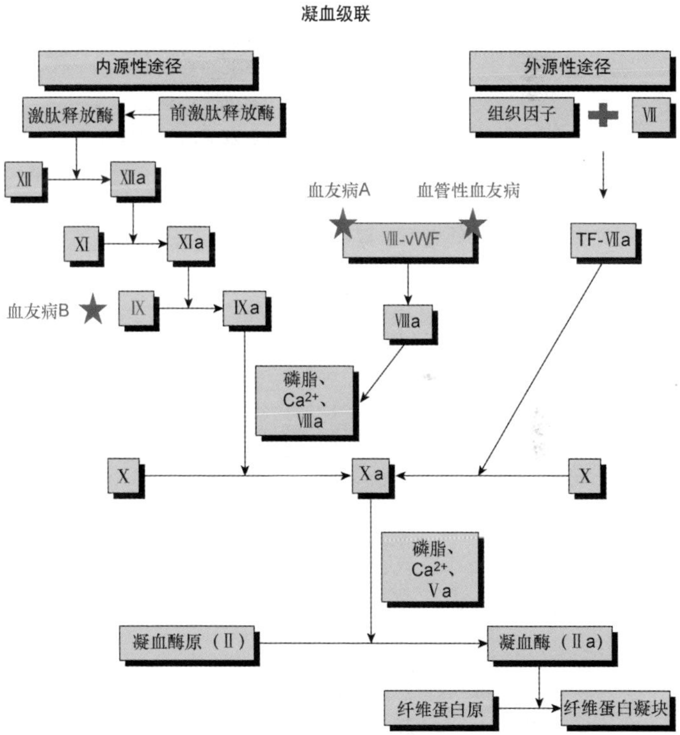

凝血级联

图 14-3　血浆中的Ⅷ因子大多与血管性血友病因子（vWF）非共价结合，保护其不受代谢影响。包括凝血酶在内的许多因素可以将Ⅷ从 vWF 中分离出来，为 X 转化为 X a 提供辅因子。Ⅷ的绝对缺乏、功能改变或 vWF 的缺乏会导致Ⅷa 作为辅因子的减少（From Hochberg MC：Rheumatology，ed 7，Philadelphia，2019，Elsevier.）

ⒹⓍ 诊断

鉴别诊断

- 其他凝血因子缺乏症
- 血小板功能紊乱
- 维生素 K 缺乏症

评估

轻度血友病患者只有在重大创伤或手术后才会出血，可能要到青年期才能诊断出来。诊断检查包括实验室评估，如下：

- 部分凝血活酶时间（partial thromboplastin time，aPTT）延长。凝血酶原时间（prothrombin time，PT）正常，aPTT 纠正实验将完全正常
- 因子Ⅷ（表 14-1），降低的因子Ⅷ：C 水平将血友病 A 与其他导致 PTT 延长的原因区分开来
- Ⅷ因子抗原、纤维蛋白原水平和出血时间正常
- 血友病 B 患者凝血因子Ⅸ活性水平降低
- 凝血因子活性与疾病严重程度相关。正常范围为 50～150 U/dl，5～20 U/dl 为轻度疾病，2～5 U/dl 为中度疾病，＜2 U/dl 为伴有自发性出血的重度疾病

表 14-1　低因子Ⅷ水平的鉴别诊断

- FⅧ＜10%
  1. 重度或中重度血友病 A
  2. 重型 1 型 VWD
  3. 3 型 VWD
  4. 2N 型 VWD
  5. 获得性血友病 A
  6. 获得性 VWD
- FⅧ：10%～50%
  1. 轻度血友病 A
  2. 1 型 VWD
  3. 2N 型 VWD
  4. FⅧ和 FV 都缺乏

FV，因子Ⅴ；FⅧ，因子Ⅷ；VWD，血管性血友病。

From Hoffman R et al: Hematology, basic principles and practice, ed 7, Philadelphia, 2018, Elsevier.

Rx 治疗

非药物治疗

- 避免接触性运动
- 对患者进行有关疾病的教育宣传；推广游泳之类的运动
- 避免服用阿司匹林或其他非甾体抗炎药
- 影响关节的患者行骨科和物理治疗评价
- 肝炎疫苗接种

急性期治疗（框 14-1、框 14-2）

框 14-1　凝血因子Ⅷ缺乏和抑制物患者出血的治疗选择

- 低滴度、对治疗反应不佳
- 轻微出血
  1. 局部保守治疗，如休息、冰敷、压迫、出血部位抬高
  2. 如果已知患者对 DDAVP 有反应（即轻度血友病 A），则在轻微出血时或小手术前 DDAVP 0.3 μg/kg IV 或 300 μg 鼻腔（每侧鼻孔 150 μg；小于 50 kg 的患者共使用 150 μg）
  3. 口服抗纤维蛋白溶解疗法（ε- 氨基己酸或氨甲环酸）治疗黏膜出血
  4. FⅧ水平提高 50%
  5. 重组 FⅦa（90 ～ 120 μg/kg，随后每 2 ～ 3 h 90 μg/kg）
  6. 活化凝血酶原复合物浓缩液（50 ～ 100 U/kg，每日最高剂量 200 U/kg）
  7. 应谨慎使用抗纤维溶解药物进行同步治疗
- 危及生命或肢体的出血
  1. 给予 FⅧ，维持 FⅧ活性水平在 100%
  2. 重组 FⅦa（与每 2 ～ 3 h 使用 90 μg/kg 相比，可考虑单剂使用 270 μg/kg）
  3. 活化凝血酶原复合物浓缩物（100 U/kg，每日最高剂量 200 U/kg）
  4. 同时服用抗纤维溶解药应谨慎使用
- 低滴度、对治疗反应佳
- 轻度出血
  1. 局部保守措施，如休息、冰敷、压迫、出血部位的抬高
  2. 如果已知患者对 DDAVP 有反应（即轻度血友病 A），则在轻微出血时或小手术前 DDAVP 0.3 μg/kg 或 300 μg（小于 50 kg 的患者为 150 μg）
  3. 口服抗纤维蛋白溶解疗法（ε- 氨基己酸或氨甲环酸）治疗黏膜出血
  4. 重组 FⅦa（与每 2 ～ 3 h 90 μg/kg 相比，可谨慎考虑推注 270 μg/kg）
  5. 活化凝血酶原复合物浓缩物（100 U/kg，每日最大剂量为 200 U/kg，可引诱发回忆应答）

续框

- 危及生命或肢体的出血
  1. 给予高剂量 FⅧ，维持 FⅧ活性水平在 100%
  2. 需经常监测回忆应答，尤其在 5 ～ 7 天内
  3. 在出现回忆应答后：
  a. 重组 FⅦa（与每 2 ～ 3 h 90 μg/kg 相比，可谨慎考虑 270 μg/kg）
  b. 活化凝血酶原复合物浓缩物（50 ～ 100 U/kg，最大每日剂量为 200 U/kg）
- 高滴度、对治疗反应佳
- 轻度出血
  1. 局部保守措施，如休息、冰敷、压迫、出血部位的抬高
  2. 口服抗纤维蛋白溶解疗法（ε- 氨基己酸或氨甲环酸）治疗黏膜出血
  3. 重组 FⅦa（与每 2 ～ 3 h 90 μg/kg 相比，可谨慎考虑 270 μg/kg）
  4. 活化凝血酶原复合物浓缩物（100 U/kg，每日最高剂量为 200 U/kg）
  5. 应谨慎使用抗纤维溶解药物进行同步治疗
- 危及生命或肢体的出血
  1. 重组 FⅦa（与每 2 ～ 3 h 90 μg/kg 相比，可谨慎考虑 270 μg/kg）
  2. 活化凝血酶原复合物浓缩物（100 U/kg，每日最高剂量为 200 U/kg）
  3. 如果可能，可以尝试免疫吸附以快速降低抑制物滴度，以便使用 FⅧ
- 对抑制物治疗 / 预防有效药物的主要特点
  1. 内容物 APCC：活性维生素 K 依赖性凝血因子；rFⅦa：重组活化 FⅦa
  2. 作用机制 APCC：激活血浆 FX 和 FⅡ；rFⅦa：激活血小板 FX
  3. 半衰期 APCC：推定为 8 ～ 12 h；rFⅦa：2 ～ 3 h
  4. 有效率 APCC：约 80%；rFⅦa：约 80%

APCC，活化凝血酶原复合物浓缩物；DDAVP，醋酸去氨加压素；FⅡ，因子Ⅱ；FⅦa，活化因子Ⅶa；FX，因子X；IV，静脉注射；rFⅦa，重组活化凝血因子Ⅶ。

From Hoffman R et al：Hematology，basic principles and practice，ed 7，Philadelphia，2018，Elsevier.

框 14-2　对有因子Ⅷ或因子Ⅸ抑制物的患者出现威胁生命的出血发作的治疗

浓缩物

- 如果抑制物滴度低（＜ 5 ～ 10 BU），则使用大剂量（高达 150 ～ 200 IU/kg）浓度的因子Ⅷ。在大剂量推注后大剂量持续输注因子Ⅷ［≈ 10 IU/（kg·h）］可能是有用的
- 重组因子Ⅶa，剂量为 90 μg/kg（或高达 320 μg/kg）每 2 h 一次。有血栓形成的风险
- 活化的 PCCs 的剂量为 50 ～ 75 IU/kg，每 8 ～ 12 h 一次。本产品存在血栓形成的风险

免疫调节

- 抗体耗竭
  1. 血浆置换
  2. 血浆体外免疫吸附（葡萄球菌蛋白 A 柱治疗及其他方法）

续框

- 抑制抗体产生
  1. 大剂量类固醇（泼尼松每日 80 mg）
  2. 环磷酰胺（10 ～ 15 mg/kg 负荷，然后每天 2 ～ 3 mg/kg）
  3. 静脉注射免疫球蛋白（每日 1 g/kg，连续 2 天）
  4. 更积极的方案可能包括长春新碱、硫唑嘌呤、环孢素或 γ 干扰素

保守治疗
- 制动
- 压迫
- 局部应用止血剂
- 抗纤维溶解药物
- 避免静脉穿刺、肌内注射、动脉穿刺和腰椎穿刺
- 避免使用抑制血小板功能的药物（ASA、非甾体抗炎药）
- DDAVP 对某些低滴度抑制物的患者可能有效

ASA，阿司匹林；BU，贝塞斯达单位；DDAVP，醋酸去氨加压素；NSAIDs，非甾体抗炎药；PCC，凝血酶原复合物浓缩物。

From Hoffman R et al：Hematology，basic principles and practice，ed 7，Philadelphia，2018，Elsevier.

血友病 A：

- 逆转和预防血友病 A 和血友病 B 急性出血的基础是充分补充缺乏或缺失的凝血因子。表 14-2 总结了凝血因子补充的建议

表 14-2 关于凝血因子补充的建议

出血部位	所要达到的水平（%）	血友病 A（rFⅧ）（U/kg）	血友病 B（rFⅨ）（U/kg）
口腔黏膜	＞ 30	20	40
鼻	＞ 30	20	40
关节或肌肉	＞ 50	30	50
GI	＞ 50	30	50
GU	＞ 50	50	75
CNS	＞ 100	75	125
创伤或手术	＞ 100	75	125

CNS，中枢神经系统；GI，胃肠道；GU，泌尿生殖系统；rFⅨ，重组因子Ⅸ；rFⅧ，重组因子Ⅷ。

From Hoffman R et al：Hematology，basic principles and practice，ed 7，Philadelphia，2018，Elsevier.

- 补充疗法产品的选择取决于可获取性、容量、顾虑和费用。重组因子的费用是血浆提取的凝血因子的 2～3 倍，而生产重组因子的能力有限往往会导致暂时短缺。在美国，大多数严重血友病患者使用重组产品

- 因子Ⅷ浓缩物对重症血友病的自发性和外伤性出血有明显的控制作用。新的重组因子Ⅷ在不添加人血清白蛋白的情况下是稳定的（降低传染性疾病传播的风险）

- 艾美赛珠（Emicizumab）是一种双特异性单克隆抗体，可桥接活化因子Ⅸ和因子Ⅹ以替代缺失的活化的因子Ⅷ的功能，从而恢复止血作用。在没有抑制物的血友病 A 患者中，每周或每两周一次皮下注射艾美赛珠预防措施，使出血率显著低于无预防措施。不建议使用艾美赛珠治疗出血

- 在使用Ⅷ因子的严重血友病 A 患者中，近 30% 会出现中和Ⅷ因子凝血功能的同种异体抗体（抑制物）。在这些患者中，可以使用旁路药物 [抗凝血抑制物复合物（AICC）和重组活化因子Ⅶ（rFⅦa）] 来治疗出血。AICC 也可以预防性地用于减少严重血友病 A 和因子Ⅷ抑制物患者的关节和其他出血事件的频率。艾美赛珠的试验表明，在已经出现抑制物的血友病 A 患者中，预防性使用艾美赛珠可以显著降低出血事件的发生率

- 在 75% 出现抑制物的患者中，重组活化因子Ⅶ对阻止自发性出血和防止术中过度出血是有用的。对于危及生命的出血，建议剂量为 90 μg/kg，每 2～3 h 一次

- 醋酸去氨加压素 0.3 μg/kg，每 24 h 一次（可导致因子Ⅷ浓缩物的释放）可用于轻度血友病患者的小手术准备

- 氨基己酸（EACA，Amicar）4 g 口服，每 4 h 一次可用于对凝血因子Ⅷ浓缩物或去氨加压素无反应的持续性出血

- *Valoccogene roxaparvovec 是一种正在研究的腺相关病毒载体，内含 b 区缺失的 FⅧ基因。一项正在进行的 Ⅰ/Ⅱ期严重血友病 A 患者的 3 年随访结果显示，年出血率显著降低，因子Ⅷ（FⅧ）活性水平提高。这种疗法正在等待管理机构的批准*

血友病 B：

- 输注因子Ⅸ浓缩物。重要的是：凝血因子Ⅸ浓缩物含有其他蛋白质，反复使用时可能会增加血栓形成的风险；因此，凝

血因子IX浓缩物必须在有明确指征的情况下才能使用

- 每天口服环磷酰胺和泼尼松，而不经验性地使用第VIII因子，对获得性血友病是一种有效且耐受性良好的治疗方法

慢性期治疗

- 慢性期治疗的目的是防止外科手术中的自发性出血和过度出血。在综合性血友病治疗中心对血友病患者进行监测和治疗具有高成本效益，并可降低发病率和死亡率
- 用重组因子VIII预防可以防止严重血友病 A 的年轻男性的关节损伤和减少关节及其他出血的频率。每名患者使用重组因子VIII的年治疗费用估计为 30 万美元
- 植入能产生因子VIII的基因改变的成纤维细胞具有安全和良好的耐受性。这种治疗方式对严重血友病患者是可行的。血友病很可能是第一个能通过基因疗法治愈的常见的、严重的遗传疾病
- 表 14-3 总结了治疗血友病的非凝血因子浓缩物的替代疗法

表 14-3　治疗血友病的替代性非凝血因子浓缩疗法

- 重新平衡止血策略：
- TFPI 抑制方法：抗 TFPI 适配体、抗体和肽
- 抗凝血酶 siRNA 生物合成的抑制
- 这两种方法都可以通过不太频繁（每周或更久）的皮下注射来实现
- 因子VIII类似分子：针对 FIXa 和 FX 的双特异性抗体
- 可通过皮下注射，并在有 FVIII 抑制物的患者中显示出活性

FX，因子X；FIXA，因子IXa；FVIII，因子VIII；siRNA，干扰小 RNA；TFPI，组织因子途径抑制物。

From Hoffman R et al: Hematology, basic principles and practice, ed 7, Philadelphia, 2018, Elsevier.

处置

- 在 20 世纪 80 年代，约 90% 血友病患者感染了丙型肝炎病毒（HCV），该患者群体中超过 55% 同时感染了 HIV。20 世纪 90 年代基因工程重组因子疗法的发展几乎消除了凝血因子补充疗法中感染 HCV 和 HIV 的风险
- 尽管出现了防止病毒传播的血液产品和血液治疗计划，但许多血友病患者仍然出现 HCV 和 HIV 血清学检查阳性结果
- 颅内出血是血友病患者常见的死亡原因。10% 的患者会发生

颅内出血，而其中 30% 的出血是致命的，颅内出血通常是创伤的结果

转诊

转诊至拥有多学科团队的专业中心，这些团队可以治疗这种疾病和合并症。

推荐阅读

Bauer KA: Current challenges in the management of hemophilia, *Am J Manag Care* 21(6 Suppl):S112-S122, 2015.

George LA: Hemophilia gene therapy comes of age, *Hematology Am Soc Hematol Educ Program* 2017(1):587-594, 2017.

Kempton CL et al: Toward optimal therapy for inhibitors in hemophilia, *Blood* 124(23):3365-3372, 2014.

Leissinger C et al: Anti-inhibitor coagulant complex prophylaxis in hemophilia with inhibitors, *N Engl J Med* 365:1684-1692, 2011.

Mahlangu J et al: Emicizumab prophylaxis in patients who have hemophilia A without inhibitors, *N Engl J Med* 379(9):811-822, 2018.

Manco-Johnson MJ et al: Prophylaxis versus episodic treatment to prevent joint disease in boys with severe hemophilia, *N Engl J Med* 357:535, 2007.

Oldenburg J et al: Emicizumab prophylaxis in hemophilia A with inhibitors, *N Engl J Med* 377:809-818, 2017.

第15章 血管性血友病
Von Willebrand Disease

Joseph Sweeney

李小柱　译　秦然　审校

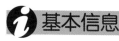 基本信息

定义

　　血管性血友病（von Willebrand disease，vWD）是一种遗传性凝血功能障碍，其特征是血管性血友病因子（vWF）的数量或质量异常，vWF 因子是位于 12 号染色体短臂上的基因转录合成的蛋白质，其主要在内皮细胞中合成。血管性血友病是由 vWF 的合成、分泌障碍或清除加速所致。vWF 是凝血因子Ⅷ（FⅧ：C）的载体蛋白，其与暴露的内皮下胶原或糖胺聚糖结合，作为血小板表面糖蛋白 IB 的配体促使血小板黏附。实验室检查中 vWF 活性通过瑞斯托霉素辅因子（ristocetin cofactor，RCo）来测量。vWF 在血浆中以二硫键结合的多聚体蛋白形式进行循环。根据诊断标准，若 RCo 水平小于正常的 30%，就表现为 vWD。临床实践中，当 RCo 水平为正常值的 30% ～ 60% 时，称为低水平 vWF（过去也称作轻症 vWD）。这类患者可能表现为出血症状。血管性血友病有几种亚型。最常见的亚型是 1 型（80%），该亚型患者 vWF、FⅧ：C 和 RCo 水平一致性降低。1 型 vWD 中又可分为 3 型，最常见为轻度 1 型；重度 1 型（T1S）较罕见；1 C 型的低 vWF 水平是由清除加速导致。2 型 vWD 有 4 种亚型：2A 型、2B 型、2N 型和 2M 型。所有的 2 型患者都是由 vWF 的质量缺陷导致，并且 RCo 和 FⅧ：C 水平显示出不一致性，2 型 vWD 特点是低水平的 RCo。3 型是一种罕见的常染色体隐性遗传疾病或双杂合子，其特征是 vWF 极度缺乏以及非常低的 FⅧ：C。获得性 vWD 是一种罕见的疾病，表现为黏膜出血异常，无家族史。常与血液增殖性疾病或自身免疫性疾病有关，也可发生于甲状腺功能减退症。相关疾病的成功治疗可以改善临床表现和实验室检查指标。

同义词

　　假性血友病

　　vWD

ICD-10CM 编码

D68.0　血管性血友病

流行病学和人口统计学

- 常染色体显性疾病为主；少见隐性或双杂合子
- 最常见的遗传性出血性疾病
- 筛查研究显示，人群中患病率为 0.6% ～ 1.3%；根据因出血症状而转诊的患者数据估计，发病率为 1/10 000

体格检查和临床表现

- 体格检查一般正常
- 黏膜出血（牙龈出血，鼻出血），可能发生消化道出血
- 易擦伤
- 手术或拔牙后出血，月经过多
- 3 型有罕见的肌肉或关节出血

病因学

vWF 的数量或质量缺陷（见"定义"）

Dx 诊断

血管性血友病的诊断通常需要满足两个标准：① 个人病史、家族史或黏膜出血的证据；② 血管性血友病功能活动的定性或定量下降。美国血液学学会指出，若 RCo 水平 < 30 IU/dl，则可明确诊断 vWD。

鉴别诊断

血小板功能障碍、凝血因子缺陷。

评估（图 15-1）

实验室筛查：

- 实验室评估（表 15-1）
- 初步检测包括凝血酶原时间（正常）、部分凝血活酶时间（正常或略有增加）、血小板计数（正常）和 PFA-100 凝血时间（在 1 型 vWD 中可能异常或为正常高值）

特殊实验室检查：

- 因子Ⅷ活性（FⅧ：C，通常下降，在某些 2 型亚型中可能正常）

初步诊断后的评估	个人史和 FHx 评估出血表型 如果有血产品输注史则筛查 HBV，HCV 和 HIV 基线铁试验 3 型 vWD 检查肌肉骨骼 妇女月经过多则行妇科评估 1 型、2 型的所有亚型行去氨加压素激发试验		
专科中心定期就诊（≤每年）	审查出血事件，并计划按需和预防性治疗		出血并发症回顾：考虑重复铁试验和重新理疗评估
治疗：指导患者进行局部治疗（加压、冰敷等）和间接治疗（氨甲环酸）	去氨加压素反应：对于出血风险较小的轻微/中度出血或侵入性手术，使用去氨加压素 0.3 μg/kg（最多 20 μg）IV/SC。可能需要重复剂量 液体限制	对于去氨加压素无反应/禁忌的，严重出血或具有较高出血风险的手术，可使用 vWF/FⅧ浓缩物达到峰值水平，vWF：RCo 和 FⅧ水平 > 100 IU/dl，至少 > 50 IU/dl。重复剂量，直到止血。监测超剂量治疗的 FⅧ	考虑肠外铁疗法 如果出血继发慢性变化：考虑长期预防

图 15-1　血管性血友病的诊疗流程。FHx，家族史；FⅧ，因子Ⅷ；HBV，乙型肝炎病毒；HCV，丙型肝炎病毒；HIV，人类免疫缺陷病毒；IV，静脉注射；RCo，瑞斯托霉素辅因子；SC，皮下；vWD，血管性血友病；vWF，血管性血友病因子（From Hoffman R：Hematology，basic principles and practice，ed 7，Philadelphia，2018，Elsevier.）

- vWF 抗原、RCo 和胶原结合试验（通常降低，在 1 型和 3 型中变化趋势可能一致，在 2 型中可能不一致）
- 血小板数量和形态正常
- 出血时间延长，或更常见的为 PFA-100 凝血时间延长
- 血管性血友病前肽（vWFpp），测量 vWF 的 N 端前肽。vWFpp 与 vWF 呈等摩尔量关系。通过测定 vWFpp 与 vWF 的比值可帮助识别 vWD 亚型（是否因 vWF 清除加速导致，如 1C 型）
- 多聚体分析：2A 型血管性血友病与 1 型血管性血友病相比，缺乏中–高分子量 vWF 多聚体
- 2B 型血管性血友病与 1 型血管性血友病相比，缺乏高分子量 vWF 多聚体

表 15-1　筛查表

vWD 类型	vWF: RCo IU/dl[a]	vWF: Ag IU/dl[a]	RCo/Ag IU/dl[a]	FⅧ: C IU/dl[a]	多聚体 模式[b]	其他
1	低	低	相同	～ 1.5× vWF: Ag	正常	
2A	低	低	vWF: RCo < vWF: A	正常 / 低	异常 ↓ HMWM	
2B	低	低	vWF: RCo < vWF: A	正常 / 低	异常 ↓ HMWM	↑ RIPA[c] （↓血小 板计数）
2M	低	低	vWF: RCo < vWF: A	正常 / 低	正常	
2N	正常 / 低	正常 / 低	相同	< 30	正常	↓ vWF: FⅧB[d]
3	缺乏	缺乏	不适用	< 10	缺乏	

Ag，抗原；FⅧ: C，FⅧ水平；RCo，瑞斯托霉素辅因子；RIPA，瑞斯托霉素诱导的血小板聚集；vWD，血管性血友病；vWF: FⅧB，FⅧ结合试验。

[a] 相对于参考范围（近似值）；vWF: RCo（50 ～ 200 IU/dl）；vWF: Ag（50 ～ 200 IU/dl）；FⅧ: C（50 ～ 150 IU/dl）。

[b] HMWM，高分子量多聚体。

[c] 低浓度瑞斯托霉素下凝集增加。

[d] vWF 对 FⅧ的结合和保护能力降低。vWF 和 FⅧ水平在男性轻度 A 型血友病携带者或有症状的女性 A 型血友病携带者中完全相同。

From Hoffman R：Hematology，basic principles and practice，ed 7，Philadelphia，2018，Elsevier.

- 2N 型血管性血友病是Ⅷ：C 因子结合缺陷，vWF 水平正常，具有正常多聚体模式的极低因子Ⅷ：C
- 2M 型血管性血友病是血小板结合缺陷（低 RCo，低 CBA），但多聚体正常

Ⓡ𝗑 治疗

非药物治疗

- 避免服用阿司匹林和其他非甾体类抗炎药
- 抗纤维蛋白溶解药，如氨甲环酸，特别适用于月经过多或口腔出血

一般治疗

- 血管性血友病的治疗主要是在自发出血时或干预性操作（手术、侵入性检查等）前维持因子Ⅷ和血管性血友病因子处于正常水平

- DDAVP 的使用（表 15-2）：DDAVP 与某些内皮细胞中的 V2 受体结合，导致 vWF 的释放。适用于轻度 vWD 的管理。剂量为 0.3 mcg/kg，注入 50 ～ 100 ml 生理盐水，持续静脉输注超过 20 min。DDAVP 也可用作鼻喷雾剂（每个鼻孔 150 mcg 喷雾剂），用于小手术和小出血发作的处理

- 当患者接受手术或需重复接受治疗剂量的因子Ⅷ浓缩物时，可能需要使用血浆制备的 vWF 浓缩物，如 Humate-P 或新型重组 vWF（Vonvendi）

表 15-2　血管性血友病各种亚型的去氨加压素反应性

vWD 类型	vWF：RCo	vWF：Ag	RCo/Ag	FⅧ：C IU/dl	vWF：CB	vWF：CB/vWF：Ag
1	升高	升高	持续 > 0.7	升高	升高	持续 > 0.7
2A	无/轻微变化	升高	持续 < 0.7	升高	无/轻微变化	持续 < 0.7
2M（GP1B 结合功能障碍）	无/轻微变化	升高	持续 < 0.7	升高	升高	持续 > 0.7
3	无/轻微变化	无/轻微变化		无/轻微变化	无/轻微变化	

Ag，抗原；FⅧ：C，因子Ⅷ水平；GP1B，糖蛋白 1B；RCo，瑞斯托霉素辅因子；vWD，血管性血友病；vWF，血管性血友病因子；CB，胶原结合试验。

Modified from Favaloro EJ：Rethinking the diagnosis of von Willebrand disease，Thromb Res 127；Suppl 2：17，2011；In Hoffman R：Hematology，basic principles and practice，ed 7，Philadelphia，2018，Elsevier.

推荐阅读

Laffan MA et al: The diagnosis and management of von Willebrand's disease, *Br J Haematol* 167:453-465, 2014.

Leebok F, Eikenboom JCJ: Von Willebrand's disease, *N Engl J Med* 375:2067-2080, 2016.

Lavin M et al: Novel insights into the clinical phenotype and pathophysiology underlying low VWF levels, *Blood* 130:2344-2353, 2017.

第 16 章 免疫性血小板减少性紫癜

Immune Thrombocytopenic Purpura

Kittika Poonsombudlert，Patan Gultawatvichai

陈国鹏 译 秦然 审校

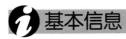 基本信息

定义

免疫性血小板减少性紫癜（immune thrombocytopenic purpura，ITP）是一种自身免疫性疾病，其中抗体包被的或免疫复合物包被的血小板被过早破坏，细胞免疫缺陷导致外周血血小板减少。在原发性 ITP 中，血小板减少是独立发生的，而在继发性 ITP 中，疾病与其他疾病（如系统性红斑狼疮、HIV、慢性淋巴细胞白血病、淋巴瘤）相关。

同义词

ITP

ICD–10CM 编码

D69.3 免疫性血小板减少性紫癜

流行病学和人口统计学

发病率： 原发性 ITP 成人发病率为 10/100 000，儿童发病率为 5/100 000

患病率：（5 ～ 10）/100 000

好发性别： > 10 岁的患者中有 72% 是女性；在儿童中，男性更易患病

好发年龄： 1 ～ 6 岁的儿童和年轻妇女（70% 为 40 岁以下）。60 岁以后新发 ITP 并不常见。需要对继发性 ITP 进行全面检查

体格检查和临床表现

ITP 的临床表现在儿童和成人中有所不同：

- 儿童一般会出现由严重血小板减少引起的突发瘀伤和瘀斑

- 在成人中，这种表现是隐匿的；可能会有长期紫癜的病史；许多患者是根据实验室检查诊断的，实验室检查通常包括血小板计数
- 体格检查可能无阳性发现
- 患有严重血小板减少症的患者可能出现瘀斑、紫癜、鼻出血、红细胞沉降率升高或因消化道出血而出现粪便潜血阳性。危及生命的出血很少见，通常仅限于血小板 $< 10\ 000/mm^3$ 的患者
- 脾大不常见。出现脾大提示其他引起血小板减少的疾病可能性
- 畸形体征（骨骼畸形、听觉异常）的存在可能提示血小板减少继发于先天性疾病

病因学

血小板破坏增加是由针对血小板膜抗原的自身抗体引起的，尤其是针对血小板 GPⅡb/Ⅲa 或 GPⅠb/Ⅸ的抗体。脾在 ITP 病程中起主要作用，脾白髓中产生自身抗体，并在红髓中除去自身抗体包被的血小板。血小板表面膜糖蛋白（GPs）的免疫原性或外部因素（例如感染或药物）可触发抗体产生。

Dx 诊断

鉴别诊断

- 血小板聚集（EDTA 凝集素或冷凝集素引起）导致的血小板计数异常降低。使用肝素或柠檬酸盐抗凝管可校正血小板计数
- 病毒感染（如 HIV、丙型肝炎、单核细胞增多症、风疹）
- 药物因素包括奎尼丁、肝素、抗生素（利奈唑胺、万古霉素、磺酰胺、利福平）、血小板抑制剂（替罗非班、阿昔单抗、依替巴肽）、西咪替丁、NSAIDs、噻嗪类利尿药、抗风湿药（金盐、青霉素）和许多化疗药物（环孢霉素、氟达拉滨、卡铂、奥沙利铂）
- 肝病引起的脾功能亢进
- 骨髓增生异常和淋巴增殖性疾病
- 妊娠，甲状腺功能减退

- SLE、血栓性血小板减少性紫癜（TTP）、溶血性尿毒症综合征
- 先天性血小板减少症（如范科尼综合征，梅−黑异常，巨血小板综合征）

实验室检查

- 全血细胞计数，血小板计数和外周血涂片：血小板减少。外周血涂片出现大血小板，无破碎红细胞（图 16-1）。红细胞和白细胞形态正常。除出血患者外，血红蛋白水平和白细胞计数正常
- 当出现临床症状时，可以要求进行其他相关检查以排除血小板减少的其他原因［如 HIV，抗核抗体（ANA），促甲状腺激素（TSH，甲状腺功能减退和甲状腺功能亢进会导致血小板减少），肝酶，丙肝抗体］
- 直接检测血小板结合抗体阳性率仅为 80%～83%。阴性结果不能用来排除诊断
- 如果外周涂片上有未成熟细胞或持续性中性粒细胞减少，建议 60 岁以上的成人进行骨髓穿刺和活检

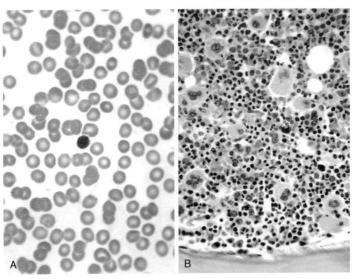

扫二维码看彩图

图 16-1 （扫二维码看彩图）免疫性血小板减少性紫癜。A. 免疫性血小板减少性紫癜外周血涂片。中心可见单个大血小板。大血小板反映骨髓早期释放。B. 骨髓环钻活检显示巨核细胞数量增加（From Jaffe ES et al：Hematopathology，Philadelphia，2011，WB Saunders.）

影像学检查

脾大患者应行腹部 / 骨盆的 CT 检查以排除引起血小板减少的其他疾病。

 治疗

非药物治疗

- 尽量减少活动防止外伤出血（如应避免接触性运动）
- 停用任何具有潜在致病风险的药物（见"病因学"）。避免使用增加出血风险的药物（如阿司匹林和其他非甾体抗炎药）

急性期治疗

- 治疗方法因血小板计数、患者年龄和出血情况而异。对于新诊断的极少量出血患者，当血小板计数< 30 000/mm³ 时，可使用皮质类固醇类药物或持续观察病情变化，当血小板计数< 20 000/mm³ 时，则应进行住院治疗（图 16-2）
- 对于血小板计数> 20 000/mm³ 的无症状既往 ITP 患者，需进行门诊随访观察并定期监测血小板计数
- 口服泼尼松：最常见的初始治疗方案是每日 1 mg/kg，持续 4 ~ 6 周，逐渐减少剂量。不建议长时间（> 6 周）服用泼尼松。有效率 50% ~ 75%，大多在 3 周内起效
- 静脉注射甲泼尼龙：每日 30 mg/kg（最大剂量为每日 1 g，持续 2 或 3 天）联合静脉注射免疫球蛋白（每日 1 g/kg，持续 2 或 3 天）
- 口服地塞米松冲击治疗：每日 40 mg，持续 4 天，在 4 周内连续给药 3 ~ 4 个疗程，可产生较高的有效率（80% ~ 85%），与较长疗程的泼尼松治疗相比，副作用更少。一项对 9 项随机试验的荟萃分析显示，使用大剂量地塞米松，疗效没有明显改善，但毒性较小，血小板计数增加更快
- 皮质类固醇的持续使用受到并发症的限制（骨质疏松症、体重增加、机会性感染、情绪不稳定）
- 血小板输注只用于有生命危险的出血患者或正在接受紧急手术的患者
- 静脉注射免疫球蛋白（通常 1 ~ 2 g/kg，分次）用于以下两种情况：皮质类固醇难治性患者和孕妇。它能迅速增加近 80% 的患者的血小板计数，但疗效短暂

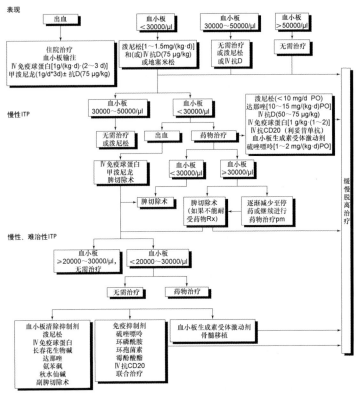

图 16-2　成人型免疫性血小板减少性紫癜的治疗方案。部分学者主张采用血小板计数低于 20 000/mm³ 作为治疗指征。血小板计数低于 50 000/mm³ 的患者是否启动治疗取决于出血风险评估——出血史、共病危险因素、生活方式和治疗耐受性。对于类固醇治疗的用药持续时间尚无一致共识。抗 D 免疫球蛋白作为一线治疗仅适用于 Rh（D）阳性且无明显贫血或溶血的个体。药物治疗的目标是达到可有效止血的血小板计数，一般为 20 000 ～ 30 000/mm³ 或以上。血小板目标计数取决于出血和外伤风险的共病危险因素。较高的血小板目标计数适用于手术或创伤后。可使用单药方案，但联合使用硫唑嘌呤和达那唑（或皮质类固醇）或可带来额外收效，并可降低药物剂量。IVIG 和抗 D 免疫球蛋白通常用于对口服药物无反应的严重血小板减少症。是否行脾切除术取决于患者所需的治疗强度、对副作用的耐受性、手术风险和患者选择。IVIG 和（或）甲泼尼龙可能有助于在脾切除术前迅速增加血小板计数。腹腔镜和开放性脾切除术具有相似的结果。脾切除术后血小板计数仍低于 20 000 ～ 30 000/mm³ 的患者的治疗方案取决于出血风险的评估和各类疗法的副作用。ITP，免疫性血小板减少性紫癜；IV，静脉注射；pm，精准医疗；PO，口服；Rx，处方（Modified from Hoffman R et al：Hematology，basic principles and practice，ed 7，Philadelphia，2018，Churchill Livingstone.）

- 抗 D 免疫球蛋白［一种来源于 Rh（D）阴性供体血浆的 IgG 产物］也是有效的。它只能给予 Rh（D）阳性且血红蛋白＞ 8 mg/dl 的患者，通常剂量为 50 ～ 75 μg/kg

- 利妥昔单抗是一种针对 CD20 抗原的单克隆抗体，被用作二线药物。常用剂量为每周 375 mg/m²，持续 4 周

- 脾切除术通常作为利妥昔单抗治疗失败的后续选择。此前的临床实践中，对于接受药物治疗 6 周或 6 个月后血小板计数仍＜ 20 000/mm³ 的成人，若每日仍需 10 ～ 20 mg 的泼尼松来维持血小板计数＞ 30 000/mm³，则脾切除术亦可作为治疗选择。对于儿童，脾切除术通常用于持续性血小板减少症（＞ 1 岁）和临床显著出血者。适当的免疫接种（成人和儿童肺炎球菌疫苗、流感嗜血杆菌疫苗、儿童脑膜炎球菌疫苗）应在计划性脾切除术前 2 周内进行。所有脾切除患者均应在术后接种疫苗

- 其他二线药物包括血小板生成素受体激动剂（TPO-RA）、硫唑嘌呤、环孢霉素 A、环磷酰胺、达那唑、氨苯砜、霉酚酸酯和长春花碱

- 甲砜霉素（一种重组融合蛋白）和口服 TPO-RA 艾曲泊帕可有效增加对糖皮质激素和（或）脾切除术无效的慢性 ITP 成人患者的血小板计数。美国血液学会指南（2011 年修订）建议对有脾切除术禁忌证或至少一种其他疗法无反应的有出血风险的 ITP 成年患者使用 TPO-RA 治疗

- 福他替尼是脾酪氨酸激酶（Syk）抑制剂。Syk 在 FcγR 介导的信号转导和炎性反应中起重要作用。它是已获得 FDA 批准，针对对先前的治疗［包括皮质类固醇，静脉注射免疫球蛋白（IVIG），脾切除术和（或）TPO-RA］反应不佳成人慢性 ITP 的药物。建议的初始剂量为 100 mg 口服，每日 2 次。如果血小板计数在 1 个月内未达到 50×10^9/L，则可加量至 150 mg，每日 2 次

妊娠期治疗

- 如果血小板计数大于 30 000/mm³，直到妊娠 36 周或早产时，无需治疗
- 口服皮质类固醇和 IVIG
- 难治性 ITP 可能需要在孕中期行脾切除术

处置

- 超过 80% 的儿童在 8 周内完全缓解
- 在成人中呈慢性病程。仅 5% 的成年患者可自发缓解
- ITP 致死的主要原因是颅内出血（1% 的儿童，5% 的成人）

推荐阅读

Cooper N, Ghanima W: Immune thrombocytopenia, *N Engl J Med* 381(10):945-955, 2019.

George JN: Management of immune thrombocytopenia—something old, something new, *N Engl J Med* 363:1959, 2011.

Imbach P, Crowther M: Thrombopoietin-receptor agonists for primary immune thrombocytopenia, *N Engl J Med* 365:734-741, 2011.

Kuter DJ et al: Romiplostim or standard of care in patients with immune thrombocytopenia, *N Engl J Med* 363:1889, 2010.

Mithoowani S et al: High-dose dexamethasone compared with prednisone for previously untreated primary immune thrombocytopenia: a systematic review and meta-analysis, *Lancet Haematol* 3(10):e489-e496, 2016.

Neunert C et al: American Society of Hematology 2019 guidelines for immune thrombocytopenia, *Blood Adv* 3(23):3829-3866, 2019.

Rajasekhar A et al: 2013 clinical practice guide on thrombocytopenia in pregnancy, *Am Soci Hematol*, 2013.

Thota S et al: Immune thrombocytopenia in adults: an update, *Cleve Clin J Med* 79:641, 2012.

第 17 章　血栓性血小板减少性紫癜

Thrombotic Thrombocytopenic Purpura

Bharti Rathore

刘凯雄　译　蒲红斌　审校

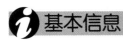 基本信息

定义

血栓性血小板减少性紫癜（thrombotic thrombocytopenic purpura，TTP）是一种罕见的自身免疫性疾病，以血小板减少、微血管病性溶血性贫血为特征，通常伴有神经系统损害、肾功能不全和发热。其实验室检查特征是 *APAMTS13 因子严重缺乏*（活性＜ 10%）。

同义词

TTP

先天性微血管病性溶血性贫血

ICD-10CM 编码

M31.1 血栓性微血管病

流行病学和人口统计学

- 90% 的新发 TTP 病例见于成人，多数为女性（18 ～ 50 岁）
- TTP 发病率为每年（3 ～ 11）/1 000 000，患病率为 10/1 000 000
- HIV/AIDS 患者和孕妇发病率升高

体格检查和临床表现

- 通常流感样症状起病，随之出现临床表现和实验室检查异常
- 多数患者症状缺乏特异性，表现为疲劳、恶心、呕吐、腹痛
- 紫癜（继发于血小板减少）
- 黄疸，溶血性贫血所致的皮肤苍白
- 意识程度改变：系脑血管血栓形成所致，1/3 的患者无神经系统异常
- 肾衰竭和神经系统改变通常提示病程终末期

病因学

- 获得性 TTP 通常是由于自身抗体抑制 APAMTS13 活性。遗传性 TTP（又称先天性微血管病性溶血性贫血）是由 *ADAMTS13* 纯合子或杂合子突变引起（表 17-1）
- 许多药物，包括氯吡格雷、噻氯匹定、青霉素、抗肿瘤药物（吉西他滨、丝裂霉素 C）、钙调磷酸酶抑制药（环孢霉素）、口服避孕药和奎宁与 TTP 有关
- 其他病因：感染、妊娠、恶性肿瘤、造血干细胞移植、神经疾病

表 17-1 TTP、HUS 和 ADAMTS13 相关参数的病因、流行病学和发病机制

	先天性 TTP	获得性 TTP	HUS
病因	*ADAMTS13* 突变	*ADAMTS13* 抗体，内皮细胞活化	大肠埃希菌或其他微生物
流行病学	年发病率（5～10）/1 000 000	年发病率 ≤ 1/1 000 000	年发病率（1～5）/1 000 000，儿童好发
机制	vWF 多聚体解离缺陷，vWF 多聚体大量分泌，剪切条件下血小板聚集增加，微循环血管阻塞		志贺毒素中毒，内皮细胞损伤，肠出血性结肠炎，肾病
ADAMTS13 抗原	极低或缺失	低或可变	正常或中度下降
ADAMTS13 活性	≤ 5%～10%	≤ 5%～10%	30%～100%
ADAMTS13 抑制物	无	多数有	无

ADAMTS13，一种带有血栓反应蛋白 1 型基序的解整联蛋白和金属蛋白酶，成员 13；HUS，溶血性尿毒症综合征；TTS，血栓性血小板减少性紫癜；vWF，血管性血友病因子。
From McPherson RA，Pincus MR：Henry's clinical diagnosis and management by laboratory methods，ed 23，Philadelphia，2017，Elsevier.

 诊断

鉴别诊断

TTP 的临床表现与其他血栓性微血管病相似，不易鉴别。因治疗措施不一样，故鉴别诊断极其重要。

- DIC
- 恶性高血压
- 血管炎
- 子痫或子痫前期
- 溶血型尿毒症综合征（HUS）和非典型 HUS
- 肠产毒性大肠埃希菌引起胃肠炎

评估

确诊需要系统的综合病史、体格检查和实验室检查（图 17-1）。

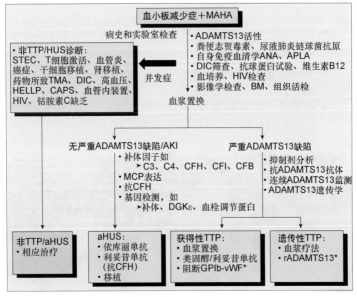

图 17-1　血栓性微血管病的诊断和治疗。 ADAMTS13，一种具有血小板反应蛋白 1 型基序的解整联蛋白和金属蛋白酶，成员 13；aHUS，非典型溶血性尿毒症综合征；AKI，急性肾损伤；ANA，抗核抗体；APLA，抗磷脂抗体；BM，骨髓；CAPS，灾难性抗磷脂综合征；CFB，补体因子 B；CFH，补体因子 H；CFI，补体因子 I；DGKε，二酰甘油激酶 ε；DIC，弥散性血管内凝血；GP，糖蛋白；HELLP，溶血、肝酶升高，以及低血小板计数；HIV，人类免疫缺陷病毒；HUS，溶血性尿毒症综合征；MAHA，大血管病性溶血性贫血；MCP，膜辅因子蛋白；rADAMTS13，重组 ADAMTS13；STEC，产志贺毒素大肠埃希菌；TMA，血栓性微血管病；TTP，血栓性血小板减少性紫癜；vWF，血管性血友病因子。重点是诊断或治疗。* 表明治疗方法正在调查中（From Hoffman R et al：*Hematology，basic principles and practice*，ed 7，Philadelphia，2018，Elsevier.）

实验室检查

- 重度贫血和血小板减少（血小板计数 < 50 000 或较其基础值下降大于 50%）
- 外周血涂片（图 17-2，图 17-3）显示大量红细胞碎片（破碎红细胞）
- 血尿素氮和肌酐升高
- 溶血证据：网织红细胞、间接胆红素、乳酸脱氢酶升高，结合珠蛋白降低
- 尿液分析：血尿（尿沉积物中有红细胞、红细胞管型）、蛋白尿
- 外周血涂片：重度红细胞碎片（破裂红细胞）。外周血 RBC 碎片超过 4%
- 无 DIC 实验室检查证据（纤维蛋白降解产物、纤维蛋白原正常）
- 遗传性 TTP 诊断需要：*ADAMTS13* 缺乏，*ADAMTS13* 自身抗体抑制物缺乏。其确诊需要确认 *ADAMTS13* 突变。获得

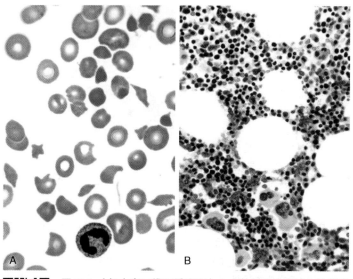

图 17-2 （扫本章二维码看彩图）A. 血栓性血小板减少性紫癜的外周血涂片。存在大量红细胞碎片（破碎红细胞）。在该区域内看不到血小板。B. 骨髓环钻活检切片显示巨核细胞数量增加（From Jaffe ES et al：Hematopathology，Philadelphia，2011，Saunders.）

扫本章二维码看彩图

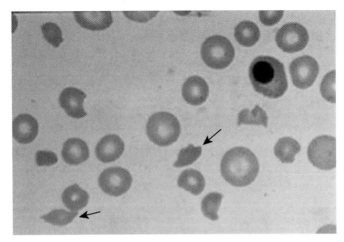

图 17-3　（扫本章二维码看彩图）从一名 **28** 岁的女性身上获得的外周血片，该女性表现为发热、鼻出血和精神状态改变。注意血小板缺失，并且存在与微血管病变过程相一致的有核红细胞和破碎红细胞（箭头）（From Hoffman R et al：Hematology，basic principles and practice，ed 7，Philadelphia，2018，Elsevier.）

性 TTP 诊断标准是排除其他原因的微血管病性溶血性贫血和血小板减少。*ADAMTS13* 活性低于正常值 10%，支持获得性 TTP 的临床诊断。中度下降 > 20% 需要考虑其他诊断

Rx 治疗

急性期治疗

- 停用可能引起 TTP 的药物，遗传性 TTP 患者可通过血浆输注启动 *ADAMTS13*
- 置换目前 TTP 治疗主要基于两个治疗核心：治疗性血浆置换（TPE）和免疫抑制
- 每日 TPE 量：患者血浆容量的 1 ~ 1.5 倍。血小板计数正常（> 150 000/m³）后，TPE 应持续至少 2 日
- 高剂量血浆输注（每日 25 ml/kg）仅用于 TPE 无法及时开展和重症或难治性 TTP 患者两次血浆置换间歇期。高剂量血浆输注可致肾功能不全的 TTP 患者容量高负荷
- 有严重血浆过敏反应的遗传性 TTP 患者使用含 *ADAMTS13* 的血浆衍生因子Ⅷ浓缩物治疗有效

- 使用皮质类固醇（泼尼松每日 1 ~ 2 mg/kg）的免疫抑制通常与 TPE 同时给予，疗程 3 ~ 4 周
- 抗 CD20 阳性的单克隆抗体利妥昔单抗常用于传统治疗反应欠佳的 TTP 患者，大部分患者可获得缓解。一线使用利妥昔单抗可以缩短住院时间，降低复发率，但可能导致部分患者的过度治疗
- 卡帕珠单抗是一种抗 vWF 人源化、二价、可变结构域的免疫球蛋白片段，抑制 vWF 多聚体和血小板的相互作用。一项随机试验显示卡帕珠单抗联合血浆置换较安慰剂更快恢复血小板计数，降低 TTP 相关死亡、复发和血栓栓塞事件的复合发生率
- 血小板输注仅适于有出血记录或需手术或其他有创性操作的重度血小板减少患者
- 抗血小板药物（阿司匹林、潘生丁）有争议
- 难治性患者可接受脾切除术
- 很少需要血液透析治疗

慢性期治疗

- 复发性 TTP 可以再次使用 TPE 治疗
- 对常规治疗无反应的 TTP 可使用利妥昔单抗治疗，偶尔可使用化疗药物（环磷酰胺、长春新碱）
- 缓解期患者行脾切除术可以降低复发率

处置

- 接受 TPE 的 TTP 患者生存率超过 80%
- 达到初始缓解的患者有 20% ~ 40% 复发

 重点和注意事项

专家点评

- 在产科或急诊科就诊时出现不明原因神经、胃肠道或肾损害症状的孕妇需考虑 TTP
- 未接受治疗的 TTP 患者病死率为 90%
- 病理报告显示蛋白酶体抑制剂硼替佐米可能通过消除患者体内产生抗 ADAMTS13 抗体的自身反应性浆细胞，而使得对 TPE 和利妥昔单抗治疗反应差的患者获益

相关内容

溶血性尿毒症综合征（相关重点专题）

推荐阅读

Joly BS et al: Thrombotic thrombocytopenic purpura, *Blood* 129(21):2836-2846, 2017.

Kremer Hovinga JA, George JN: Hereditary thrombotic thrombocytopenic purpura, *N Engl J Med* 38:1653-1662, 2019.

Mazepa MA et al: Taking Empiricism out of Immune thrombotic thrombocytopenic purpura: current and future treatment strategies, *Transfus Med Rev* 33(4):248-255, 2019.

Naik S et al: Successful treatment of congenital TTP with a novel approach using plasma-derived factor VIII, *J Pediatr Hematol Oncol* 35:551-553, 2013.

Patriquin CJ et al: Bortezomib in the treatment of refractory thrombotic thrombocytopenic purpura, *Br J Haematol* 173(5):779-785, 2016.

Saha M et al: Thrombotic thrombocytopenic purpura: pathogenesis, diagnosis and potential novel therapeutics, *J Thromb Haemost* 15(10):1889-1900, 2017.

Scully M et al: Caplacizumab treatment for acquired thrombotic thrombocytopenic purpura, *N Engl J Med* 380(4):335-346, 2019.

第18章 肝素诱导的血小板减少症
Heparin-Induced Thrombocytopenia

Robert Matera，John L. Reagan

陈国鹏 译 蒲红斌 审校

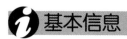 **基本信息**

定义

肝素诱导的血小板减少症（heparin-induced thrombocytopenia，HIT）有两种形式。Ⅰ型是由于非免疫因素介导的血小板聚集，在接触肝素的两天内出现轻度、一过性血小板数量的下降。这是一种良性反应，继续使用肝素，血小板计数也可恢复正常。本章将重点介绍Ⅱ型HIT，这是一种由抗体介导的血小板减少症，并且有血栓形成的风险。

同义词

Ⅱ型肝素诱导的血小板减少症

肝素诱导的血小板减少症和血栓形成（HITT）

肝素相关性免疫性血小板减少症

ICD-10CM 编码

D75.82 肝素诱导的血小板减少症（HIT）

流行病学和人口统计学

发病率： 在各种临床环境中，使用肝素的患者中有 0.2% ～ 5% 会发生本病。HIT 起初常被漏诊；然而引入 HIT 抗体 ELISA 检测以来，在不考虑临床状况的前提下，都存在过度诊断 HIT 的倾向

好发性别和年龄： 女性的风险略高于男性。更常见于成人，但也可能发生于儿童

危险因素： 肝素类型（未分级肝素的风险是低分子量肝素的 10 倍）、剂量（尽管不存在用药剂量够低就不会导致 HIT 的情况，但是治疗剂量可能比预防剂量风险更大）和持续时间（暴露时间越长，

风险越大）；患者类型（外科患者，特别是心脏和骨科患者，比内科患者风险更高）。HIT 的危险因素汇总在表 18-1 中

表 18-1　肝素诱导的血小板减少症的危险因素

肝素类型	未分级肝素＞低分子量肝素＞磺达肝素
患者类型	术后（大手术＞小手术）＞内科＞产科 / 儿科
剂量[a]	预防剂量＞治疗剂量＞冲洗剂量
疗程	11 ～ 14 天[b] ＞ 5 ～ 10 天＞ 4 天或更短
性别	女性＞男性

[a] 由于患者类型的复合作用，肝素剂量的影响不固定［例如，术后患者倾向于接受预防剂量的肝素，而内科患者（如静脉血栓栓塞患者）更可能接受治疗剂量的肝素］；但是，在术后接受预防性肝素治疗的患者中，肝素诱导的血小板减少症（HIT）的报道频率相对较高。

[b] 肝素暴露超过 14 天通常不会比已经暴露了 11 ～ 14 天的 HIT 风险更高。

From Hoffman R et al: Hematology, basic principles and practice, ed 7, Philadelphia, 2018, Elsevier.

体格检查和临床表现

出现以下情况应当怀疑本病：

- 最近 5 ～ 10 天内接触肝素或之前 3 个月内接触肝素
- 原因不明的血小板计数降至较治疗前基线值低 50%
- 肝素注射后 5 ～ 10 天出现血小板减少症
- 静脉或动脉血栓形成［例如，深静脉血栓（DVT）或股蓝肿、肺栓塞、肝素注射部位皮肤坏死、肢体坏疽、肾上腺出血、卒中或海绵窦血栓形成、心肌梗死］
- 肝素快速注射给药期间的急性过敏反应

病因学

当 IgG 抗体与肝素和血小板因子 4（PF4）的复合物结合时发生本病，PF4 是血小板在激活过程中释放的一种凝血酶原细胞因子。由此产生的免疫复合物激活相邻的血小板，导致进一步释放 PF4，产生额外的抗体，最终导致血小板聚集并过早地从循环中移除（引起血小板减少）。这一过程还导致凝血酶生成增加，HIT 中血栓形成的完整机制尚不完全清楚。

Dx 诊断

鉴别诊断

引起的血小板减少的其他原因包括：

- 脓毒症或感染
- 弥散性血管内凝血
- 免疫性血小板减少症
- 血栓性血小板减少性紫癜
- 溶血性尿毒症综合征
- 药物诱导的血小板减少症（肝素除外）
- 抗磷脂抗体综合征
- 肝衰竭
- 脾隔离症
- 血管内器械

评估

首先最重要的，HIT 是一种依靠实验室检查可明确诊断的临床疾病。有关预测概率的检查，请参照表 18-2。如果患者的预测概率得分较低，则可以安全地继续使用肝素，并且不需要进行进一步的 HIT 检测。预测概率为中到高的患者需要进行 HIT 检查（表 18-3），对下肢深静脉血栓进行成像检查（如果下肢存在肿胀或已放置静脉导管，考虑上肢成像），停止使用肝素，并开始替代抗凝。没有 HIT 抗体的中到高预检概率或只有弱阳性 HIT 抗体的中等预测概率的患者（基于下文讨论的光密度）可以恢复使用肝素，因为在这些情况下不可能发生 HIT。抗体呈弱阳性或抗体呈中至强阳性的高预测概率的患者大概率有 HIT，应进行治疗。

实验室检查

实验室检查方法大致可分为两类：免疫分析（高敏感性）和功能分析（高特异性）。

在临床中，用 ELISA 检测 HIT 抗体可能会有用。这种检测非常敏感，但不具特异性。大多数 HIT 抗体检测呈阳性的患者不会发展为临床性 HIT。因此，HIT 抗体检测对于排除 HIT 而不是确诊 HIT 更为有效。

表 18-2 评估肝素诱导的血小板减少症预测概率的 4T s 评分

	分数（4 个参数中每个分值为 0、1 或 2；最大分值＝ 8）		
	2	1	0
血小板减少（急性）	血小板计数下降超过 50%，最低点≥ 20×10⁹/L	血小板计数下降 30% ～ 50%；或最低点 10 ～ 19×10⁹/L	血小板计数下降＜ 30%；或最低点≤ 10×10⁹/L
血小板计数下降或其他后遗症的时间	发病第 5 ～ 10 天或＜ 1 天（如果肝素暴露在 30 天内）	＞第 10 天，时间不确定；或＜第 1 天，最近 31 ～ 100 天使用肝素	血小板计数下降＜ 4 天（近期无肝素暴露）
血栓形成或其他后遗症	新血栓形成；皮肤坏死；肝素后全身急性反应	进行性或复发性血栓形成；红斑性皮肤病变；疑似血栓——未确诊	无
血小板减少症的其他原因	没有其他导致血小板计数下降的原因	明显存在其他潜在原因	明确存在其他原因

预测概率得分：6 ～ 8 ＝高；4 ～ 5 ＝中；0 ～ 3 ＝低

From Vincent JL et al：Textbook of critical care，ed 7，Philadelphia，2017，Elsevier.

表 18-3 肝素诱导血小板减少症的实验室检查

检查	敏感性（%）	特异性（%）	阳性预测值（%）	阴性预测值（%）
功能检查（如血清素释放试验）	88	～ 100	～ 100	81
PF4/肝素酶免疫分析（ELISA）	95 ～ 98	86	93	95

ELISA，酶联免疫吸附试验；PF4，血小板因子 4。
From Goldman L，Schafer AI：Goldman's Cecil medicine，ed 24，Philadelphia，2012，Saunders.

　　HIT 抗体光密度（OD）可作为 HIT 抗体浓度的相关指标。OD 定义范围为弱阳性（0.4 ～ 1.0）、中度阳性（1.0 ～ 2.0）或强阳性（＞ 2.0）。OD 弱阳性（0.4 ～ 1.0）与功能检测阳性（1% ～ 5%）相关性很低，而 OD ＞ 2.0 几乎总是功能检测阳性（89% ～ 100%）。OD 值越高，预测概率得分越高，血栓形成的风险也越高。值得注意的是，HIT 抗体 IgG 亚型是 HIT 的病理抗体，因此使用 IgG 特异性

ELISA 试剂盒会提高检测多特异性抗体（IgA/M/G）的特异性。一般来说，4T 临床预测得分中预测概率低的患者不应该进行 HIT 抗体检测，因为它有 99% 以上的阴性预测值，而所有中高预测概率的患者都可以从 HIT 抗体检测中受益。

HIT 的金标准检测是通过功能性 5- 羟色胺释放试验（14C-SRA）测量肝素依赖的血小板激活。这既是一种高度敏感的测试，也是一种特殊的测试。捐献者的血小板用 5- 羟色胺进行放射性标记，然后与患者血清和肝素孵育。如果患者血清中存在抗血小板因子 4- 肝素复合体的抗体，血小板就会做出反应，释放放射性标记的 5- 羟色胺，然后进行检测。这项检测的可用性和周转时间取决于所在医疗机构，这可能会影响该检测的临床实用性。只有抗体 OD 弱阳性的中等预测概率的病例最能从确诊性 SRA 检测中受益。

总体而言，HIT 的诊断可以通过① OD > 2.00 的阳性 ELISA 或② 阳性功能试验来确诊。

影像学检查

可在规范的临床环境下行肢体多普勒超声检查。

Rx 治疗

- 对于中高度预测概率的患者，停止所有肝素药物治疗。即使临床上患者没有明显血栓形成，在随后的 30 天内也有发生意外血栓的显著风险。因此，患者必须开始使用其他抗凝剂
- 两种直接的凝血酶抑制剂都被批准用于这一适应证（表 18-4）：
  1. 阿加曲班（肾衰竭和血液透析患者的首选药物；肝功能不全患者避免使用）
  2. 比伐卢定（仅批准给正在接受经皮冠状动脉介入治疗的 HIT 患者或有 HIT 风险的患者使用；肾衰竭时需要调整剂量）
- 注：来匹卢定不可使用。在美国以外的地方，可以使用凝血因子 Xa 抑制剂达那肝素
- 如果没有危及生命的出血或严重血小板减少，应避免进行血小板输注。若出血的风险很低，在 HIT 中输注血小板会增加动脉血栓形成的风险
- 直接凝血酶抑制剂应该作为单一药物继续使用，直到血小板计数恢复到基线（一般为 $150 \times 10^9/L$，但要考虑特殊情况）

表 18-4 比伐卢定和阿加曲班的治疗方案

抗凝剂	HIT 相关血栓形成的给药方案	抗凝监测 [a]	清除	半衰期（min）	注释
比伐卢定	不快速注射；初始输注速率：0.15 ～ 0.20 mg/（kg·h）	1.5 ～ 2.5× 基线 aPTT	酶（80%）；肾（20%）	25	HIT 的适应证外治疗（尽管已批准 HIT 患者用于 PCI）；INR 轻微延长（与阿加曲班相比）
阿加曲班	不快速注射；初始输注速率：2 μg/（kg·min）	1.5 ～ 3.0× 基线 aPTT	肝	40 ～ 50	肝功能不全时初始剂量 0.5 μg/（kg·min）[b]；INR 中度或明显延长，与华法林抗凝治疗重叠

所示给药方案适用于大多数强烈疑诊或确诊为 HIT 的患者，无论是否伴有血栓形成。（当给 PCI 患者时，比伐卢定和阿加曲班的剂量有很大不同）。aPTT，激活部分促凝血酶原激酶时间；HIT，肝素诱导的血小板减少症；INR，国际标准化比；PCI，经皮冠状动脉介入治疗。

[a] 一般来说，在适当的情况下，应使用患者的基线 aPTT 来计算目标范围；否则可以使用平均实验室正常范围。

[b] 重症监护病房、心力衰竭或心脏术后患者也应减少初始剂量（如每分钟 0.5 ～ 1.2 μg/kg）。

Modified from Hoffman R et al：Hematology，basic principles and practice，ed 7，Philadelphia，2018，Elsevier.

- 在血小板恢复后可加用华法林（最大剂量为每日 5 mg，以降低华法林引起的皮肤坏死和肢体静脉坏疽的风险）。这种重叠疗法应持续到血小板计数达到稳定水平，INR 达到目标值（通常为 2 ～ 3，尽管指南可能会因阿加曲班而有所不同，因为其人为地提高了 INR），直接凝血酶抑制剂和华法林的使用至少重叠 5 天

- 治疗的时长是有争议的，但大多数临床医生都认为在没有血栓形成的情况下，至少需要 1 个月的替代抗凝治疗，而在有血栓形成的情况下，至少需要 3 ～ 6 个月的治疗

- 磺达肝素是一种可以抑制凝血因子 X，但不能抑制凝血酶的人工合成五糖化合物，尽管还没有得到 FDA 的批准，但其正越来越多地被用于治疗 HIT（表 18-5）。最新数据表明，它与直接凝血酶抑制剂具有相似的疗效，另外还有更低的出血风

表 18-5　达那肝素和磺达肝素的处理时间表

抗凝剂	HIT 相关血栓形成的治疗剂量方案[a]	抗凝监测	清除	半衰期（h）	注释
达那肝素	初始快速注射，2250 U[b] IV；加速输注（400 U/h×4 h，300 U/h×4 h；然后 200 U/h IV，随后根据抗因子 Xa 水平进行调整）	抗因子 Xa 水平（目标 0.5 ～ 0.8 U/ml）	肾（次要方式）	25	广泛被批准用于 HIT 治疗（然而在美国没有）；在美国不可用；体内交叉反应风险低；当临床怀疑 HIT 可能性较低时，预防剂量治疗[c]可能是合适的
磺达肝素	每天一次 7.5 mg[d] 皮下注射	抗因子 Xa 水平（目标水平尚未确定）	肾（主要方式）	17	未被批准用于 HIT 治疗（尽管越来越多地用作适应证外治疗）。当临床怀疑 HIT 可能性较低或有肾功能不全时，预防剂量治疗[e]可能是合适的

HIT，肝素诱导的血小板减少症；IV，静脉注射。

[a] 治疗剂量通常适用于强烈疑诊或确诊的 HIT（包括"孤立"HIT，即没有明显血栓形成的 HIT），或当有血栓形成记录时。

[b] 根据体重调整快速静脉注射达那肝素剂量：＜ 60 kg，1500 U；60 ～ 75 kg，2250 U；75 ～ 90 kg，3000 U；＞ 90 kg，3750 U。

[c] 预防剂量方案，每 8 h 皮下注射 750 U（对于肾衰竭患者，减至每 12 h 750 U）。

[d] 体重＜ 50 kg 为 5 mg，体重＞ 100 kg 为 10 mg；对于严重的 HIT，作者有时会给予第一剂和（或）第二剂 10 mg（而不是 7.5 mg）。由于 HIT 治疗通常在下午开始，因此作者通常在上午 8 点给予第二剂（及后续剂量）（即，第一剂和第二剂之间的间隔通常仅为 14 ～ 20 h 而不是 24 h），这有助于更快地达到稳态治疗。如果用于肾功能不全的患者，应减少剂量并进行抗因子 Xa 水平监测。

[e] 预防剂量方案，每天皮下注射 2.5 mg（假设肾功能正常）。

From Hoffman R et al：Hematology，basic principles and practice，ed 7，Philadelphia，2018，Elsevier.

险，更容易（皮下）给药，以及更低的成本。然而，很少有磺达肝素引起的 HIT 病例报道

- 直接口服抗凝剂（如利伐沙班、达比加群、阿哌沙班）的使用正在研究中。回顾研究显示 DOACs 对 HIT 的治疗是安全有效的，尽管仍缺乏随机前瞻性数据
- 在确诊的患者中，应终身避免使用所有肝素产品。一个可能的特例是需要简单的术中抗凝的患者，如心脏旁路移植术

转诊

请求血液科会诊。

 # 重点和注意事项

专家点评

- 反常的是，HIT 会导致血小板减少和凝血，而不是出血
- 目前尚不清楚 HIT 患者是否终身不得使用肝素。数年后再次使用肝素治疗的复发风险相对较低，在一项小型研究中约为 5%（尽管围手术期的复发风险较高）。如果这类患者手术时需要肝素（如体外循环旁路移植术），可以考虑围手术期使用阿加曲班
- 在给服用阿加曲班与华法林的患者进行旁路移植术时，请咨询凝血实验室和（或）血液学实验室，因为在大多数检测中，阿加曲班会同时提高 INR。出于这个原因，一些临床医生会在桥接期使用比 2～3 更高的 INR
- 在没有抗凝或 DVT 预防措施的情况下要警惕肝素暴露：住院患者经常接触到肝素冲洗、肝素涂层导管或肝素涂层导丝——任何一种都可能导致 HIT

预防

对于肌酐清除率稳定在 30 ml/min 或更高的住院患者，强烈考虑使用低分子量肝素代替普通肝素。这样的预防策略可将 HIT 风险降低 90% 以上，并在检测和治疗方面节省成本。

推荐阅读

Aljabri A et al: Cost-effectiveness of anticoagulants for suspected heparin-induced thrombocytopenia in the United States, *Blood* 128:3043-3051, 2016.

Arepally GM: Heparin-induced thrombocytopenia, *Blood* 129(21):2864-2872, 2017.

Cuker A, Arepally GM, Chong BH et al: American Society of Hematology 2018 guidelines for management of venous thromboembolism: heparin-induced thrombocytopenia, *Blood Adv* 2(22):3360-3392, 2018.

Greinacher A: Clinical Practice. Heparin-induced thrombocytopenia, *N Engl J Med* 373:252-261, 2015.

Kang M et al: Fondaparinux for the treatment of suspected heparin-induced thrombocytopenia: a propensity score-matched study, *Blood* 125:924-929, 2015.

Linkins LA et al: Treatment and prevention of heparin-induced thrombocytopenia: antithrombotic therapy and prevention of thrombosis, ed 9: American College of Chest Physicians evidence-based clinical practice guidelines, *Chest* 141(Suppl 2):e495S-e530S, 2012.

McGowan KE et al: Reducing the hospital burden of heparin-induced thrombocytopenia: impact of an avoid-heparin program, *Blood* 127:1954-1959, 2016.

Nagler M et al: Diagnostic value of immunoassays for heparin-induced thrombocytopenia: a systematic review and meta-analysis, *Blood* 127:546-557, 2016.

Warkentin TE et al: Direct oral anticoagulants for treatment of HIT: update of Hamilton experience and literature review, *Blood* 130:1104-1113, 2017.

Warkentin TE et al: The serological profile of fondaparinux-associated heparin-induced thrombocytopenia syndrome, *Thromb Haemost* 108:394-396, 2012.

第 19 章　脾功能亢进
Hypersplenism

Sudeep K. Aulakh

陈国鹏　译　秦然　审校

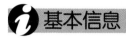 基本信息

定义

　　脾功能亢进是一种以脾大、血细胞减少（以下一种或多种：贫血、血小板减少或白细胞减少）和代偿性骨髓增生为特征的综合征。这些血细胞减少可通过脾切除术纠正。

ICD-10CM 编码
　　D73.1　脾功能亢进

流行病学和人口统计学

　　最常见于肝病、血液系统恶性肿瘤和感染患者。

体格检查和临床表现

- 症状取决于脾的大小、生长速度和潜在疾病
- 病史：早饱，腹部不适或饱胀，急性左上腹（LUQ）疼痛（梗死形成，隔离症），左肩疼痛
- 体格检查：脾大（正常脾通常无法触及），LUQ 压痛，LUQ 出现摩擦感（提示脾梗死），血细胞减少表现

病因学

- 脾是血液和免疫系统（抗原处理和抗体合成）的重要组成部分。脾负责修饰（清除微粒和寄生虫）和清除衰老或易变形的红细胞。它还可以过滤血液，去除循环中的异物（微生物）和其他颗粒（例如，被补体或抗体包裹的细胞）。脾是血小板储存器，可储存 30% 的血小板。在某些疾病状态下，它可以成为造血的场所，脾大时脾功能亢进
- 脾大会增加通过红髓的血液流量，导致正常或异常血细胞脾异常聚集。脾的大小决定了俘获细胞的数量。多达 90% 的血小板可聚集在变大的脾中。血液流经脾的时间延长导致红细

胞破坏增加。血小板和白细胞即使在隔离状态下仍具有正常的生存时间，并且在需要时可以使用

- 脾大可通过稀释作用加重血细胞减少症表现，这或可由血容量增加所致

Dx 诊断

鉴别诊断

几乎任何原因造成的脾大都可引起脾功能亢进。

- 脾淤血：肝硬化（门静脉高压）；充血性心力衰竭；门静脉、脾或肝静脉血栓形成
- 血液病原因：溶血性贫血、球形细胞增多症、椭圆形细胞增多症、镰状细胞贫血、地中海贫血、髓外造血、慢性输血、粒细胞集落刺激因子使用后
- 感染：病毒性（肝炎、传染性单核细胞增多症、巨细胞病毒、HIV/AIDS）、细菌（心内膜炎、脓毒症、结核、沙门菌、布鲁氏菌）、寄生虫（巴贝虫病、疟疾、利什曼病、血吸虫病、弓形虫病）、真菌
- 恶性肿瘤：急性白血病、慢性白血病、淋巴瘤、骨髓增殖性疾病（真性红细胞增多症、原发性血小板增多症、骨髓纤维化）、脾或转移性肿瘤
- 炎症性疾病：风湿热、类风湿关节炎（费尔蒂综合征）、系统性红斑狼疮、结节病、血清病
- 浸润性疾病：淀粉样变、戈谢病、尼曼-皮克病、糖原贮积病

评估

病史（包括旅行史），体格检查，实验室检查，影像学检查。

实验室检查

- 全血细胞分类计数：血细胞减少，中性粒细胞增多（感染）
- 外周血涂片：红细胞和白细胞形态（异常细胞可能提示感染、恶性肿瘤、骨髓疾病、风湿病）、病原体（细菌、疟疾、巴贝虫病）
- 骨髓穿刺/活检：细胞系增生；血液学、浸润性或感染性疾病
- 诊断疑似脾大的检查：肝功能、肝炎血清学、HIV、类风湿因子、抗核抗体、组织活检

- 注：红细胞总量（51Cr 测定）可用于评估贫血的严重程度。红细胞总量测量将区分真正的贫血（红细胞减少）和稀释性贫血（血浆增多）

影像学检查

影像学检查的选择取决于潜在的病理学。

- 超声：判断脾大小，囊肿或脓肿的存在
- CT 对比：估计体积，获取结构信息：囊肿、脓肿、恶性肿瘤
- MRI：用于评估血管病变和感染的最有效方法
- 核医学：肝脾扫描：评估解剖结构和功能；可能提示存在门静脉高压
- 根据病史和检查建议考虑其他检查：胸片、超声心动图、PET 扫描

Rx 治疗

急性期治疗

- 治疗潜在疾病
- 如果满足以下条件，则考虑行脾切除术：
  1. 根除潜在的病因
  2. 疾病迁延不愈（严重的血细胞减少），对治疗无应答
  3. 诊断所需

风险：

- 感染（特别是荚膜菌）：脾切除术后的前 2 年感染风险最高。无脾患者的脓毒症和感染相关死亡率增加 2 ～ 3 倍。降低感染风险的措施包括：
  1. 脾切除术前至少 2 周接种肺炎球菌（PCV13 和 PPSV23）、脑膜炎球菌（MenACWY 和 MenB）和 b 型流感嗜血杆菌（Hib）疫苗（如果之前未接种）。首选：接种 PCV13 序贯 PPSV 23 疫苗（后者需在前者接种至少 8 周后再接种）。如果已经接种过 PPSV23 疫苗，PCV13 疫苗应至少在 1 年后接种。5 年后和 65 岁后（上次接种后 5 年）再次接种 PPSV23。每 5 年重复接种脑膜炎球菌（MenACWY）疫苗。每年接种灭活或重组流感疫苗。注：若术前 2 周不能接种疫苗则应在术后 2 周开始接种。确保按各年龄段的免疫计划进行疫苗接种
  2. 高危患者脾切除术后预防性使用抗生素

3. 向患者普及感染后及早使用抗生素的重要性，并在出现感染迹象后迅速就诊

- 血栓栓塞并发症，尤其是门静脉血栓形成风险增加
- 可能增加动脉粥样硬化性心脏病和癌症的风险
- 若脾作为骨髓衰竭（如骨髓纤维化）后造血代偿的主要部位，则不应进行脾切除术
- 其他选择包括部分脾切除术，部分脾动脉栓塞，射频消融术，门体分流术（用于充血性脾大）

处置

- 脾切除术通常可纠正血细胞减少；数周内细胞计数恢复正常
- 脾切除术可减轻门静脉高压
- 预后取决于基础疾病

转诊

转诊至血液科。

 重点和注意事项

脾功能亢进造成的血小板减少通常为中度减少（$> 50 \times 10^9/L$），无症状；重度血小板减少（$< 20 \times 10^9/L$）提示其他诊断。

相关内容

费尔蒂综合征（相关重点专题）

推荐阅读

Centers for Disease Control and Prevention: *Recommended immunization schedule for adults aged 19 years or older, United States.* www.cdc.gov/vaccines/schedules.

Kristinsson SY et al: Long-term risks after splenectomy among 8,149 cancer-free American veterans: a cohort study with up to 27 years follow-up, *Haematologica* 99(2):392, 2014.

Lv Y et al: Causes of peripheral cytopenia in hepatitic cirrhosis and portal hypertensive splenomegaly, *Exp Biol Med* 242(7):744, 2017.

Wang YB et al: Partial splenic artery embolization to treat hypersplenism secondary to hepatic cirrhosis: a meta-analysis, *Am Surg* 83(3):274, 2017.

第 20 章 抗磷脂抗体综合征
Antiphospholipid Antibody Syndrome

Jozal Waroich，John L. Reagan

王鹏 译 蒲红斌 审校

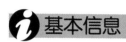 基本信息

定义

抗磷脂抗体综合征（antiphospholipid antibody syndrome，APS）是最常见的获得性血栓形成疾病，其特征是动脉或静脉血栓形成的临床表现和（或）妊娠期发病以及至少一种类型的抗磷脂自身抗体（aPL）的持续存在。aPL 是针对阴离子磷脂和磷脂结合蛋白辅因子的抗体。这些自身抗体导致促凝血因子的刺激和血纤蛋白溶解系统的抑制。MTOR 通路上调，Toll 样受体信号传导、血管内皮、单核细胞、中性粒细胞、血小板、补体、促炎性细胞因子的活化以及各种凝血和纤维蛋白溶解途径靶点的激活都在此过程中发挥作用。

aPLs 有三种类型：

- 抗心磷脂抗体（在 23% ~ 44% 的患者中检测到）
- 狼疮抗凝物（在约 34% 的患者中检测到）
- 抗 β2- 糖蛋白 I 抗体（在约 20% 的患者中检测到）

APS 可为原发性或继发于风湿性疾病，最常见的是系统性红斑狼疮（SLE）。APS 可影响所有器官系统，包括静脉和动脉血栓形成、反复流产和血细胞减少，包括血小板减少和微血管病性溶血性贫血。

同义词

抗磷脂综合征

ICD-10CM 编码
D68.61 抗磷脂综合征

流行病学和人口统计学

患病率：

- 多达 5% 的无血栓形成史的健康个体的 aPLs 呈阳性

- 大约 10% 的深静脉血栓形成患者有 aPLs
- 在 50 岁以下发生脑血管意外（CVA）的女性中，近 20% 的 aPLs 呈阳性
- 反复流产妇女中 10% ～ 15% 的 aPLs 呈阳性
- 无 APS 的 aPLs 阳性可见于使用某些药物、感染、恶性肿瘤和自身免疫性疾病的患者

好发年龄：青年到中年成人

危险因素：

- 潜在的 SLE 和胶原血管病；其他自身免疫性疾病，包括类风湿关节炎、干燥综合征、贝赫切特综合征、原发免疫性血小板减少症（也称为特发性血小板减少性紫癜）、AIDS
- 大多数人在其他方面都很健康，没有潜在的疾病
- 血栓形成的风险会因全身性高凝状态的其他病因而增加，包括口服避孕药、妊娠、吸烟、制动、遗传性易栓症、恶性肿瘤和高脂血症

预后：

- 10 年生存率达 91%
- 使用推荐的治疗方法妊娠成功率为 71%；早产和宫内生长受限是常见的并发症

遗传学：存在一些 APS 阳性家族，人类白细胞抗原（HLA）研究表明疾病与 HLA DR7，DR4 和 Dqw7＋Drw53 相关

体格检查和临床表现

检查中未发现特征性表现；表 20-1 总结了抗磷脂抗体存在的其他特征，包括与缺血或梗死一致的异常发现。

- 血栓形成（图 20-1）：

APS 患者有静脉和动脉血栓形成的风险。静脉血栓形成更为常见，约有 30% 的 APS 患者以静脉血栓为首发表现。在所有深静脉血栓形成患者中，约有 10% aPL 阳性。深静脉血栓形成最常见的部位是小腿，但血栓也可能发生在肾、肝、腋窝、锁骨下、腔静脉和视网膜静脉。动脉血栓形成最常见的部位是脑血管，其次是冠状动脉、肾动脉、肠系膜动脉和旁路动脉。复发性血栓形成常见于 APS

- 常见受累器官系统包括：
  1. 中枢神经系统：卒中、短暂性脑缺血发作、偏头痛、多发性脑梗死性痴呆、癫痫、运动障碍、横贯性脊髓炎、视网膜静脉或动脉闭塞

表 20-1　提示抗磷脂抗体存在的其他特征

临床

网状青斑

血小板减少（通常为 50 000 ～ 100 000/mm³）

自身免疫性溶血性贫血

心脏瓣膜病（赘生物或增厚）

多发性硬化样综合征、舞蹈症或其他脊髓病

From Firestein GS et al：*Kelley's textbook of rheumatology*，ed 9，Philadelphia，2013，WB Saunders.

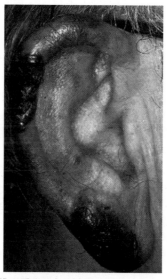

扫本章二维码看彩图

图 20-1　（扫本章二维码看彩图）抗磷脂抗体综合征的皮肤血栓形成（From James WD et al：Andrews' diseases of the skin，ed 12，Philadelphia，2016，WB Saunders.）

2. 肺：肺栓塞和梗死，肺动脉高压，急性呼吸窘迫综合征，弥漫性肺泡出血

3. 心脏：Libman-Sacks 心内膜炎、心脏内血栓形成、冠状动脉疾病、心肌梗死、瓣膜病、左室舒张功能不全

4. 胃肠道：腹痛、因缺血引起的胃肠道出血、脾或胰腺梗死、肝静脉血栓形成、布-加综合征

5. 肾：高血压、肾梗死、肾动脉或静脉血栓形成、急性肾衰竭、肾小球损害（包括膜性肾病）、微小病变性肾小球病和寡免疫性肾小球肾炎

6. 血液：血小板减少症，溶血性贫血

7. 内分泌：继发于肾上腺出血和血栓形成（较少发生）的艾迪生病

8. 皮肤：网状青斑，皮肤坏死，皮肤溃疡，股蓝肿，手指坏疽（图 20-2）

9. 产科：反复自然流产，早产或胎儿生长受限

- 灾难性 APS（CAPS）（表 20-2）：CAPS 是一种快速进行的多器官血栓性疾病。大约 1% 的 APS 是 CAPS；大约 45% 的 CAPS 最初并不作为 APS 出现。CAPS 的死亡率很高（50%）。要诊断灾难性 APS，必须满足 4 个条件：

  1. 3 个或更多器官、系统和（或）组织受累及的证据。最常见的症状是腹痛、呼吸困难、神经系统症状、胸痛和皮疹

  2. 症状同时出现或者间隔 ≤ 1 周

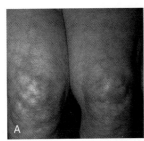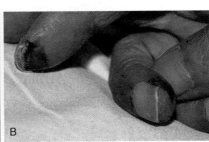

图 20-2 （扫本章二维码看彩图）**抗磷脂综合征**。这种疾病的临床表现是多样的，包括图中所示。A. 抗心磷脂抗体患者膝关节周围的网状青斑。生理性青斑是相对良性的病变且损害不明显。B. 指端梗死，几种血管闭塞性疾病的非特异性特征［From White GM，Cox NH（eds）：Diseases of the skin，a color atlas and text，ed 2，St Louis，2006，Mosby.］

表 20-2　灾难性抗磷脂综合征（CAPS）的鉴别诊断

实验室异常	CAPS	TTP	DIC
微血管病性溶血性贫血	－	＋	＋
血小板减少	＋	＋	＋
纤维蛋白原 /FDP	正常 / 正常	正常 / 升高	降低 / 升高
抗心磷脂抗体	＋	－	－
狼疮抗凝物	＋	－	－

DIC，弥散性血管内凝血；FDP，纤维蛋白降解产物；TTP，进展时间。

3. 通过组织病理学证实至少一个器官或组织中的小血管闭塞

4. 实验室证实 aPL 的存在

病因学

- 血管内皮细胞被 aPLs 激活,导致黏附和促凝分子(如组织因子和血管性血友病因子)上调

- 表 20-3 和框 20-1 总结了抗磷脂综合征的致病机制。框 20-2 总结了抗磷脂综合征导致流产的机制

- aPLs 激活单核细胞产生炎症性细胞因子和其他组织因子的表达,促进促凝状态

- aPLs 通过补体激活中性粒细胞,引起中性粒细胞胞外陷阱的释放导致凝血酶的增加

- aPL 与糖蛋白 1b 和 ApoE 受体 2 结合导致血小板活化和血小板黏附增加

- aPL 结合降低抗凝血酶和蛋白 C 的活性,同时降低活化蛋白 C 灭活凝血因子 V 和凝血因子 Ⅷ 的能力

- aPL 与膜联蛋白 A2(组织纤溶酶原激活物受体)结合促进了 APS 中的血栓前状态

- 雷帕霉素复合物的哺乳动物靶点(mTORC)已被证明参与了内皮的激活及单核细胞中组织因子和 IL-8 的调节表达

- Toll 样受体 4、7 和先天性免疫系统的触发与内皮的活化和血栓前状态的发展有关

- 抗其他抗原(如磷脂酰丝氨酸、磷脂酰乙醇胺和其他复合物)的自身抗体已在 APS 患者中发现,但其临床意义尚不明确

表 20-3 抗磷脂综合征的发病机制

I. aPL 介导的组织因子表达的促进

　A. 内皮细胞的直接损伤及随后的抗 β2-GPI 结合

　B. 膜联蛋白 A2/TLR4/apoER2 诱导血栓前黏附表型的信号转导

　C. 黏附分子和组织因子对内皮细胞的诱导及细胞因子的释放

II. aPL 抗体对血小板和单核细胞的活化作用

　A. 通过 apoER2′、GPIbα 和(或)β2-GPI 血小板因子 4 相互作用激活血小板

　B. β2-GPI 对 vWF 介导血小板黏附的影响

　C. 单核细胞活化导致组织因子、VEGF、细胞因子表达增加

　D. 单核细胞活化引起线粒体功能障碍和氧化应激

III. 内源性抗凝剂的抑制与纤溶机制

  A. 膜联蛋白 A5 抗凝屏蔽的破坏

  B. 通过膜联蛋白 A2，β2-GPI 辅因子活性，Ⅻa 的自激活，纤溶酶的直接抑制和 PAI-1 的增加干扰纤维蛋白溶解

  C. 蛋白 C 途径的抑制：蛋白 C 活性降低，因子Va 和因子Ⅷa 的 APC 蛋白水解障碍，蛋白 C 和 EPCR 结合的抑制

  D. 干扰组织因子途径抑制剂

IV. aPL 介导的补体激活

  A. 细胞表面抗 β2-gp-HLA-DR7 复合物的抗体触发补体介导的细胞毒性

V. aPL 抗体对滋养层细胞和子宫内膜细胞的直接激活作用

  A. 滋养层细胞异常增殖、迁移和侵袭，滋养层细胞凋亡增加，HCG 和黏附分子分泌减少

  B. 蜕膜子宫内膜细胞分化破坏

  C. 母体螺旋动脉转化和成熟的破坏

VI. 其他机制

  A. mTORC 通路介导的血管病变

  B. 内皮细胞和血小板释放促凝微粒

APC，活化蛋白 C；aPL，抗磷脂自身抗体；apoER2，载脂蛋白 E 受体 2；EPCR，内皮细胞蛋白 C 受体；β2-GPI，β2-糖蛋白 I；HCG，人绒毛膜促性腺激素；HLA，人类白细胞抗原；mTORC，雷帕霉素复合物的哺乳动物靶点；PAI-1，纤溶酶原激活物抑制物 1；TLR，Toll 样受体；VEGF，血管内皮生长因子；vWF，血管性血友病因子。

From Hoffman R et al: Hematology, basic principles and practice, ed 7, Philadelphia, 2018, Elsevier.

框 20-1　抗磷脂综合征血栓形成机制

- 抗磷脂抗体与细胞（内皮细胞、单核细胞、血小板）的相互作用
- 细胞信号通路的激活
- 促凝血因子（组织因子）和黏附分子的转录
- 补体激活
- 一氧化氮生成受损
- 纤维蛋白溶解的抗磷脂抗体失活
- NETs 的释放增加和降解降低

NET，中性粒细胞胞外陷阱。

框 20-2　抗磷脂综合征的流产机制

- 胎盘内血栓形成
- 滋养层侵袭和激素生成受损
- 补体系统活化
- 抗 β2-GPI 干扰滋养细胞生长和分化导致的胎盘发育不良
- IgG 抗磷脂抗体 -β2-GPI 复合物取代膜联蛋白 A5

β2-GPI，β2- 糖蛋白 I；Ig，免疫球蛋白。

(Dx) 诊断

鉴别诊断

其他高凝状态（遗传性或获得性）：

- 遗传性：抗凝血酶 III、蛋白 C 和蛋白质 S 缺乏、V 因子 Leiden、凝血酶原基因突变
- 获得性：肝素诱导的血小板减少症、骨髓增生综合征、恶性肿瘤
- 还应考虑导致反复流产的其他原因（例如解剖或染色体异常）

评估

APS 的诊断标准包括至少一个临床标准和至少一个实验室标准。

- 临床（框 20-3）：
  1. 静脉、动脉或小血管血栓形成，或
  2. 妊娠期发病，定义为：
     a. 妊娠 ≥ 10 周的原因不明的胎儿死亡，或
     b. 妊娠 34 周前，子痫、先兆子痫或严重胎盘功能不全导致早产 ≥ 1 例，或
     c. 妊娠 10 周之前，≥ 3 次无法解释的自然流产
- 实验室（表 20-4）
  1. 狼疮抗凝物至少间隔 12 周，两次或多次在血浆中出现，或
  2. 抗心磷脂抗体、IgG 或 IgM 在血清或血浆中以 > 40 MPL，GPL 或 > 99 百分位出现，两次或多次至少间隔 12 周，或
  3. 抗 β2- 糖蛋白 I 抗体存在于血清或血浆中 > 99 百分位出现，两次或多次至少间隔 12 周
- 筛查测试：

框 20-3 抗磷脂综合征的初步分类标准

临床标准

血管血栓形成

任何组织或器官中动脉、静脉或小血管血栓形成的一项或多项临床事件。除浅表静脉血栓形成外，血栓形成必须通过多普勒超声检查、其他影像学或组织病理学分析来确认。组织病理学研究不必证明血管炎症的重要证据

妊娠期发病

- 妊娠 10 周或以上，通过超声或直接检查确认形态正常的胎儿有一个或多个原因不明的死亡
- 一个或多个形态正常的新生儿在妊娠 34 周或之前因下列原因早产
- 根据现行标准定义的重度先兆子痫或子痫，或
- 确诊的胎盘功能不全
- 妊娠 10 周前连续 3 次或 3 次以上无法解释的自然流产，不包括与母体激素或解剖结构改变或从父母任何一方遗传的染色体改变有关的自然流产

实验室标准

至少存在以下试验结果之一：

- 根据国际血栓形成与止血学会（狼疮抗凝物／磷脂依赖性抗体科学小组委员会）的指导方针，在 12 周内两次或两次以上单独检测出血浆中的狼疮抗凝物
- 通过标准 ELISA 测定，在 12 周内两次或两次以上检测出血浆或血清中高滴度（分别超过 40 GPL 或 MPL 单位）的 IgG 或 IgM 抗心磷脂抗体
- 在 12 周内两次或两次以上单独检测出血清或血浆中的 IgG 或 IgM 抗 -β2- 糖蛋白 I 抗体（滴度高于第 99 百分位），根据推荐的程序通过标准化 ELISA 进行检测

ELISA，酶联免疫吸附试验；Ig，免疫球蛋白。

From Hochberg MC: Rheumatology, ed 7, Philadelphia, 2019, Elsevier.

1. 部分凝血活酶时间（PTT）：升高。激活的部分凝血活酶时间延长，表明存在凝血因子缺乏症或抑制物如狼疮抗凝物

2. 纠正试验：升高。正常血浆与患者血浆一起孵育。如果凝血因子缺乏，PTT 将纠正。如果在患者患有 APS 的情况下存在抑制物，PTT 将不会纠正

3. 稀释印度蝰蛇毒时间：升高。实验室凝血需要在血浆样品中添加磷脂和钙。抗磷脂抗体在试管中结合磷脂，从而防止了血块的形成。将印度蝰蛇毒液添加到血浆中会立即激活因子 X（常见途径）。因此，它不会因内在或外在因素的缺乏而延长，而在存在抗磷脂抗体的情况下会得到延长

表 20-4 确诊抗磷脂综合征诊断的检测方法

检测项目	检测方法
"标准" aPL 分析	
aCL	ELISA
抗 β2-GPI	ELISA
LAC	凝血 / 功能测定
"非标准" aPL 分析	
用于检测针对其他磷脂（如磷脂酰丝氨酸、磷脂酰肌醇、磷脂酸、磷脂酰甘油、磷脂酰乙醇胺、磷脂酰胆碱）抗体的检测方法	ELISA
膜联蛋白 A5 抗性测定	凝血 / 机制分析
检测凝血酶原或凝血酶原 / 磷脂酰丝氨酸抗体的分析	ELISA
检测凝血蛋白（如蛋白 C、蛋白 S）抗体的分析	ELISA

aCL，抗心磷脂；aPL，抗磷脂自身抗体；ELISA，酶联免疫吸附试验；β2-GPI，β2- 糖蛋白 I；LAC，狼疮抗凝物。

From Hochberg MC et al：Rheumatology，ed 5，St Louis，2011，Mosby.

4. 狼疮抗凝物筛查是将印度蝰蛇毒液添加到血浆中。在狼疮抗凝确认试验中，大量加入磷脂使抗磷脂抗体饱和，从而纠正延长的 PTT

- 初始测试是否存在 aPL：
  1. 抗心磷脂（aCL）ELISA 抗体（IgG 或者 gM），或
  2. 发现狼疮抗凝物活性，或
  3. 抗 β2- 糖蛋白（抗 β2-GPI）ELISA 抗体（IgG 或 IgM）
- 证实性 aPL 试验（表 20-5）：12 周后需要重复试验，以确认 aCL、抗 β2-GPI 或者 LA 持续性阳性，因为会发生短暂的 aPL 升高

表 20-5 目前用于确认抗磷脂综合征诊断的检测方法

检测项目	检测方法
标准 aPL 分析	
抗心磷脂	ELISA
抗 β2- 糖蛋白 I	ELISA
狼疮抗凝物	凝血或功能测定

续表

检测项目	检测方法
非标准 aPL 分析	
检测其他磷脂抗体的分析（如磷脂酰丝氨酸、磷脂酰肌醇、磷脂酸、磷脂酰甘油、磷脂酰乙醇胺、磷脂酰胆碱）	ELISA
膜联蛋白 A5 抗性测定	凝血或机制分析
检测凝血酶原或凝血酶原/磷脂酰丝氨酸抗体的分析	ELISA
检测凝血蛋白（如蛋白 C、蛋白 S）抗体的分析	ELISA

aPL，抗磷脂自身抗体；ELISA，酶联免疫吸附试验。
From Hochberg MC: Rheumatology, ed 7, Philadelphia, 2019, Elsevier.

实验室检查

对 aPLs 的诊断评估包括：

- 潜在的 SLE 或胶原血管病伴血栓形成的患者
- 复发性、家族性或青少年深静脉血栓形成（DVT）或在不典型位置（肠系膜性或者脑）的血栓形成的患者
- 一个或多个无法解释的血栓事件。对低风险人群，例如伴有其他血栓形成危险因素的老年患者不应进行检测试验
- 一个或多个特定的妊娠事件
- 无法解释的血小板减少症或微血管病的溶血性贫血
- 无法解释的 PTT 升高或少数情况下 PT/INR 升高的患者

Ⓡ 治疗

急性期治疗

- 建议在使用维生素 K 拮抗剂（VKA）如华法林之前，先使用肝素或低分子量肝素（LMWH）进行抗凝。不推荐使用 DOACs，因为最近的研究表明，与华法林相比，服用利伐沙班患者发生复发性血栓栓塞的风险更高，尤其是对于高风险 APS（所有三种抗磷脂抗体呈阳性）的患者
- 在静脉血栓形成的治疗中，首选使用标准剂量（INR 2.0～3.0）的华法林抗凝治疗，因为先前的随机试验未表明高剂量抗凝（INR 3.0～4.0）可降低复发性血栓形成风险。研究报告尚未

就动脉事件中二级血栓预防的抗凝强度达成共识

- 未分级肝素（UFH）首选应用于快速可逆性抗凝治疗

一级预防

- 当合并其他心血管危险因素时，如高血压和高脂血症，应当使用抗凝治疗，但阿司匹林用于一级预防仍存在争议
- 在阿司匹林中添加低剂量华法林用于一级预防似乎没有明显获益
- 羟氯喹可能对 SLE 和 aPL 患者有疗效，可以降低人群血栓并发症的发生率
- 应尽量消除可引起血栓形成的危险因素，例如吸烟和制动
- 对于 aPL 抗体阳性而无 DVT 或妊娠史的孕妇，如无明确指征，应根据个体情况制订治疗方案：低剂量皮下 UFH/LMWH 和（或）小剂量阿司匹林，或定期随访观察

二级预防

- 对于男性和非妊娠女性，应长期使用华法林抗凝，如果存在华法林使用禁忌，应使用 UFH 或 LMWH 进行抗凝治疗
- 应尽可能消除血栓形成的危险因素
- 对于先前已诊断 APS 的孕妇：
  1. 由于其致畸作用，应在妊娠前停用华法林
  2. 对于没有先前血栓形成并且患有 APS 的妇女，在妊娠 10 周以上时有无法解释的胎儿死亡，或妊娠 10 周前有 3 次以上无法解释的自然流产，建议使用阿司匹林 81 mg 联合皮下 UFH 或 LMWH 来改善妊娠结果
  3. 对于没有既往血栓形成史且患有 APS 的妇女，在妊娠 34 周前因子痫，先兆子痫或严重胎盘功能不全有 ≥ 1 次早产，建议使用阿司匹林 81 mg 改善妊娠结局
  4. 对于患有 APS 和既往血栓形成的孕妇，应使用阿司匹林联合皮下注射 UFH 或 LMWH
  5. 使用 LMWH 的孕妇应在分娩前过渡为未分级肝素，以易于逆转
  6. 如果存在高血压和高脂血症，应加以控制

灾难性抗磷脂抗体综合征的治疗（CAPS）

- 抗凝与肝素产品的结合，大剂量糖皮质激素和支持治疗，包括清除坏死组织和治疗潜在的感染是主要治疗方案

- 临床症状稳定后可以过渡到口服华法林抗凝治疗
- 无论是否使用 IVIG，血浆置换都可以降低死亡率；使用 IVIG 应根据个人情况决定（例如，避免患者中断抗凝治疗）
- 依库珠单抗（抗补体蛋白 C5 的单克隆抗体）和利妥昔单抗（抗 CD20 的单克隆抗体）已成功应用于难治病例
- CAPS 和 SLE 患者应考虑使用环磷酰胺进行免疫抑制治疗，可降低患者死亡率

慢性期治疗

- 维生素 K 拮抗剂（如华法林）抗凝仍是标准治疗，新型口服抗凝剂在 APS 中的潜在作用尚不明确。对于血栓性 APS，研究并未证明利伐沙班相较于调整后剂量的维生素 K 拮抗剂有明显获益，甚至其复发血栓形成的风险增加了近 1 倍，虽然该数据并无统计学意义
- 治疗的持续时间应根据个体情况确定。但是，在没有任何抗凝禁忌证的情况下，建议长期持续治疗，因为在一些研究中，终身复发率达到近 30%
- 免疫抑制剂，如皮质类固醇和环磷酰胺，尚未证明对 APS 的慢性治疗有效
- 有限的数据表明，羟氯喹对 APS 和 SLE 患者可能有效，尽管对原发性 APS 的疗效尚未得到证实
- 即使在"治疗性"抗凝治疗中也可能复发血栓形成，已有多种方法来监测 APS 抗凝治疗的疗效
- 对于复发性血栓形成，羟氯喹和他汀类药物（抗炎和抗血栓活性）可作为辅助疗法
- 表 20-6 总结了抗磷脂综合征的替代疗法

表 20-6 抗磷脂综合征的替代疗法

治疗	靶向效应〔体外和（或）动物研究〕	人体研究结果
羟氯喹	aPL 诱导的血小板活化 抑制小鼠 aPL 介导的血栓形成 磷脂双分子层对 aPL 诱导膜联蛋白 A5 移位的保护作用	降低 SLE 的血栓风险 增加 SLE 的生存率 对 aPL＋患者血栓形成的保护作用 降低 SLE 患者的 aPL 和（或）LAC

续表

治疗	靶向效应［体外和（或）动物研究］	人体研究结果
他汀类药物	逆转 aPL 诱导的内皮细胞活化和 TF 上调 抑制小鼠血栓形成	减少 APS 中的促炎和血栓形成指标 孕期禁忌
利妥昔单抗	阻断 B 细胞活化因子，可预防 APS 小鼠模型中的疾病发作	对 aPL 相关的血细胞减少症有效 对严重 APS 有效 增加对 APS 的反应（适应证外使用） RITAPS 试验：对 APS 的一些非标准表现有效
潜在的免疫调节途径	抗补体肽 TF 抑制剂 核因子 κB 抑制剂 p38 MAPK 抑制剂 TLR-4 抑制剂 TNF-α 或 IL-6 抑制剂 apo ER2 抑制剂 mTORC 抑制剂 β2-GPI 或 β2-GPI 受体阻滞剂结构域的类似肽 其他生物制剂（贝利木单抗、阿巴他塞）	实验研究（MBB2：识别 β2-GP1 的单链片段变量） 尚无人体研究数据
试验性治疗	自体造血干细胞移植	数据有限；似乎对 APS 患者有效且安全

aPL, 抗磷脂抗体；APS, 抗磷脂抗体综合征；β2-GPI, β2- 糖蛋白 I；IL-6, 白介素 -6；LAC, 狼疮抗凝剂；MAPK, 有丝分裂原激活的蛋白激酶；mTORC, 雷帕霉素复合物的哺乳动物靶点；RITAPS, 利妥昔单抗治疗抗磷脂综合征；SLE, 系统性红斑狼疮；TF, 组织因子；TLR, Toll 样受体；TNF, 肿瘤坏死因子。

Modified from Hochberg MC：Rheumatology, ed 7, Philadelphia, 2019, Elsevier.

处置

- APS 患者复发血栓形成的风险为 20% ～ 70%。多个 aPL 阳性与血栓形成风险增加相关
- 初始动脉血栓形成往往伴随动脉病变，初始静脉血栓形成往往伴随着静脉病变
- APS 患者中灾难性 APS 的发生率约为 1.0%

转诊

诊断明确后，应转诊至血液科、风湿科和（或）产科医学。

 重点和注意事项

专家点评

- 相较于炎症，SLE 的脑部病变可能与血栓形成更加相关，且对抗凝剂的反应可能比免疫抑制剂更好。
- 在直接口服抗凝剂和肝素的患者中，狼疮抗凝试验可呈假阳性。因此，血栓形成倾向试验应推迟到抗凝治疗完成后的 2～4 周

预防

aPL 阳性但既往无血栓形成的无症状患者的预防：

- 不建议常规预防
- 小剂量阿司匹林是否有效仍然存疑
- 大型手术、长时间制动和妊娠患者都应接受适当预防性抗血栓治疗
- aPL 检测呈阳性的妇女应避免联合口服避孕药

相关内容

深静脉血栓形成（相关重点专题）

高凝状态（相关重点专题）

肺栓塞（相关重点专题）

推荐阅读

Andrade D et al: 15th International Congress on Antiphospholipid Antibodies Task Force on Antiphospholipid Syndrome treatment trends report. In Erkan D, Lockshin MD, editors: *Antiphospholipid Syndrome*, New York, Springer, pp 317-338, 2017.

Carmi O et al: Diagnosis and management of catastrophic antiphospholipid syndrome, *Expert Rev Hematol* 10:365-374, 2017.

Cervera R et al: Morbidity and mortality in the antiphospholipid syndrome during a 10-year period: a multicentre prospective study of 1000 patients, *Ann Rheum Dis* 74:1011-1018, 2015.

Dufrost V et al: Increased risk of thrombosis in antiphospholipid syndrome patients treated with direct oral anticoagulants. Results from an international patient-level data meta-analysis, *Autoimmun Rev* 17:1011-1021, 2018.

Kearon C et al: Antiphospholipid antibodies and recurrent thrombosis after a first unprovoked venous thromboembolism, *Blood* 131:2151-2160, 2018.

Pengo V et al: Rivaroxaban vs warfarin in high-risk patients with antiphospholipid syndrome, *Blood* 132:1365-1371, 2018.

Tektonidou M et al: EULAR recommendations for the management of antiphospholipid syndrome in adults, *Ann Rheum Dis* 78:1296-1304, 2019.

第 21 章　自身免疫性溶血性贫血
Anemia, Autoimmune Hemolytic

Bharti Rathore

刘岗　译　蒲红斌　审校

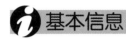 基本信息

定义

自身免疫性溶血性贫血（autoimmune hemolytic anemia, AIHA）是由自身抗体和（或）补体与红细胞结合引起的红细胞过早清除而导致的贫血。原发性 AIHA 约占 50%，而继发性 AIHA 通常与疾病或药物有关。溶血性贫血的分类见表 21-1。

表 21-1　溶血性贫血的分类

获得性

环境因素

- 抗体：免疫性溶血性贫血
- 机械性创伤：TTP、HUS、心脏瓣膜
- 毒素、传染性病原体：疟疾等

细胞膜缺陷

- 阵发性睡眠性血红蛋白尿
- 棘细胞性贫血
- 遗传性球形红细胞增多症等

先天性

细胞内部缺陷

- 血红蛋白病：镰状细胞、地中海贫血
- 酶病：G6PD 缺乏症等

G6PD，葡萄糖 -6- 磷酸脱氢酶；HUS，溶血性尿毒症综合征；TTP，血栓性血小板减少性紫癜。

From Goldman L, Schafer AI: Goldman's Cecil medicine, ed 24, Philadelphia, 2012, WB Saunders.

同义词

自身免疫性溶血性贫血

冷凝集素病

药物诱导的溶血性贫血

温抗体型自身免疫性溶血性贫血

ICD-10CM 编码

D59.0　药物诱导的自身免疫性溶血性贫血

D59.1　其他自身免疫性溶血性贫血

流行病学和人口统计学

年发病率为（1～3）/10 万，死亡率为 10%，最常见于 50 岁以下的女性。

体格检查和临床表现

- 最常见的表现是呼吸困难和疲劳
- 苍白，可能有黄疸
- 如果贫血明显，可能出现伴有血流杂音的心动过速
- 伴有血管内溶血的患者可能会出现暗色尿和腰痛
- 肝大和（或）淋巴结肿大提示潜在的淋巴增殖性疾病或恶性肿瘤，脾大可能表明脾功能亢进是溶血的一个原因
- 疾病过程中常见此病慢性迁延多次复发

病因学

- 温抗体介导的：仅 IgG［通常为特发性或与白血病、淋巴瘤（表 21-2）、胸腺瘤、骨髓瘤、病毒感染（表 21-3）、巴贝虫病和胶原血管病相关］
- 冷抗体介导的：在大多数情况下是 IgM 和补体（通常是特发性的，有时与感染、淋巴瘤或冷凝集素病有关）
- 白细胞介素 -33 可能在促进 AIHA 红细胞自身抗体上调中起作用
- 药物诱导（表 21-4）：三种主要机制

  1. 针对 Rh 复合物的抗体（如甲基多巴）

  2. 针对红细胞-药物复合物的抗体（半抗原诱导，如青霉素）

  3. 针对药物和血浆蛋白复合物的抗体，药物-血浆蛋白-抗体复合物导致红细胞（"无辜的旁观者"，如奎尼丁）的破坏

表 21-2　恶性肿瘤继发性自身免疫性溶血性贫血

恶性肿瘤	患病率	WAIHAs	CAIHAs
MGUS	极低	无	所有
所有 NHL	0.23%～2.6%		
CLL	4.3%～9%	90%	10%
SMZL	10%	2/3	1/3
LPL	3%～5%	无	大多数
血管免疫母细胞性 T 细胞淋巴瘤	13%	1/3	2/3
霍奇金淋巴瘤	0.19%～1.7%	所有	无
卵巢畸胎瘤	极低	所有	无
实体瘤	极低	2/3	1/3

CAIHAs，冷抗体型自身免疫性溶血性贫血；CLL，慢性淋巴细胞白血病；LPL，淋巴浆细胞性淋巴瘤；MGUS，意义不明的单克隆丙种球蛋白病；NHL，非霍奇金淋巴瘤；SMZL，脾边缘区淋巴瘤；WAIHAs，温抗体型自身免疫性溶血性贫血。
From Hoffman R et al：Hematology，basic principles and practice，ed 7，Philadelphia，2018，Elsevier.

表 21-3　感染后自身免疫性溶血性贫血

	感染	WAIHA	CAIHA（特异性）
呼吸道感染（非特异性）	－	－	＋（DL）/PCH
病毒感染（特异性）	EBV	＋/－	＋（抗 -i）
	CMV	＋	＋/－（抗 -i）
	细小病毒（B19）	＋（通常与 PRCA 并存）	＋/－（DL）
	水痘病毒	＋/－	＋（抗 -Pr、抗 -I、抗 -DL）
	风疹病毒	－	＋（抗 -Pr1）单型 IgM
	HIV	＋	＋（抗 -I、抗 -i、抗 -Pr）
细菌感染（特异性）	支原体	＋/－	＋（抗 -I、抗 -Pr）

续表

	感染	WAIHA	CAIHA（特异性）
	布鲁氏菌病	+/-	+（抗 -I）
	流感嗜血杆菌		+（DL）
寄生虫感染 （特异性）	内脏利什曼病	+	-

－，未曾报道；＋，自身免疫性溶血性贫血的主要类型；＋/－，只报告了一例或少数几例；CAIHA，冷抗体型自身免疫性溶血性贫血；CMV，巨细胞病毒；EBV，EB 病毒；HIV，人类免疫缺陷病毒；IgM，免疫球蛋白 M；PCH，阵发性冷性血红蛋白尿症；PRCA，纯红细胞再生障碍；WAIHA，温抗体型自身免疫性溶血性贫血。

From Hoffman R et al：Hematology，basic principles and practice，ed 7，Philadelphia，2018，Elsevier.

表 21-4　药物诱导的自身免疫性溶血性贫血

药物	危险因素	AIHA 起病	AIHA 类型	对治疗的反应	治疗的疾病
甲基多巴	未知	延迟	WAIHA	撤药后缓解	高血压
IFN-α	治疗前对 DAT 阳性	延迟（8～11 个月）	WAIHA	自发或类固醇治疗后缓解	丙肝、血液科恶性肿瘤
Efazulimab	未知	数月	WAIHA	撤药后缓解	关节炎（罕见情况下的适应证）
依那西普	未知	延迟	CAIIIA	使用利妥昔单抗后缓解	类风湿关节炎（罕见情况下的适应证）
氟达拉滨	CLL	早期（中位数，3～4 周期）或延迟	WAIHA	使用类固醇后，一半的AIHA消退	CLL
克拉立滨	治疗前的阳性 DAT 结果	早期（中位数，3～4 周期）或延迟	混合性 WAIHA	使用类固醇后，一半的AIHA消退	淋巴瘤 [a]

续表

药物	危险因素	AIHA 起病	AIHA 类型	对治疗的反应	治疗的疾病
喷司他丁	治疗前的阳性 DAT 结果	延迟			AML[a]
苯达莫司汀	CLL	没有或只有非常低的 AIHA 风险			CLL 淋巴瘤
苯丁酸氮芥	CLL	延迟	WAIHA		CLL
依库珠单抗	不完全反应的患者	治疗后	CAIHA		PNH
来那度胺		治疗中	WAIHA	撤药后缓解	治疗淋巴瘤时出现过一例
检查点抑制剂（抗 - CTLA4，抗 - PD1/ PD1L）		治疗中	WAIHA		实体瘤、霍奇金淋巴瘤

AIH, 自身免疫性溶血性贫血；AML, 急性髓系白血病；CAIHA, 冷抗体型自身免疫性溶血性贫血；CLL, 慢性淋巴细胞白血病；DAT, 直接抗球蛋白试验；IFN, 干扰素；PNH, 阵发性睡眠性血红蛋白尿；WAIHA, 温抗体型自身免疫性溶血性贫血。
[a] 没有或只有非常低的风险。
From Hoffman R et al: Hematology, basic principles and practice, ed 7, Philadelphia, 2018, Elsevier.

(Dx) 诊断

鉴别诊断

- 由膜缺陷引起的溶血性贫血（获得性：阵发性睡眠性血红蛋白尿、棘细胞贫血、肝豆状核变性；遗传性：球形红细胞增多症、椭圆形红细胞增多症）、血红蛋白病和酶缺乏症（G6PD 缺乏症、丙酮酸激酶缺乏症）

- 非免疫介导［微血管病性溶血性贫血、脾功能亢进、心脏瓣膜假体、巨大海绵状血管瘤、行军性血红蛋白尿症、物理因

子、感染、重金属、某些药物（呋喃妥因、磺胺类药、利巴韦林）]

- 慢性淋巴细胞白血病（CLL）在无 AIHA 情况下可导致约 15% 的直接抗球蛋白试验（direct antiglobulin test，DAT）阳性。在一系列用氟达拉滨和环磷酰胺治疗的患者中，只有 30% 的 DAT 阳性患者在治疗后出现 AIHA，然而有 85% 的 AIHA 患者治疗前 DAT 阳性

评估

主要包括实验室评估，以确认溶血和排除贫血的其他原因。虽然大多数 AIHA 病例是特发性的，但应始终寻找可能的原因。

实验室检查

- 溶血性贫血的基本特征是网织红细胞增多（如果没有并发骨髓抑制）、低结合珠蛋白水平、高间接胆红素和乳酸脱氢酶
- 初始实验室检查：全血细胞计数（贫血）、网织红细胞计数（升高）、肝功能检查（间接胆红素、乳酸脱氢酶升高）、外周涂片评估（图 21-1）

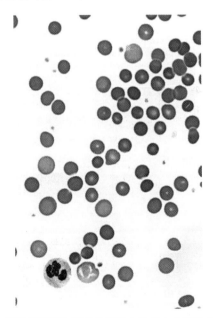

扫二维码看彩图

图 21-1 （扫二维码看彩图）温抗体型溶血性贫血中可见大量的球形细胞
（From Jaffe ES et al：Hematopathology，Philadelphia，2011，WB Saunders.）

- 首先用多特异性抗体进行直接抗球蛋白试验（DAT，Coombs 试验），以检测与红细胞结合的 IgG 或补体 C3d。如果 DAT 呈阳性，则确诊为自身免疫性溶血性贫血（AIHA）。直接 Coombs 试验阳性表明红细胞表面存在抗体或补体，间接 Coombs 试验阳性意味着患者血清中存在自由循环的抗红细胞抗体。表 21-5 总结了 AIHA 自身抗体的特征和阳性的 DAT 发现。表 21-6 总结了药物诱导的不同类型的免疫性溶血性贫血的典型血清学特征

表 21-5　直接抗球蛋白检测阳性、自身免疫性溶血性贫血的自身抗体特征

	WAIHA	CHAD	混合性 AIHA	PCH	IgA AIHA
DAT	IgG 或 IgG＋C3 或 IgG＋C3＋IgM	C3 或 C3＋IgM	IgG＋C3＋ IgM	C3	多特异性试剂 Neg IgA 抗体 Pos
抗体的特点					
抗体亚类	IgG	IgM	IgG＋IgM	IgG	IgA
特异性	明显的 Rh 特异性（常见）	I、i、Pr		P	
热反应性（体外）	37℃（98.6 ℉）时 IAT 最佳	0～30℃（32～86 ℉）盐水凝集	结合	0～24℃（32～75.2 ℉），性质双相	
在 4℃（39.2 ℉）时的抗体滴度	不适用	≥ 256	通常＜ 64，但也可以＞ 256	通常＜ 32	
自凝	无	经常	经常	不多见	无

AIHA，自身免疫性溶血性贫血；C，补体；CHAD，冷血凝素病；DAT，直接抗球蛋白试验；IAT，间接抗球蛋白试验；Ig，免疫球蛋白；Neg 阴性；PCH，阵发性冷血红蛋白尿症；Pos，阳性。
自身特异性的确定并非 CHAD 诊断的必要条件，但是高的热幅度的确定［即，在 ≥ 30℃（86 ℉）冷自凝集素发生反应］是必须的。
From Bain BJ et al：Dacie and Lewis practical haematology，ed 12，Philadelphia，2017，Elsevier.

表 21-6　免疫源性、药物诱导的溶血性贫血的各种类型的血清学特征

机制	原型药物	DAT		IAT	
			没有药物	血清＋药物	洗出液＋药物
药物依赖性抗体					
C′ 激活	奎宁	C′*	Neg	C′*	Neg
无 C′ 激活	青霉素	IgG	Neg	IgG	IgG
自身抗体	α- 甲基多巴	IgG	IgG	NA	NA

C′，补体；IgG，免疫球蛋白 G；NA，不适用；Neg，阴性。

* 偶尔是 IgG。

From Bain BJ et al: Dacie and Lewis practical haematology, ed 12, Philadelphia, 2017, Elsevier.

- 如果 DAT 对 IgG＋C3d 或只对 IgG 呈阳性，则 AIHA 病最有可能是由温抗体引起的（WAIHA），而如果 DAT 仅对 C3d 呈阳性，则最有可能是由冷抗体引起的（CAIHA）
- 肝炎血清学、抗核抗体
- 尿检可能显示含铁血黄素蛋白尿或血红蛋白尿（表明血管内溶血）

影像学检查

- 胸部 X 线片
- 如果怀疑潜在的淋巴增殖性疾病，应考虑胸部、腹部和骨盆的 CT 扫描

Rx 治疗

非药物治疗

- 停用任何可能的有害药物
- 血浆置换和血液置换仅用于严重威胁生命的病例
- 避免冷抗体介导的患者受寒

急性期治疗

- 泼尼松 1～2 mg/（kg·d），分剂量使用，最初用于温抗体型 AIHA。皮质类固醇在冷抗体型 AIHA 中通常无效。在冷凝集素病治疗中，治疗方式包括避寒、治疗潜在的淋巴增殖性疾病，以及在严重病例中使用利妥昔单抗和血浆置换

- 两项随机对照试验表明，早期联合使用类固醇和利妥昔单抗可改善疗效和反应持续时间，这也是临床标准应用
- 对于首次类固醇治疗复发或抵抗的患者，利妥昔单抗治疗在大多数情况下已经取代了脾切除术。脾切除术现在更常用于以前皮质类固醇和利妥昔单抗治疗均无效的患者
- 在上述方法未能产生足够的缓解后，建议使用免疫抑制药物和（或）免疫球蛋白
- 达那唑，通常与皮质类固醇联合使用（在温抗体型 AIHA 中可能有用）
- 免疫抑制剂（硫唑嘌呤、环磷酰胺）在温抗体型 AIHA 中可能有用，但仅在皮质类固醇和脾切除术（除非手术禁忌）未能产生足够的缓解后才适用
- 表 21-7 总结了原发性和继发性温抗体型 AIHA 和冷抗体型 AIHA 的治疗方案。表 21-8 描述了类固醇治疗后的二线治疗方案

表 21-7 原发性、继发性温抗体型自身免疫性溶血性贫血和冷抗体型自身免疫性溶血性贫血的治疗选择

疾病或状况	一线治疗	二线治疗	超二线治疗	最后的治疗
原发性 AIHA	类固醇（trituximab）	脾切除术利妥昔单抗	硫唑嘌呤、MMF、环孢霉素、环磷酰胺	大剂量环磷酰胺、阿仑单抗
B 细胞和 T 细胞 NHL	类固醇	化疗+/-利妥昔单抗（SMZL 患者行脾切除术）	其他抗 CD23 抗体 / 依鲁替尼	
霍奇金淋巴瘤	类固醇	化疗		
实体瘤	类固醇手术			
卵巢皮样囊肿	卵巢切除术			
SLE	类固醇	硫唑嘌呤	MMF	利妥昔单抗自体 SCT

续表

疾病或状况	一线治疗	二线治疗	超二线治疗	最后的治疗
溃疡性结肠炎	类固醇	硫唑嘌呤		全结肠切除术
CVID	类固醇＋补充 IgG			
ALPD	类固醇	MMF	雷帕霉素	
威斯科特–奥尔德里奇综合征	类固醇	异基因 SCT		
异基因 SCT	类固醇	利妥昔单抗 *	脾切除术 T 细胞输注	
器官移植	减少免疫抑制，类固醇			
药物诱导	撤药	类固醇		
原发性 CAD	避免冷刺激	利妥昔单抗 苯丁酸氮芥	氟达拉滨＋利妥昔单抗	依库珠单抗 †、硼替佐米 †
PCH	支持治疗（感染后）	利妥昔单抗 *（长期）		

AIHA，自身免疫性溶血性贫血；ALPD，自身免疫性淋巴增殖性疾病；CAD，冷凝集素病；CVID，常见可变免疫缺陷；IgG，免疫球蛋白 G；MMF，霉酚酸酯；NHL，非霍奇金淋巴瘤；PCH，阵发性冷性血红蛋白尿症；SCT，干细胞移植；SLE，系统性红斑狼疮；SMZL，脾边缘区淋巴瘤。

* 因为已知对类固醇反应不佳，二线治疗可以更早采用。

† 个别的病例超适应证使用。

From Hoffman R et al: Hematology, basic principles and practice, ed 7, Philadelphia, 2018, WB Saunders.

表 21-8 类固醇后的二线治疗方案

治疗	剂量和应用	副作用	预防措施
脾切除术（急性）	优选腹腔镜	感染、血栓形成	术后血栓预防
脾切除术（长期）	—	感染 静脉血栓形成	通知患者疫苗接种
利妥昔单抗	在第 1、8、15 和 22 天 IV 375 mg/m²	输注反应 感染	预先服用抗组胺药（和类固醇）

续表

治疗	剂量和应用	副作用	预防措施
达那唑	每日 200 ～ 400 PO	肝毒性	无
环磷酰胺	PO 或 IV 根据中性粒细胞计数调整剂量	中性粒细胞减少突变	中性粒细胞计数监测，高剂量后膀胱保护
硫唑嘌呤	2.0 ～ 3.0 mg/（kg·d）PO 根据中性粒细胞计数调整剂量	中性粒细胞减少	嗜中性粒细胞计数监测，避免其他药物相互作用（如别嘌呤醇）
MFF	每日 1 ～ 2 次，每次 1 g PO	胃肠副作用	
环孢霉素	PO 剂量根据血液中 CyA 的水平进行调整 目标 200 ～ 400 ng/ml	齿龈增生	
阿仑单抗	SC（剂量可以调整）	中性粒细胞减少	抗感染预防
使用依库珠单抗、TNT009 行补体抑制		感染	疫苗接种

CyA，环孢霉素；IV，静脉；MMF，霉酚酸酯；PO，口服；SC，皮下。

From Hoffman R et al: Hematology, basic principles and practice, ed 7, Philadelphia, 2018, Elsevier.

处置

除非贫血与预后不良的潜在疾病（如白血病、骨髓瘤）相关，否则预后一般良好。

转诊

- AIHA 所有病例均应转诊至血液科
- 难治病例需脾切除术

重点和注意事项

专家点评

- 直接抗球蛋白试验显示红细胞表面存在抗体或补体，是自身免疫性溶血的标志
- 温抗体型 AIHA 通常与自身免疫性疾病有关，而冷抗体型 AIHA 通常伴随着病毒感染（如单核细胞增多症）和肺炎支原体感染
- HIV 可以诱发温抗体型 AIHA 和冷抗体型 AIHA
- 溶血性贫血是造血干细胞移植术常见的自身免疫性并发症，作为晚期并发症（中位生存期为 202 天）出现在高达 6% 的患者中，它表现为温抗体型 AIHA 和冷抗体型 AIHA

推荐阅读

Brodsky RA: Warm autoimmune hemolytic anemia, *N Engl J Med* 15;381 (7):647-654, 2019.

Go RS: How I treat autoimmune hemolytic anemia, *Blood* 129(22):2971-2979, 2017.

Hill A, Hill QA: Autoimmune hemolytic anemia, *Hematology Am Soc Hematol Educ Program* 30(1):382-389, 2018.

Wang M et al: Autoimmune hemolytic anemia after allogeneic hematopoietic stem cell transplantation: analysis of 533 adult patients who underwent transplantation at King's College Hospital, *Biol Blood Marrow Transplant* 21(1):60-66, 2015.

Woolley AE et al: Post-babesiosis warm autoimmune hemolytic anemia, *N Engl J Med* 376:939-946, 2017.

第22章　溶血性输血反应
Transfusion Reaction，Hemolytic

Joseph Sweeney

阙一帆　译　蒲红斌　审校

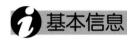 基本信息

定义

　　溶血性输血反应分为急性溶血性输血反应（在输血期间或之后立即发生）和迟发性溶血性输血反应（在输血后 24 h 以上发生）。急性溶血性输血反应（acute hemolytic transfusion reaction，AHTR）是体内溶血，最常由受体血浆中的同种抗体对供体红细胞上的同源抗原反应引起，抗体主要是 ABO 血型抗体，也包括针对次要血型抗原的抗体。典型的抗体属于 IgM，但是补体结合型 IgG 也可引起此类输血反应。临床表现因人而异，但通常有高热、寒战、恶心和背痛。患者可出现血红蛋白血症和血红蛋白尿，血红蛋白尿多表现红色或棕色尿液，直接抗球蛋白试验可为阳性或阴性。迟发性溶血性输血反应通常是由再暴露于同种红细胞抗原时的记忆性抗体反应引起。此类抗体多是 IgG 且不结合补体。迟发性溶血反应多发生在输血后 1 ～ 10 天，血红蛋白血症不常见，临床可能仅表现为发热，血清学检查可表现为间接抗球蛋白试验阳性，伴或不伴直接抗球蛋白试验阳性。迟发性溶血反应在临床上可以是无症状的（也称为迟发血清溶血反应），也可以表现为发热、寒战、恶心、呕吐、不明原因的贫血或黄疸。目前除了支持治疗，没有其他特异性的治疗方法。

同义词

　　AHTR

　　DSTR

　　DHTR

　　急性溶血性输血反应

ICD-10CM 编码

T80.3 *ABO 血型不合反应*

T80.4 *Rh 血型不合反应*

T80.8 *输液、输血和治疗性注射后的其他并发症*

T80.9 *输液、输血和治疗性注射后的未指明并发症*

流行病学和人口统计学

- 大约 1% 的血液制品会导致严重的不良反应；溶血性输血反应占这些严重不良反应的 5%
- 每 50 000 次输血会发生 1 ～ 5 次急性血管内溶血
- 约 1500 次红细胞输注会出现 1 次迟发性反应

体格检查和临床表现

- 发热、寒战、恶心、心动过速、胸痛、呼吸困难、头晕、支气管痉挛
- 缺血性肌肉疼痛或血管痉挛性低血压可引起腰痛
- 术中的麻醉患者不能诉说不适症状，可能会发生严重的输血反应
- 发生迟发性溶血性输血反应的患者通常不会出现临床急症，多表现为 IL-1 或其他炎性因子聚集导致的低热，血红蛋白尿和血红蛋白血症很少出现，不明原因的贫血和黄疸也有可能发生
- 表 22-1 和表 22-2 总结了急性不良输血反应的体征和症状，以及溶血的鉴别诊断

表 22-1 急性不良输血反应的症状和体征

反应	发热	寒战	恶心/呕吐	胸部不适疼痛	面部潮红	喘息/呼吸困难	腰背部疼痛	输血部位不适	低血压
急性溶血	X	X	X	X	X	X	X	X	X
非溶血性发热	X	X		X	X				
非免疫性溶血									

续表

反应	发热	寒战	恶心/呕吐	胸部不适/疼痛	面部潮红	喘息/呼吸困难	腰背部疼痛	输血部位不适	低血压
急性肺损伤	X			X		X			X
轻微过敏反应									
大量输血并发症									
严重过敏反应	X	X	X	X	X	X	X	X	X
细胞因子被动输注	X	X	X			X			
血容量过多						X			
细菌性脓毒症	X	X	X				X	X	X
空气栓塞				X		X			

From Goldman L，Bennett JC（eds）：Cecil's textbook of medicine, ed 22, Philadelphia, 2004，Saunders.

表 22-2　急性输血反应分型

反应类型	症状和体征
急性溶血型	发热、寒战、呼吸困难、呕吐、低血压、心动过速、输血部位疼痛、背痛、血红蛋白尿、血红蛋白血症、高间接胆红素血症、肾衰竭、DIC

续表

反应类型	症状和体征
发热型	发热、寒战
过敏型	荨麻疹、瘙痒、潮红、血管性水肿、呼吸困难、支气管痉挛、低血压、心动过速、腹部绞痛
血容量增多型	呼吸困难、心动过速、高血压、头痛、颈静脉扩张
休克型	发热、寒战、低血压、心动过速、呕吐
输血相关急性肺损伤型	呼吸困难、低氧血症、发热、低血压

DIC，弥散性血管内凝血。

From Hoffman R et al: Hematology, basic principles and practice, ed 7, Philadelphia, 2018, Elsevier.

病因学

大多数致命的溶血反应是由文书错误和标本贴错标签导致。

 诊断

鉴别诊断

- 脓毒性反应
- 输血相关性急性肺损伤

管理

必须立即停止输血并通知血库，捐献者输血袋和患者输血后的血液标本需一并送至血库。表 22-3 总结了急性输血反应发生时必须采取的措施。

表 22-3　急性输血反应发生时的紧急处理

检查是否发生溶血
血浆和尿液的外观检查（可检查血浆和尿中的血红蛋白，但不是必需的）
血涂片可示球形红细胞增多
胆红素和乳酸脱氢酶水平升高
检查血液不相合性
检查病历和患者信息
复查患者输血前和输血后血液样本的 ABO 血型和供者 ABO 血型
筛查患者输血前和输血后红细胞抗体

对患者输血前和输血后血液样本重复交叉配血

对输血前和输血后样本进行直接抗球蛋白试验

患者红细胞洗出液

检查是否发生 DIC

检查血细胞计数和形态、凝血功能和纤维蛋白降解产物（或 D- 二聚体）

检查肾功能

检查血尿素、肌酐和电解质

检查细菌感染

对患者和供体血液样本行血培养并行革兰氏染色

From Bain BJ, Bates I, Laffan MA: Dacie and Lewis practical haematology, ed 12, Philadelphia, 2017, Elsevier.

实验室检查

- 迟发性反应中直接抗球蛋白试验（the direct antiglobulin test, DAT）常呈阳性，输血后血液标本检验可识别反应性抗体
- 在部分迟发性反应中，仅表现为间接抗球蛋白试验阳性，反应抗体类型可以在抗体组中鉴定
- 急性反应患者表现为血红蛋白尿（酒红色尿）和血红蛋白血症（粉红色血浆）
- 实验室检查（表 22-4）：红细胞压积和血清结合珠蛋白降低（低至 0mg/dl）。急性反应中，乳酸脱氢酶、间接胆红素和肌酐升高
- 发生急性反应的患者需监测凝血状态（PT、APTT、纤维蛋白原）以防止 DIC

表 22-4 溶血性输血反应：血清学表现

类型	可检测到抗体	抗体主要类型	补体结合程度	举例
急性血管内溶血	是	IgM	全结合（C1-9）	ABO 血型
急性血管外溶血	是	IgG	不结合 / 部分结合	Rh 血型
迟发性血管内溶血	否	IgG	全结合（C1-9）	Kidd 血型
迟发性血管外溶血	否	IgG	不结合 / 部分结合	Duffy 血型

From Hoffman R et al: Hematology, basic principles and practice, ed 7, Philadelphia, 2018, Elsevier.

治疗

非药物治疗

- 立即停止输血,检测受血者血浆中是否存在游离血红蛋白
- 密切监测生命体征,持续静脉输注晶体或胶体溶液
- 保持气道通畅和足够的通气量

急性期治疗

- 支持治疗,包括液体复苏、升压治疗和甘露醇
- 为保持尿量 > 100 ml/h,需行大量静脉液体注射(0.9% 氯化钠或其他晶体溶液)直至血压恢复正常和血红蛋白尿消失。如有必要可静脉注射利尿剂以维持足够肾血流量
- 甘露醇能否预防肾损害仍有争议,应慎重使用。如果患者伴急性肾小管坏死,输注甘露醇可使静脉血容量增加并进而导致肺水肿
- 应密切监测凝血功能(PT、APTT 和纤维蛋白原水平),以防止 DIC 发生
- 如怀疑脓毒症,可行血培养

预后

严重输血反应的死亡率为 3% ~ 10%。

⊕ 重点和注意事项

专家点评

次要抗原引发的溶血通常不太严重,多在输血后 1 ~ 10 天内发生。

推荐阅读

Hendrickson JE et al: ncidence of transfusion reactions: a multicenter study utilizing systematic active surveillance and expert adjudication, *Transfusion* 56:2587-2596, 2016.

Panch SR: Hemolytic transfusion reactions, *N Engl J Med* 381:150–162, 2019.

第 23 章 卟啉病
Porphyrias

Bharti Rathore

李小柱　译　秦然　审校

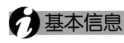 基本信息

定义

卟啉病是一种罕见的遗传性疾病（大多是常染色体显性遗传），致病原因为缺乏血红素合成酶。表 23-1 对各种类型的卟啉病进行了分类。其名字来源于希腊语"porphurus"（"紫色"），得名于卟啉暴露在紫外线下产生的红色荧光。表 23-2 总结了不同类型的卟啉病。

表 23-1 卟啉病：临床表现、酶病因学和染色体定位

卟啉病	急性发作，皮肤和器官损害	受影响的血红素合成酶	染色体定位
—	—	肝，5-氨基酮戊酸合成酶，非特异性，线粒体（ALAS1）	3p21
X 连锁铁粒幼细胞贫血	骨髓	5-氨基酮戊酸合成酶，红系特异性，线粒体（ALAS2）	Xp11.21
X 连锁显性原卟啉病	皮肤，红细胞，肝	5-氨基酮戊酸合成酶，红系特异性，线粒体（ALAS2）	Xp11.21
ALA 脱水酶缺乏性卟啉病（铅卟啉病）	肝急性	ALA 脱水酶（胆色素原合酶）	9q33.1
急性间歇性卟啉病（间歇性急性卟啉病）	肝急性	卟啉原脱氨酶（羟甲基硅烷合成酶）	11q23.3

续表

卟啉病	急性发作，皮肤和器官损害	受影响的血红素合成酶	染色体定位
先天性红细胞生成性卟啉病（Günther 病）	皮肤，红细胞，骨髓	尿卟啉原Ⅲ合酶	10q25.2-q26.3
迟发性皮肤卟啉病（症状性卟啉病，皮肤肝卟啉病）	皮肤，肝	尿卟啉原脱羧酶	1p34
遗传性粪卟啉病	皮肤急症，肝	粪卟啉原氧化酶	3q12
不定性卟啉病	皮肤急症，肝	原卟啉原氧化酶	1q22
红细胞生成性原卟啉病（红肝原卟啉病）	皮肤，红细胞，肝	醇解酶（血红素合成酶）	18q21.3

ALA，5- 氨基酮戊酸。

From Hoffman R et al：Hematology，basic principles and practice，ed 7，Philadelphia，2018，Elsevier.

表 23-2　卟啉病的分类

分类	疾病	生化	临床特征
急性卟啉病	急性间歇性卟啉病	ALA、PBG 升高	急性发作
	不定性卟啉病	ALA、PBG、卟啉升高	急性发作；光敏感性
	遗传性粪卟啉病	ALA、PBG、卟啉升高	急性发作；光敏感性
	ALA 脱水酶缺乏性卟啉病	ALA、卟啉升高	急慢性神经病变
非急性卟啉病	迟发性皮肤卟啉病	卟啉升高	光敏感性
	红细胞生成性原卟啉病	卟啉升高	光敏感性
	先天性红细胞生成性卟啉病	卟啉升高	光敏感性
	X 连锁显性原卟啉病	卟啉升高	光敏感性
尿卟啉病	铅，酒精，缺铁性贫血，肝病	生化表现多变	临床表现多变

ALA，5- 氨基酮戊酸；PBG，卟胆原。

From Hoffman R et al：Hematology，basic principles and practice，ed 7，Philadelphia，2018，Elsevier.

同义词

急性间歇性卟啉病（AIP）

迟发性皮肤卟啉病（PCT）

不定性卟啉病（VP）

遗传性粪卟啉病（HCP）

先天性红细胞生成性卟啉病（CEP）

肝红细胞生成性卟啉病

红细胞生成性原卟啉病

ALA 脱水酶卟啉病

ICD-10CM 编码

E80.20　卟啉病，未指明

流行病学和人口统计学

发病率：0.13 例/（百万人·年）（欧洲），发病高峰在瑞典 [0.51 例/（百万·年）]

患病率：欧洲 1∶75 000（瑞典 1∶10 000）

好发性别和年龄：男女比例相等，但 AIP（女性占多数）除外，青春期发病常见

遗传学：急性间歇性卟啉病在瑞典北部更为普遍（1∶10 000）；不定性卟啉病在南非的荷兰移民后代中更为常见（都是由于建立者效应）

危险因素：没有确定的危险因素。急性危象的诱因包括：

- 酒精
- 巴比妥类药物
- 磺胺类药物
- 孕酮和其他类固醇激素
- 情绪/生理压力
- 快速体重下降

体格检查和临床表现

卟啉病可表现为皮肤红斑（皮肤卟啉病）、神经症状（急性间歇性卟啉病），或两者兼有（不定性卟啉病）。皮肤红斑（图 23-1、图 23-2 和图 23-3）是卟啉吸收太阳光辐射的结果，并导致皮肤起水泡。卟啉难以通过血脑屏障，只影响自主神经系统和周围神经系统，但血管痉挛可以引起中枢神经系统的症状。急性发作的神经系统症状

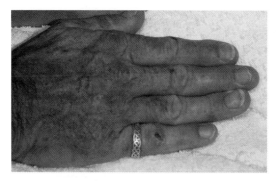

扫本章二维
码看彩图

图 23-1 （扫本章二维码看彩图）迟发性皮肤卟啉病。侵蚀的水疱和痂皮
（Courtesy the Yale Residents' Collection. From Skorecki K et al：Brenner &
Rector's the kidney，ed 10，Philadelphia，2016，Elsevier.）

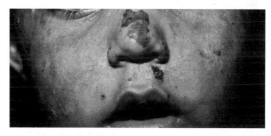

图 23-2 （扫本章二维码看彩图）先天性红细胞生成性卟啉病。阳光暴露区域
的小疱、大疱和结痂（From Paller AS，Mancini AJ：Hurwitz clinical pediatric
dermatology，a textbook of skin disorders of childhood and adolescence，ed 5，
Philadelphia，2016，Elsevier.）

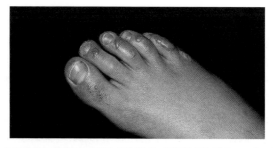

图 23-3 （扫本章二维码看彩图）红细胞生成性原卟啉病（**EPP**）。血管病变
仅偶见于 EPP 患者（From Paller AS，Mancini AJ：Hurwitz clinical pediatric
dermatology，a textbook of skin disorders of child- hood and adolescence，ed 5，
Philadelphia，2016，Elsevier.）

包括腹痛、呕吐、便秘和尿潴留。背部和肢端疼痛常见。部分学说表明，5- 氨基酮戊酸是急性卟啉病疼痛的原因，但缺乏确切证据。运动神经病变影响上肢远端肌肉，感觉神经病变影响躯干。部分病例可能会发生与严重低钠血症相关的癫痫发作。幻觉、失眠、躁动和精神病都有报道。卟啉病可以呈急性 / 慢性病程。急性卟啉病的诱发因素见表 23-3。卟啉病的症状需与急腹症相鉴别；在卟啉病中不存在典型的反跳痛。

表 23-3　急性卟啉病的诱发因素

药物	其他刺激
酒精	禁食或节食
巴比妥类药物	激素，压力
血管紧张素转换酶（ACE）抑制剂	吸烟
抗惊厥药	
抗抑郁药	
钙通道阻滞剂	
头孢菌素	
麦角衍生物	
红霉素	
类固醇或合成类固醇	
避孕药、激素、替代疗法	
磺胺类	
磺脲类	

From Hoffman R et al: Hematology, basic principles and prac-tice, ed 7, Philadelphia, 2018, Elsevier.

病因学

卟啉与铁结合形成血红素，血红素是血红蛋白分子的核心。卟啉是在细胞质和线粒体中合成的，参与血红素合成的 8 种酶中的任何一种发生突变都可能导致卟啉病。当卟啉代谢途径出现明显障碍时，会导致相应卟啉代谢物过量产生，这些不同状态的卟啉代谢物进入循环并排泄到尿液或胆汁中。

这种代谢途径只受红细胞中铁的限制，而不受其最终产物血红素的限制，因此血红素被用于治疗肝卟啉病，它抑制了 ALAS 酶。表 23-4 总结了不同形式卟啉病中卟啉在红细胞、尿液和粪便中的分布情况。

表 23-4 卟啉及其前体在卟啉病、尿卟啉病和
遗传性铁粒幼细胞贫血中的变化

卟啉和其他条件	ALA	PBG	尿液尿卟啉	尿液粪卟啉	粪便粪卟啉	粪便原卟啉	红细胞原卟啉
急性卟啉病							
急性间歇性卟啉病	升高,急性发作中非常高	升高,急性发作中非常高	通常升高	有时升高	有时升高	有时升高	正常
不定性卟啉病	急性发作中升高	急性发作中升高	通常在急性发作中升高	通常在急性发作中升高	升高	升高	正常
遗传性粪卟啉病	急性发作中升高	急性发作中升高	有时在急性发作中升高	通常总是在急性发作中升高	升高	通常正常	正常
ALA 脱水酶缺乏性卟啉病	急性发作中升高	正常	正常	通常在急性发作中升高	正常	正常	偶尔升高
非急性卟啉病							
迟发性皮肤卟啉病	正常	正常	升高（7-/8-羧酸盐卟啉水平在急性发作中非常高）	轻度升高	异卟啉缓慢升高	缓慢升高	正常
红细胞生成性原卟啉病	正常	正常	正常	正常	正常	通常升高	升高,通常很高

续表

卟啉和其他条件	ALA	PBG	尿液尿卟啉	尿液粪卟啉	粪便粪卟啉	粪便原卟啉	红细胞原卟啉
先天性红细胞生成性卟啉病	通常正常	通常正常	升高，异构体1	升高，异构体1	正常	通常升高	通常升高
X连锁显性原卟啉病	正常	正常	正常	正常	正常	通常升高	升高，通常很高
其他情形							
遗传性铁粒幼细胞贫血	正常	正常	正常	正常	正常	正常	偶尔升高
铅中毒	升高	正常	正常	有时升高	正常	正常	当血铅水平>2μM升高
遗传性酪氨酸血症	升高	正常	正常	正常	正常	正常	正常
缺铁性贫血	正常	正常	正常	正常	正常	正常	升高

ALA，5-氨基酮戊酸；PBG，卟胆原。
From Hoffman R et al: Hematology, basic principles and practice, ed 7, Philadelphia, 2018, Elsevier.

 诊断

鉴别诊断

- 铅中毒
- 阵发性夜间血红蛋白尿
- 急腹症

评估

实验室检查：

- 系统筛查
- 24 h 尿液中 5- 氨基酮戊酸（AIP 发作时明显升高）和卟胆原

定量试验：

- 血浆卟胆原测定（在 AIP、VP 和 HCP 中增加）
- 红细胞锌原卟啉、尿卟啉和粪卟啉测定
- 粪便（粪卟啉）测定

影像学检查

- 通常是为了与急腹症相鉴别
- 如果腹部存在局部疼痛或反跳痛，手术前行影像学检查

 治疗

非药物治疗

- 根治措施：肝移植
- 急性危象处理：高碳水化合物摄入：口服 2000 千卡 /24 小时；静脉补液 10% 葡萄糖注射液 300 千卡 / 日

急性期治疗

- 阿片类：疼痛
- 吩噻嗪类：恶心和精神症状
- 普萘洛尔：心动过速、高血压
- 水合氯醛或苯二氮䓬类：失眠
- 左乙拉西坦：癫痫
- 血红素：静脉注射 1 ～ 4 mg/kg，每日 1 次，使用 3 ～ 14 天
- Givosiran 是一种正在研究中的 RNA 干扰治疗药物，它能抑制肝内 ALAS 的合成。在反复发作的卟啉病患者中，Givosiran 可降低诱导的 ALAS mRNA 水平，使神经毒性中间体 ALA 和卟啉原接近正常水平。与安慰剂相比，Givosiran 组患者相关症状发作率更低

慢性期治疗

- 建议患者佩戴标有卟啉病名称的医用手环，以避免在急诊或因其他原因入院时接触可能引发卟啉病的物质

- 摄入足够的碳水化合物
- 避免酒精和其他诱因，包括快速减肥或情绪 / 生理压力

补充和替代疗法

避免可能与吩噻嗪类药物相互作用或引起肝相互作用的草药和毒素（酒精）。

处置

收容所有因血红素输注而急性发作的患者。

转诊

- 建议于保存有高铁血红素的治疗中心就诊
- 血液学专科门诊随访生活指导（避免接受危险因素）、肝细胞癌筛查、遗传咨询

 # 重点和注意事项

专家点评

- 血红素输注可有效抑制肝 5- 氨基酮戊酸合成酶 -1，其可催化 5- 氨基酮戊酸形成
- 避免因无法明确鉴别卟啉病和急腹症使患者承担不必要的手术风险
- 急性发作是由药物、酒精、激素变化、禁食或压力引起的，可以通过避免诱因来预防
- 癌症（肝细胞癌）可在早期诊断
- 皮肤活检不能诊断，还可能会造成伤害

预防

- 含氧化锌的防晒霜
- 通过避免诱因可以预防急性发作（见前面）
- 筛查 PCT 中的血色素瘤，因为增加肝内铁会引发该疾病
- 利用肝超声随访筛查肝细胞癌（甲胎蛋白通常不会增加）

患者和家庭教育

可提供遗传咨询。大多数卟啉病是常染色体显性遗传，不完全外显（有一半携带者表现出症状）。

推荐阅读

Bissell DM et al: Porphyria, *N Engl J Med* 377:862-872, 2017.

Bissell DM et al: Role of delta-aminolevulinic acid in the symptoms of acute porphyria, *Am J Med* 128:313-317, 2015.

Sardh E et al: Phase 1 trial of an RNA interference therapy for acute intermittent porphyria, *N Engl J Med* 380(6):549-558, 2019.

Singal AK et al: Liver transplantation in the management of porphyria, *Hepatology* 60(3):1082-1089, 2014.

Stein P et al: British and Irish Porphyria Network. Best practice guidelines on clinical management of acute attacks of porphyria and their complications, *Ann Clin Biochem* 50(Pt 3):217-223, 2013.

Stein PE et al: Update review of the acute porphyrias, *Br J Haematol* 176(4):527-538, 2017.

Szlendak U et al: Clinical, biochemical and molecular characteristics of the main types of porphyria, *Adv Clin Exp Med* 25(2):361-368, 2016.

第 24 章　微血管病性溶血性贫血
Microangiopathic Hemolytic Anemia

Shiva Kumar R. Mukkamalla

蒲红斌　译　秦然　审校

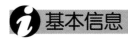 基本信息

定义

微血管病性溶血性贫血（microangiopathic hemolytic anemia，MAHA）是指任何非自身免疫性溶血性贫血，其会导致与小血管疾病相关的红细胞破碎。很多疾病，包括血栓性血小板减少性紫癜（TTP）、弥散性血管内凝血（DIC）、溶血性尿毒症综合征（HUS）、非典型溶血性尿毒症综合征（aHUS）、溶血、肝功能异常、妊娠低血小板综合征（HELLP）和恶性高血压均与 MAHA 有关。

同义词

MAHA

血栓性微血管病（TMA）

机械性溶血性贫血

非自身免疫性溶血性贫血

碎裂性溶血性贫血

ICD-10CM 编码

D59.4　其他非自身免疫性溶血性贫血

流行病学和人口统计学

- TTP：在女性和非裔美国人中发病率较高
- 典型 HUS：
  1. 80% 的病例与大肠埃希菌 O157：H7 相关
  2. 涉及人与人之间传播
  3. 儿童较成人更易受影响
- 非典型 HUS：
  1. 腹泻不是该病的主要症状

2. 成人更易受影响

- DIC：

  1. 继发于潜在病因，包括脓毒症、外伤、恶性肿瘤、手术或产科并发症

  2. 20% 的急性白血病患者会发生 DIC

- HELLP：

  1. 10% ～ 20% 的妊娠伴先兆子痫患者中出现 HELLP

  2. 于妊娠期的 28 ～ 36 周有所进展

  3. 30% 的病例发生于分娩后

- 恶性高血压：MAHA 使 25% 的恶性高血压患者病情更加复杂

体格检查和临床表现

- 黏膜苍白
- 疲劳
- 全身无力急性发作
- 皮肤黄染
- 巩膜黄染
- 深色尿

病因学

TTP：先天性或家族性 ADAMTS13 缺乏

　　　获得性抗 ADAMTS13 抗体

典型 HUS：产志贺毒素肠出血性大肠埃希菌 O157：H7

非典型 HUS：补体调节的遗传性紊乱

DIC：继发于能引起皮下组织因子暴露和凝血级联系统激活的多种病因

HELLP：机制未明，但与先兆子痫相关高血压引起的内皮损伤有关

恶性高血压：血管内皮损伤

Ⅸ 诊断

MAHA 的确诊条件包括与血管内溶血表现相一致的贫血，具体表现包括外周血涂片中存在破碎红细胞（图 24-1），乳酸脱氢酶升高，间接胆红素升高，血清结合珠蛋白水平降低，尿胆原升高，网织红细胞计数升高，抗球蛋白试验阴性。

扫二维码看
彩图

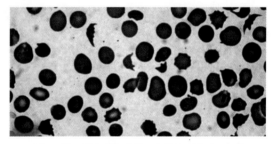

图 24-1 （扫二维码看彩图）外周血涂片显示破碎红细胞

鉴别诊断

- 免疫介导溶血（抗球蛋白试验阳性）：
  1. 自身免疫性溶血性贫血
  2. 阵发性睡眠性血红蛋白尿
  3. 冷凝集素病
- 影响红细胞计数的感染：
  1. 疟疾
  2. 巴贝虫病
  3. 巴尔通氏病
- 机械压力或氧化损伤引起的溶血
  1. G6PD 缺乏
  2. 跑步者贫血或行军性血红蛋白尿
- 血管外溶血
  1. 红细胞内在缺陷
  2. 肝病
  3. 脾功能亢进

评估

- 外周血涂片提示破碎红细胞
- 实验室检查包括全血细胞计数、肝功能检测、LDH、结合珠蛋白、网织红细胞计数、抗球蛋白试验、尿液分析
- MAHA 合并血小板减少症可确诊 TTP 和 HUS；典型的发热症状、神经精神障碍和肾衰竭不再是必要因素
- 在 DIC 中，活化部分凝血活酶时间和凝血酶原时间是延长的，纤维蛋白原水平降低，纤维蛋白降解产物（包括 D- 二聚体）增加

- 恶性高血压的血压值大于 180/120 mmHg，常与急性肾损伤相关（包括血尿和蛋白尿）
- 此外具体的检查：
  1. ADAMTS13 活性检测：降低与先天性 TTP 相关，ADAMTS13 相关抗体与继发性 TTP 相关
  2. 粪便培养检查志贺毒素——在经典 HUS 中由大肠埃希菌产生
  3. 尽管是金标准，肾活检对诊断恶性高血压不是必需的

Rx 治疗

若 MAHA 的具体病因尚不明确，在出现血小板减少和相应临床表现时需立即开始血浆置换治疗。

- TTP：
  1. 紧急血浆置换（PEX）去除血管性血友病因子（vWF）多聚体和自身针对 ADAMTS13 的抗体
  2. 输注血小板仅适用于出血患者
  3. 若有必要，PEX 可以从一天 1 次增加到一天 2 次，同时使用皮质类固醇
  4. 对 PEX 无反应的患者，可以用利妥昔单抗单药或联合环磷酰胺治疗
- 典型 HUS：对于出现急性肾损伤和需要高血压管理的患者，给予充分支持治疗，包括血液透析
- 非典型 HUS：依库珠单抗比 PEX 更有效，但价格昂贵且建议终身用药，现实中很难做到。关于短疗程用药效果的研究正在进行中
- DIC：
  1. 治疗潜在病因可纠正凝血障碍
  2. 支持治疗，如上所述，包括血流动力学支持和抗生素疗法
  3. FDA 推荐活化蛋白 C（APC）治疗 DIC 合并脓毒症
- HELLP：
  1. 妊娠期超过 34 周的胎儿紧急分娩，倾向于阴道分娩
  2. 若妊娠期少于 34 周，推荐使用激素加快胎儿肺成熟和分娩，但母亲没有获益
- 恶性高血压：

1. 如上所述，使用药治疗控制血压
2. 注意避免迅速降低收缩压，其会导致局部缺血或过度灌注综合征

监测和后续治疗

持续监测 CBC、LDH 和外周血涂片中是否存在破碎红细胞，评估 MAHA 疾病的活动性。

- TTP：
  1. 先天性 TTP 复发率为 18%，从最初发病到复发可长达 10 年
  2. 连续检测 ADAMTS13 活性对于评估复发率有潜在意义
- 典型 HUS：肾功能完全恢复，神经系统基本恢复和腹泻缓解
- DIC：对潜在原因进行充分治疗，与 DIC 相关的凝血障碍是可逆的
- HELLP：
  1. MAHA、血小板减少症和肝损伤会在分娩后 48 h 内改善
  2. 需持续监测患者病情至少 2 天，包括实验室检查如 CBC、LDH 和肝功能
- 恶性高血压：
  1. 尽早适当控制血压可逆转急性肾损伤
  2. 当经口服用药可以充分控制血压时，患者可以出院

预后

- TTP：
  1. 如未治疗，TTP 死亡率高达 90%
  2. 经 PEX 治疗，先天性 TTP 死亡率约 15%，而非先天性 TTP 死亡率可高达 59%
- 典型 HUS：
  1. 典型 HUS 死亡率为 5%，儿童比成人预后更好
  2. 中枢神经系统受累或其他肾外表现预示预后较差
- 非经典 HUS：
  1. 死亡率 15% ~ 25%
  2. 成人比儿童预后差
  3. 约 25% 患者在 1 年内出现慢性肾衰竭
- DIC：
  1. DIC 预后判断依赖于凝血障碍的严重程度和潜在疾病

2. 在脓毒症和外伤中 DIC 作为一个独立的不利预后因素，其
增加 1.5 ～ 2 倍的死亡率
- HELLP：
1. 增加未来妊娠期先兆子痫的风险
2. 在未来妊娠中其复发率约为 5%
- 恶性高血压：
1. 10 年总生存率约为 50%
2. 在恶性高血压中 MAHA 预示着未来血液透析的可能性增加

转诊

1. 血液科
2. 肾病专科
3. 神经科
4. 产科

 重点和注意事项

- MAHA 并不是一个孤立的临床疾病，而是包含许多不同发病
机制和病因。其具有易引起血管内溶血的小血管疾病的一些
普遍表征
- 出现伴有破碎红细胞的贫血和血小板减少症是鉴别 MAHA 的
关键特征
- 若 MAHA 的病因在最初诊疗中不是很明显，须立即进行
PEX 以预防 TTP，因其未经治疗有高达 90% 的死亡率

相关内容

弥散性血管内凝血（相关重点专题）

HELLP（相关重点专题）

溶血性尿毒症综合征（相关重点专题）

血栓性血小板减少性紫癜（相关重点专题）

推荐阅读

George J, Nester C: Syndromes of thrombotic microangiopathy, *N Engl J Med* 371:654-666, 2014.

第 25 章 高凝状态
Hypercoagulable State

Robert Matera, John L. Reagan

陈国鹏 译 蒲红斌 审校

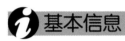 基本信息

定义

高凝状态是一种遗传性或获得性疾病，与血栓形成的风险增加有关。高凝状态的分类如表 25-1 所示。

同义词

易栓症

ICD-10CM 编码

D68.5 原发性易栓症

D68.6 其他易栓症

D68.8 其他指明的凝血缺陷

D68.9 凝血缺陷，未指明

流行病学和人口统计学

发病率、患病率、好发性别和年龄：见表 25-2。高凝状态的患病率和血栓风险有显著差异。这可能反映了遗传缺陷患病率的地理差异和人群的不同，或者其他不明的血栓形成危险因素的存在。当血栓形成时，通常与后天性的危险因素有关 [如手术、妊娠、口服避孕药（OC）的使用]。

遗传学：

- 大多数有单个基因缺陷的人不会患血栓性疾病
- 近一半的特发性血栓形成患者有可识别的遗传性血栓形成。只有一个基因缺陷的患者再发血栓的风险很低。多种基因缺陷并不少见 [特发性静脉血栓栓塞症（VTE）患者的患病率为 1%～2%]；当存在多种基因缺陷时，会产生强烈的协同效应

危险因素：血栓家族史、高龄、吸烟、缺乏运动、手术、有深静脉血栓形成（DVT）妊娠史、激素替代疗法、创伤、结缔组织病、潜在恶性肿瘤、药物（甲地孕酮、他莫昔芬、口服避孕药）。潜在的血栓前状态如表 25-3 所示。

表 25-1　高凝状态分类

遗传性	混合性	获得性
功能丧失	高同型半胱氨酸血症	既往静脉血栓栓塞
抗凝血酶缺乏症	肥胖	妊娠，产褥期
蛋白 C 缺乏症	肿瘤	
蛋白 S 缺乏症		
功能获得	术后	药物诱导的：
凝血因子 V 莱登	骨髓增生性疾病	肝素诱导的血小板减少症
凝血酶原 F Ⅱ G20210A		凝血酶原复合物浓缩物
凝血因子Ⅷ，Ⅸ或Ⅺ升高		左旋天冬酰胺酶激素疗法

Hoffman R et al：Hematology，basic principles and practice，ed 7，Philadelphia，2018，Elsevier.

表 25-2　高凝条件

	一般人群患病率（%）	血栓形成人群患病率（%）	A/V 事件	血栓形成的相对风险
FVL 突变	白人为 5%；在非白人中罕见	12% ～ 40%	V	杂合子：3 ～ 7；纯合子：80
凝血酶原 G20210A 突变	白人为 3%；在非白人中罕见	6% ～ 18%	V	3
AT 缺乏	0.02%	1% ～ 3%	V	20 ～ 50
PC 缺乏	0.2% ～ 0.4%	3% ～ 5%	V	7 ～ 15
PS 缺乏	0.03% ～ 0.1%	1% ～ 5%	V	5 ～ 11
抗磷脂抗体综合征	1% ～ 2%	5% ～ 21%	V＋A	2 ～ 11

A，动脉；AT，抗凝血酶；FVL，凝血因子 V 莱登；PC，蛋白 C；PS，蛋白 S；V，静脉。

表 25-3　潜在的血栓前状态

先天性

抗凝物缺乏

AT-Ⅲ，蛋白 C 或蛋白 S，纤溶酶原

抗辅因子蛋白水解

凝血因子 V 莱登

高水平促凝剂

凝血酶原 20210 突变

内皮损伤

获得性

引流管堵塞

妊娠

红细胞增多症 / 脱水

制动

损伤

创伤、手术、运动

炎症

IBD，血管炎，感染，白塞综合征

高凝状态

妊娠

恶性肿瘤

抗磷脂综合征

肾病综合征

口服避孕药

左旋天冬酰胺酶

其他罕见原因

先天性纤维蛋白原血症

获得性

阵发性睡眠性血红蛋白尿

血小板增多症

血管移植

AT-Ⅲ，抗凝血酶Ⅲ；IBD，炎症性肠病。

From Kliegman RM et al：Nelson textbook of pediatrics，ed 19，Philadelphia，2011，WB Saunders.

体格检查和临床表现

- 遗传性血栓形成通常与静脉血栓形成有关，最常见的是深静脉血栓形成
- 一些获得性血栓形成与动脉血栓形成有关。表 25-2 根据凝血

缺陷描述了血栓形成的部位

- 妊娠并发症
- 与血栓形成风险增加相关的药物使用

病因学

- 血栓形成通常是一个多因素的过程，有遗传、环境和后天因素。表 25-4 至表 25-7 描述了获得性和遗传性抗凝血酶、蛋白 C 和蛋白 S 缺乏的原因
- OCs 或激素替代疗法（HRT）的使用以及妊娠 / 产后可导致增加血栓形成风险增加
- 不良妊娠结局可能由子宫胎盘循环血栓形成引起

表 25-4　遗传性抗凝血酶缺乏症的类型

类型	抗原	活性（无肝素）	活性（肝素）
I	低	低	低
II（活性部位缺陷）	正常	低	低
II（肝素结合位点缺陷）	正常	正常	低

Hoffman R et al：Hematology，basic principles，and practice ed 7，Philadelphia，2018，Elsevier.

表 25-5　获得性抗凝血酶缺乏的原因

合成减少	分解增加	清除增加
肝硬化	大手术	肝素
严重肝病	急性血栓形成	肾病综合征
左旋天冬酰胺酶	弥散性血管内凝血	
	严重脓毒症	
	多发性创伤	
	恶性肿瘤	
	体外循环延长	

Hoffman R et al：Hematology，basic principles，and practice ed 7，Philadelphia，2018，Elsevier.

表 25-6　遗传性蛋白 C 缺乏症的类型

类型	抗原	活性
I	低	低
II	正常	低

Hoffman R et al：Hematology，basic principles，and practice ed 7，Philadelphia，2018，Elsevier.

表 25-7　遗传性蛋白 S 缺乏症的类型

类型	总 S 蛋白	游离 S 蛋白	S 蛋白活性
I	低	低	低
II	正常	正常	低
III	正常	低	低

Hoffman R et al：Hematology，basic principles，and practice ed 7，Philadelphia，2018，Elsevier.

 诊断

鉴别诊断

遗传性：因子 V 莱登（FVL）突变：

- 一种低外显率的染色体显性突变
- 引起活化蛋白 C 抵抗（APCR）；90% 的 APCR 是由 FVL 突变引起的
- 最常见的遗传性血栓形成；占病例的 40% ～ 50%
- 杂合子携带者使用 OC 导致的 VTE 风险是非携带者的 8 倍，使用 OC 导致的 VTE 风险是不使用 OCs 的非携带者的 35 倍
- 在特定高危人群中可能与心血管疾病有关

凝血酶原 G20210A 突变：

- 一种低外显率的染色体显性突变
- 使用 OCs 的杂合子携带者与不使用 OCs 的非携带者相比，VTE 的风险增加 16 倍
- 在特定高危亚组和年轻缺血性卒中患者中，可能与心血管疾病有关
- 导致 mRNA 积累和蛋白质合成增加，导致凝血酶原血浆浓度升高

蛋白 C，蛋白 S，抗凝血酶（AT）缺乏：

- 一种染色体显性遗传；每一种因子缺乏都可伴多种突变
- 水平降低（ I 型缺乏症）或功能异常（ II 型缺乏症）
- 血栓形成通常首发于年轻时

蛋白 C 和蛋白 S：

- 纯合状态非常罕见，通常与婴儿时期的致命性血栓形成有关
- 与华法林引起的皮肤坏死有关，在治疗的最初几天，维生素

K 依赖的抗凝血因子比促凝血因子耗竭更快

AT 不足：

- 大多数遗传性血栓形成；50% 的终身血栓风险
- 纯合子的情况非常罕见，可能与正常的胎儿发育不相容
- 动脉血栓形成很少发生
- 会导致肝素抵抗

其他可能的原因： 非 O 型血、纤维蛋白原血症、凝血酶激活的纤溶抑制剂升高、因子 IX 和因子 XI 水平升高

获得性： 抗磷脂抗体综合征（APS）：

- 获得性血栓形成的最常见原因
- 可表现为动脉或静脉血栓形成、反复流产和不良妊娠结局
- 血栓栓塞发生在高达 30% 的人群中；复发血栓的高风险（报告高达 70%）
- 更多信息见"抗磷脂抗体综合征"

与血栓形成风险增加相关的情况：

- 既往血栓形成
- 创伤
- 疾病：心力衰竭、呼吸衰竭、感染、糖尿病、肥胖、肾病综合征、炎症性肠病
- 慢性溶血-阵发性睡眠性血红蛋白尿，不典型溶血性尿毒症综合征，镰状细胞贫血
- 妊娠（VTE 风险增加 6 倍）、产后、使用 OC（风险增加 4 倍，使用第三代 OCs 风险更高）、经皮避孕药、HRT（风险增加 2 倍）、他莫昔芬、雷洛昔芬
- 制动、旅行
- 外科手术（尤其是骨科），中心静脉导管
- 高黏滞综合征
- 骨髓增殖性疾病
- 恶性肿瘤：疾病或治疗相关
- 肝素诱导的血小板减少症和血栓形成
- 吸烟

评估

- 病史（有无易患血栓的情况或药物使用史、血栓形成的家族

史），体格检查，实验室检查，影像学检查。血栓形成患者的
常规检查在框 25-1 中总结

- 适龄癌症筛查
- 对于血栓性疾病的筛查还没有达成共识；这种筛查几乎没有
  成本效益或结果数据可用性。血栓筛查可能被过度使用，因
  为结果通常不会改变治疗方法
- 静脉血栓栓塞的一级预防不建议进行血栓筛查；一些人主张
  在有强烈血栓或血栓形成家族史的妇女使用 OC 或怀孕前进
  行检测。框 25-2 总结了关于何时进行血栓亲和性筛查的建
  议。框 25-3 中描述了血栓筛查的基本试验
- 如果静脉血栓栓塞与已确定的危险因素相关，则不建议进行
  筛查。与妊娠、产后或 OC 使用相关的血栓形成除外
- 在有强烈家族史和育龄女性家庭成员的患者中被微弱的触
  发因素激发，考虑检测 FVL、凝血酶原 G20210A 突变，蛋
  白 C、蛋白 S 和 AT 缺乏。如果发生广泛的 DVT 或肺栓塞
  （PE），考虑检查 APS

框 25-1　评估血栓形成患者的常规检查

检查	异常	诊断信息
全血细胞计数	红细胞压积升高 白细胞计数增加 血小板计数增加 白细胞减少 血小板减少	骨髓增殖性疾病（如原发性血小板增多症、真性红细胞增多症）；可能见于阵发性睡眠性血红蛋白尿；如果与肝素给药有关，请考虑肝素诱导的血小板减少症
血涂片	白细胞母细胞变化	肿瘤浸润骨髓
肝功能检查	异常结果	可能指向恶性肿瘤
肾功能检查	肾功能受损	在使用肝素、低分子量肝素或新型口服抗凝剂进行抗凝之前进行评估
尿液分析	蛋白尿	肾病综合征；可能与静脉血栓栓塞或肾静脉血栓形成有关
PT 和 aPTT	延长 PT 和 aPTT	为了使安全的抗凝治疗能够在必要时进行，需要排除狼疮抗凝物

aPTT，活化部分凝血活酶时间；PT，凝血酶原时间。

Hoffman R et al：Hematology, basic principles and practice, ed 7, Philadelphia, 2018, Elsevier.

框 25-2 何时进行血栓筛查

临床方案
- 年龄小于 40 岁的患者首次发生特发性静脉血栓栓塞
- 异常部位的血栓形成（如脑或肠系膜血栓形成）
- 2 个或 2 个以上的一级亲属特发性血栓形成
- 3 次或 3 次以上早孕流产，或妊娠 10 周后一次或多次胎儿死亡

Hoffman R et al：Hematology, basic principles and practice, ed 7, Philadelphia, 2018, Elsevier.

框 25-3 血栓筛查的基本试验

- 基础凝血筛查
  1. 国际标准化比率（INR）：排除华法林作用——华法林会降低蛋白 C 和蛋白 S 的水平
  2. 活化部分凝血活酶时间（aPTT）：为了排除肝素的作用——肝素会降低抗凝血酶水平
- 抗凝血酶功能测定（用肝素检测 II 型缺陷）
- 蛋白 C 的功能测定
- 蛋白 S 的功能检测（总蛋白和游离蛋白 S 的免疫检测）
- APC 耐药性测定：对凝血因子 V 莱登进行基因检测，以确认异常结果
- *FIIG 20210A* 基因突变的遗传测试
- 抗心磷脂和 β2 糖蛋白 - I 抗体（IgG 和 IgM）和狼疮抗凝物测定

APC，活化蛋白 C；Ig，免疫球蛋白。
Hoffman R et al：Hematology, basic principles and practice, ed 7, Philadelphia, 2018, Elsevier.

- 特发性 VTE：
  1. 如果出现以下任何一种情况，对个体进行 APCR，凝血酶原 *G20210A* 突变、蛋白 C、蛋白 S、AT 缺乏和 APS 筛查：首次发病年龄＜ 50 岁＋血栓形成家族史或育龄女性，异常解剖部位血栓形成［脑静脉或内脏静脉；如果为内脏静脉，考虑骨髓增殖性肿瘤（MPN）和阵发性睡眠性血红蛋白尿（PNH）］
  2. 筛查其他所有 APS
- 动脉血栓形成：筛查 APS
- 注：不建议常规筛查因子 VIII 水平或高同型半胱氨酸血症

检查时机：
- 理想情况下，停用维生素 K 拮抗剂（VKA）后＞ 3 周，以及

直接口服抗凝剂（DOAC）终止后＞2天（APS除外，这需要长时间的抗凝）

- 注：急性血栓形成、抗凝、妊娠和许多生理状况都会影响结果，在检查的时机和结果解释中必须予以考虑

实验室检查

- 外周血涂片 CBC、电解质、钙、肌酐、血尿素氮（BUN）和肝功能检查，凝血酶原时间 / 部分凝血活酶时间，前列腺特异抗原（＞50 岁男性），尿检
- 注：在进行基因检测之前，应获得遗传咨询和书面知情同意。6 周后应重复异常的非遗传测试，以减少假阳性结果
- APCR：APC 耐药性测定（使用缺乏因子 V 的血浆）。狼疮抗凝物的存在会导致假阳性。追踪阳性 APCR 分析和 FVL 的基因检测
- 凝血酶原 G20210A 突变测试
- AT、蛋白 C 和蛋白 S 缺乏：进行功能分析；如果功能分析结果降低，则进行抗原测定以确定缺乏症的类型。蛋白 S 的抗原测定应测量游离水平和总水平。在蛋白 C 和蛋白 S 缺乏的情况下，如果存在 APCR 或 Ⅷ因子水平增高，可能会导致功能分析结果偏低，如果存在狼疮抗凝物，则可能会导致功能分析结果偏高
- APS：在两次间隔至少 12 周的情况下发现以下一项：狼疮抗凝物、抗心磷脂抗体或抗 β2 糖蛋白 - Ⅰ抗体

影像学检查

胸部 X 线检查和其他适当检查以诊断血栓形成并排除相关疾病。

 治疗

非药物治疗

应避免使用 OC、HRT 和吸烟。

预防

- 高危情况下进行预防性抗凝治疗
- 在高危情况下，抗凝血酶浓缩剂对 AT 缺乏患者可能会有效
- 妊娠期间的预防：治疗的时间和强度取决于患者的风险程度

（遗传或获得性缺陷和临床病史）。反复不良妊娠结局的血栓形成女性可能会受益于肝素（低分子量肝素最常用）和小剂量阿司匹林的预防

急性期治疗

初始治疗与有 / 没有血栓形成倾向的个体相同，但蛋白 C，AT 和 APS 缺乏除外，如下所述。

静脉血栓形成：

- 诸如 Xa 抑制剂（利伐沙班和阿哌沙班）之类的 DOACs 已被 FDA 批准用于急性 DVT 的治疗，目前被推荐作为一线治疗。已发现其不劣于华法林，看起来更易于使用，药物相互作用较少，并且具有减少大出血的趋势
- 对于无法服用 DOACs 的患者，应同时开始使用低分子量肝素（LMWH）和华法林。继续使用肝素至少 5 天，直到连续 2 天达到国际标准化比（INR）（INR 的目标值是 2 ～ 3）；继续使用华法林至少 3 个月。普通肝素（UH）或磺达肝素（Xa 抑制剂）可以作为 LMWH 的替代品。LMWH 比 UH 更可取（严重肺栓塞、出血风险增加或肾衰竭的患者除外），因为其具有同等或更高的疗效，并且安全性更高
- 在华法林治疗期间，血栓形成倾向与复发性静脉血栓栓塞的高风险无关，但低分子量肝素治疗 3 ～ 6 个月的癌症患者的复发率低于华法林治疗
- 在整个妊娠期间和产后至少 6 周用肝素抗凝。抗凝最短持续时间为 6 个月。LMWH 优于 UH。华法林可用于产后
- 对于大面积肺栓塞或下肢深静脉血栓形成的患者，考虑溶栓或血栓切除术

蛋白 C 缺乏：

- 华法林致皮肤坏死：停用华法林，给予维生素 K，开始肝素抗凝。考虑用浓缩蛋白 C 或新鲜冷冻血浆代替蛋白 C。华法林可以在低剂量下重新开始（每天 2 mg，持续 3 天，每天增加 2 ～ 3 mg，直到达到目标 INR）。继续肝素至少 5 天，直到华法林诱导抗凝

AT 缺乏：

- 如果难以达到抗凝（肝素抵抗），严重血栓形成，或在充分抗凝的情况下反复血栓形成，可以使用 AT 浓缩物

APS：

- 华法林治疗 APS 疗效优于利伐沙班。RAPS 试验将 APS 患者随机分为利伐沙班组和华法林组，发现利伐沙班组血栓形成率显著升高。随后的一项试验发现，与继续使用华法林的患者相比，在首次 VKA 治疗后改用利伐沙班的 APS 患者的内源性凝血酶活力（抗凝效果较差的标志）增加。这项研究不足以评估临床疗效

动脉血栓形成：

- 抗凝，应用溶栓或者外科手术

慢性期治疗

- 最佳抗凝时间尚不清楚。治疗时间可以通过评估复发风险来个体化。抗凝治疗完成后残留血栓形成（超声检查）或 D- 二聚体水平升高与复发风险增加相关。若存在以上结果，可以考虑延长抗凝时间
- 必须考虑风险和受益；在服用抗凝剂的普通人群中，每年发生大出血的风险为 2%～3%，在老年人中风险更高（每年 7%～9%）。考虑到大多数情况下血栓复发的风险较低，以及与抗凝相关的出血风险，通常不需要长期抗凝
- 出现下列情况之一，应考虑长期抗凝：
  1. 危及生命的血栓形成或罕见部位的血栓形成
  2. 不止一个基因缺陷
  3. 存在 AT 缺乏或 APS
  4. 出血风险低的特发性 DVT 或 PE
  5. 发生低出血风险的特发性 DVT 或 PE ＞ 1 次
- 长期抗凝可能对活动性癌症患者有益

处置

取决于基本情况

转诊

转诊至血液科，母婴医学科，产科。

 重点和注意事项

专家点评

- 有血栓形成基因缺陷但没有静脉血栓栓塞史或家族史的女性，

很可能不需要产前预防或产后治疗，但缺乏明确的数据。表
25-8 提供了这些建议的摘要

- DOACs 和华法林治疗有效地降低了 VTE 复发的风险；当停止治疗时，VTE 的风险增加
- 利伐沙班在 APS 患者中的疗效不如华法林
- 无论是否存在血栓倾向，既往 VTE 发作都是复发的主要危险因素。血栓形成后的前 2 年复发风险最大。20% 的特发性 VTE 在 5 年内复发
- 非白种人血栓形成的遗传危险因素仍不清楚
- 解读检查：许多疾病都会导致后天异常
  1. 急性血栓形成可能与狼疮抗凝物、抗心磷脂抗体升高和因子Ⅷ水平升高有关
  2. 肝素治疗：抗凝血酶水平降低高达 30%；会影响狼疮抗凝物测定
     华法林治疗：不能测量蛋白 C 和蛋白 S（水平和功能降低）；抗凝血酶水平可能升高；可能影响狼疮抗凝物测定
  3. 蛋白 C、蛋白 S 和抗凝血酶水平随着急性血栓形成（< 2 周）、手术、肝病、弥散性血管内凝血和化疗而降低。蛋白

表 25-8　妊娠期和产褥期有静脉血栓形成史的妇女的处置建议

临床病史	易栓症	产前	产后 [a]
短期危险因素导致的既往 VTE	是	监测	是
妊娠或雌激素导致的既往 VTE	是 / 否	预防剂量 LMWH	是
既往特发性 VTE	是 / 否	预防剂量 LMWH	是
复发性 VTE	是 / 否	治疗剂量 LMWH	恢复长期抗凝
没有既往史，有阳性家族史	抗凝血酶缺乏；纯合子 FII G20210A；或因子 V 莱登；或两种突变的双重杂合体	预防剂量或中等剂量 LMWH	是

LMWH，低分子量肝素；VTE，静脉血栓栓塞。

[a] 产后预防包括为期 6 周的预防剂量 LMWH 或预防剂量的华法林（目标 INR：2.0 ～ 3.0）。

Hoffman R et al：Hematology，basic principles and practice，ed 7，Philadelphia，2018，Elsevier.

C 水平也随着感染的加重而降低，但随着年龄和高脂血症的增加而升高。蛋白 S 和抗凝血酶水平也会随着肾病综合征、妊娠和雌激素治疗（HRT、OCs）而降低

4. APCR 随着妊娠、雌激素治疗（HRT、OCs）和某些癌症升高；升高的因子Ⅷ水平和抗磷脂抗体可引起 APCR

预防

从深静脉血栓形成后的第 1 个月开始，如果穿加压袜至少一年，血栓形成后综合征的风险就会降低。

患者和家庭教育

National Blood Clot Alliance

120 White Plains Road，Suite 100

Tarrytown，NY 10591

www.stoptheclot.org/contact.htm

National Collaborative Outreach Project of the Blood Clot Outreach Program at the Hemophilia and Thrombosis Center University of North Carolina at Chapel Hill

www.clotconnect.org/about-clot-connect/about

Factor V Leiden Resources

www.fvleiden.org/resources/index.html

APS Foundation of America，Inc.

P. O. Box 801

LaCrosse，WI 54602-0801

www.apsfa.org/

相关内容

易栓症（患者信息）

抗磷脂抗体综合征（相关重点专题）

深静脉血栓形成（相关重点专题）

肺栓塞（相关重点专题）

推荐阅读

Andrade D et al: 15th international Congress on antiphospholipid antibodies Task Force on Antiphospholipd syndrome treatment trends report. In Erkan D, Lockshin M, (eds): *Antiphospholipid syndrome,* ed 1, 2017, Springer International Publishing, p. 317.

Baglin T et al: Clinical guidelines for testing for heritable thrombophilia, *Br J Haematol* 149:209-220, 2010.

Connors JM: Thrombophilia testing and venous thrombosis, *New Engl J Med* 377:1177-1187, 2017.

Couturaud F et al: Factors that predict thrombosis in relatives of patients with venous thromboembolism, *Blood* 124:2124-2130, 2014.

Kearon C et al: Antithrombotic therapy for VTE disease: CHEST guideline and expert panel report, *Chest* 149:315-352, 2016.

Kunk PR et al: Direct oral anticoagulants in hypercoagulable states, *J Thromb Thrombolysis* 43(1):79-85, 2017.

第 26 章 弥散性血管内凝血
Disseminated Intravascular Coagulation

Andrew Gillis-Smith，Patan Gultawatvichai

阙一帆 译 秦然 审校

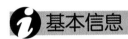 基本信息

定义

弥散性血管内凝血（disseminated intravascular coagulation，DIC）是一种获得性血栓栓塞性疾病，其特征是凝血途径的广泛激活，导致纤维蛋白在血管内形成，最终导致小、中血管血栓栓塞，进而导致终末器官损伤。

同义词

消耗性凝血病

DIC

去纤维蛋白综合征

ICD-10CM 编码

D65　弥散性血管内凝血（去纤维蛋白综合征）

流行病学和人口统计学

约 1% 的住院患者可能有 DIC。不同年龄、性别间发病率无明显差异。50% 以上的病例与革兰氏阴性菌脓毒症或其他脓毒症相关感染有关，在严重脓毒症患者中，高达 35% 有 DIC。

体格检查和临床表现

DIC 可急性或慢性起病，表现为出血、血栓形成或实验室检查证实的凝血级联活化和纤维蛋白溶解，无明显的临床后遗症。急性 DIC 更为常见，主要表现为出血性并发症。血小板减少恶化时出血的风险增加，当血小板计数低于 $50×10^9$/L 时出血的风险增加 5 倍。突然暴露于促凝剂可广泛激活凝血级联反应并消耗血小板，导致血栓形成。相比之下，慢性 DIC 更容易引起血栓性并发症。慢性 DIC

的 PT 和 PTT 通常是正常的，因此不易诊断。发生 DIC 时多种通路共同参与并引发 DIC 的相应临床表现：① 组织因子的释放导致凝血酶的产生，② 生理性抗凝剂功能受抑（如蛋白 C 或抗凝血酶不足）；③ 纤维溶解受损，表现为 1 型纤溶酶原激活物抑制剂（PAI-1）水平升高；④ 炎症通路激活。

DIC 可累及多个器官，临床表现也不尽相同。包括：

- 中枢神经系统：精神状态改变，暂时性神经功能受损
- 心血管系统：低血压、心动过速
- 呼吸系统：缺氧、呼吸困难、局部啰音和急性呼吸综合征
- 消化系统：肠出血、肠梗阻
- 泌尿生殖系统：少尿、无尿、尿毒症、酸中毒、子宫出血
- 皮肤：伤口部位出血、鼻出血、牙龈出血、出血性大疱、瘀点、瘀斑、紫癜

病因学

DIC 由凝血系统异常和广泛激活引起，进而导致凝血和纤溶同时发生。凝血因子的消耗速度超过了肝的合成能力，血小板的消耗速度也超过了骨髓巨核细胞的释放能力。DIC 常发生在严重感染的患者中，以下为常见的诱发因素：

- 感染（如革兰氏阴性菌所致脓毒症、落基山斑疹热、疟疾、病毒或真菌感染）
- 产科并发症（如胎儿死亡、羊水栓塞、毒血症、胎盘早剥、脓毒性流产、子痫、前置胎盘、宫缩乏力）
- 组织损伤（如烧伤、低体温症复温）
- 恶性肿瘤［如腺癌（胃肠道、前列腺、肺、乳腺）、淋巴增殖性／骨髓增殖性肿瘤；DIC 是急性早幼粒白血病的特征表现，也是导致其死亡的主要原因］
- 奎宁、可卡因诱发的横纹肌溶解
- 肝衰竭
- 急性胰腺炎
- 输血反应
- 呼吸窘迫综合征
- 中毒（蛇咬伤，苯丙胺药物过量）
- 其他：系统性红斑狼疮（SLE）、血管炎、动脉瘤、多动脉炎、伴有血小板减少的血管瘤和消耗性凝血功能障碍（卡萨巴-梅里特综合征）

Ⓓx 诊断

鉴别诊断

- 肝坏死：因子Ⅷ浓度正常或升高
- 维生素 K 缺乏：血小板计数正常
- 溶血性尿毒症综合征：凝血功能通常正常
- 血栓性血小板减少性紫癜：ADAMTS13 活性低
- 肾衰竭、SLE、镰状细胞危象、纤维蛋白原异常
- HELLP（溶血、肝酶升高和血小板减少）

评估

诊断性检查包括实验室检查，可明确凝血障碍、疾病严重程度并排除其他鉴别诊断（表 26-1、表 26-2、框 26-1）。其他检查视病情而定，如 DIC 进展情况（急性和慢性）、主要表现（血栓性或出血性）和程度（局部或全身）。

表 26-1　疑似 DIC 患者中血小板减少症的鉴别诊断

鉴别诊断	支持诊断依据
DIC	APTT 和 PT 延长，FDP 升高，低水平抗凝血酶和蛋白 C
不伴 DIC 的脓毒症	血培养阳性，符合脓毒症诊断标准，骨髓可见噬红细胞现象
大量失血	大出血，低血红蛋白，aPTT 和 PT 延长
血栓性微血管病	血涂片上有明显的破碎红细胞，溶血伴抗球蛋白试验阴性，发热，神经系统症状，肾功能不全，凝血试验通常正常，ADAMTS13 水平降低
肝素诱导的血小板减少症	有肝素使用史，动静脉血栓形成，HIT 试验阳性（肝素–血小板因子Ⅳ抗体免疫测定），停用肝素后血小板计数增加；凝血试验通常正常
免疫性血小板减少症	抗血小板抗体，骨髓穿刺标本中巨核细胞数量正常或增加，TPO 水平正常（TPO 在 ITP 通常正常或略有增加）；凝血试验通常正常
药物诱导的血小板减少症	骨髓穿刺标本中巨核细胞数量减少或检测到药物诱导的抗血小板抗体，停药后血小板计数增加；凝血试验通常正常

ADAMTS13，一种与血小板反应蛋白 13 相关的去整合素和金属蛋白酶；aPTT，活化部分凝血活酶时间；DIC，弥散性血管内凝血；FDP，纤维蛋白降解产物；HIT，肝素诱导的血小板减少症；PT，凝血酶原时间；ITP，免疫性血小板减少症；TPO，血小板生成素。
From Hoffman R et al: Hematology, basic principles and practice, ed 7, Philadelphia, 2018, Elsevier.

表 26-2　疑似 DIC 患者中 aPTT 和（或）PT 延长的鉴别诊断

试验结果	原因
PT 延长，aPTT 正常	因子Ⅶ缺乏 轻度维生素 K 缺乏 轻度肝功能不全 应用低剂量维生素 K 拮抗剂
PT 正常，aPTT 延长	因子Ⅷ、因子Ⅸ或因子Ⅺ缺乏 应用未分级肝素 抑制性抗体和（或）抗磷脂抗体 因子Ⅻ或前激肽释放酶缺乏
PT 和 aPTT 延长	因子Ⅹ、因子Ⅴ、因子Ⅱ或纤维蛋白原缺乏 严重维生素 K 缺乏 应用维生素 K 拮抗剂 所有凝血因子均缺乏： ● 合成减少：肝衰竭 ● 损失增加：大出血、DIC

aPTT：活化部分凝血活酶时间；PT，凝血酶原时间。

From Hoffman R et al：Hematology，basic principles and practice，ed 7，Philadelphia，2018，Elsevier.

框 26-1　DIC 患者的明确诊断 [a]

- 存在与 DIC 明确相关的潜在疾病（表 26-2）（否＝ 0，是＝ 2）
- 凝血功能试验结果评分
  1. 血小板计数（＞ 100 ＝ 0 分；＜ 100 ＝ 1；＜ 50 ＝ 2）
  2. 纤维蛋白标志物水平（如 D- 二聚体、纤维蛋白降解产物）（无增加＝ 0；少量增加＝ 2；大量增加＝ 3）[b]
  3. 凝血酶原时间延长（＜ 3 s ＝ 0；＞ 3 s 但＜ 6 s ＝ 1；＞ 6 s ＝ 2）
  4. 纤维蛋白原水平（＞ 1.0 g/L ＝ 0；＜ 1.0 g/L ＝ 1）

总得分

如果≥ 5，明确诊断为弥散性血管内凝血，每天重复评分；如果总得分＜ 5，提示可能存在弥散性血管内凝血；接下来的 1 ～ 2 天重复评估。

[a] 出自国际血栓与止血学会科学标准化委员会。
[b] 大量增加，大于正常值上限的 5 倍；少量增加，大于正常上限，但小于正常上限的 5 倍。
From Hoffman R et al：Hematology，basic principles and practice，ed 7，Philadelphia，2018，Elsevier.

实验室检查

- 外周血涂片可见红细胞碎片（破碎红细胞细胞）和低血小板计数

- 凝血试验：DIC 的特征性改变是纤维蛋白原水平降低；血小板减少；凝血酶原时间（PT）、部分凝血活酶时间（PTT）、凝血酶时间（TT）延长；纤维蛋白裂解产物和 D- 二聚体升高
- 继发于 DIC 的凝血障碍必须与其他凝血因子分泌不足引起的凝血障碍（包括肝病或维生素 K 缺乏）相鉴别
  1. 维生素 K 缺乏表现为 PT 延长，但 PTT、TT、血小板和纤维蛋白原水平正常；严重情况下 PTT 可能升高
  2. 肝病患者表现为 PT、PTT 异常，TT 和纤维蛋白原多正常，伴严重疾病时可异常；血小板多正常，脾大时可异常
  3. 因子Ⅷ不是完全由肝合成的，其水平可以区分 DIC 和肝病导致的凝血障碍，DIC 中因子Ⅷ水平多下降，肝病导致的凝血障碍中多正常

影像学检查

影像学检查通常是非必需的。影像学检查可有助于评估 DIC 的后遗症，包括胸部 X 线检查以评估有呼吸困难、咳嗽或咯血等肺部症状患者的感染程度。

Ⓡⓧ 治疗

急性期治疗

- 纠正和消除诱因（如抗感染治疗、清除坏死的肠道、产科急诊子宫摘除）可阻止 DIC 进展
- 出血患者应给予新鲜冰冻血浆（FFP）和血小板替代治疗：
  1. 10 ～ 15 ml/kg FFP 治疗直至国际标准化比恢复正常
  2. 血小板计数＜ 10 000 时（伴大出血时标准可适当放宽）予血小板输注
  3. 伴低纤维蛋白原的患者可给予冷沉淀 1 U/5kg。对于纤维蛋白原水平＜ 100 mg/dl 的患者，也可输注冷沉淀预防出血
  4. 伴广泛血栓形成的患者（如急性早幼粒细胞白血病、暴发性紫癜、肢端缺血）虽然存在血小板减少和凝血功能异常，也需抗凝治疗。与治疗静脉血栓的剂量相比，使用更低剂量的未分级肝素治疗可能有助于增加凝血酶的中和作用。低分子量肝素也可用于治疗
- 框 26-2 总结了 DIC 主要支持治疗方案

框 26-2　DIC 患者的支持治疗

治疗方式	详细说明	原理
治疗基础疾病	取决于主要诊断	抑制或阻断 DIC 的复杂病理机制，同时可治疗 DIC
抗凝	预防性肝素预防静脉血栓栓塞并发症 （低剂量）治疗性肝素，用于已确诊的血栓栓塞或临床表现以（微）血管血栓形成和相关器官衰竭为主的情况	危重患者、外伤患者或癌症患者的血栓栓塞风险增加 防止纤维蛋白形成；使微循环内的平衡转向抗凝和生理性纤维蛋白溶解；可再灌注皮肤、肾和大脑
输血	如果有明显出血或高出血风险，输注血小板、血浆和纤维蛋白原（冷沉淀）	应在数小时内减少并停止出血。血小板计数、凝血试验和纤维蛋白原应恢复正常
抗凝血因子浓缩物	重组人活化蛋白 C 可能对脓毒症和 DIC 有效（24 µg/kg，每小时使用一次，使用 4 天）；已不再使用	恢复微血管环境中的抗凝作用，并可能具有抗炎活性 最新实验不支持使用
溶解纤维蛋白的抑制物	氨甲环酸（500～1000 mg 每 8～12 h 一次或 ε- 氨基己酸 1000～2000 mg 每 8～12 h 一次）	如有（过度）纤维蛋白溶解，可能有治疗作用 出血停止后患者仍有微血管血栓形成和肾衰竭的风险

From Hoffman R et al：Hematology，basic principles and practice，ed 7，Philadelphia，2018，Elsevier.

预后

严重 DIC 的死亡率超过 75%。高死亡率与严重基础疾病和并发症（急性肾衰竭、脑内出血、休克、心脏压塞）相关。

转诊

建议所有严重 DIC 和 DIC 合并出血性或血栓性并发症的患者转诊至血液科。

 重点和注意事项

专家点评

慢性 DIC 的治疗存在争议。低剂量肝素皮下注射和（或）联合抗血小板药物如阿司匹林和双嘧达莫可能有效。

推荐阅读

Levi M, Scully M: How I treat disseminated intravascular coagulation, *Blood* 131:845-854, 2018.

Hunt BJ: Bleeding and coagulopathies in critical care, *N Engl J Med* 370:847-859, 2014.

Toh CH et al: The scoring system of the Scientific and Standardization Committee on Disseminated Intravascular Coagulation of the International Society on Thrombosis and Haemostasis: a 5-year overview, *J Thromb Haemost* 5:604-606, 2007.

Wada H et al: Guidance for diagnosis and treatment of DIC from harmonization of the recommendations from three guidelines, *J Thromb Haemost* 11:761-767, 2013.

第 27 章　深静脉血栓
Deep Vein Thrombosis

Fred F. Ferri

刘凯雄　译　蒲红斌　审校

 基本信息

定义

静脉血栓栓塞是指所有发生在静脉系统的栓塞事件。深静脉血栓（deep vein thrombosis，DVT）是指发生在四肢或骨盆深静脉的血栓。

同义词

DVT

静脉血栓栓塞（VTE）[VTE 包括 DVT 以及肺栓塞（PE）]

深静脉血栓

VTE

ICD-10CM 编码

I82.401	右下肢未指明深静脉急性栓塞及血栓形成
I82.402	左下肢未指明深静脉急性栓塞及血栓形成
I82.403	双下肢未指明深静脉急性栓塞及血栓形成
I82.621	右上肢未指明深静脉急性栓塞及血栓形成
I82.622	左上肢未指明深静脉急性栓塞及血栓形成
I82.623	双上肢未指明深静脉急性栓塞及血栓形成

流行病学和人口统计学

- VTE 年发病率为 0.1% ~ 0.27%。多达 5% 的人一生中发生 VTE
- 男性血栓栓塞复发风险高于女性
- 在美国，每年有将近 900 000 例 DVT 事件发生。未治疗的 DVT 患者有 5% ~ 15% 死于肺栓塞
- 每 1000 名孕妇中约 2 名发生静脉血栓栓塞。静脉血栓栓塞是孕产妇死亡和发病的重要原因

体格检查和临床表现

- 受累肢体疼痛肿胀
- 下肢 DVT：足部背屈时出现下肢痛（Homan 征）
- 早期 DVT 体格检查可能无特殊表现

病因学

病因往往是多因素的（长时间制动、凝血异常、血管壁受损）（图 27-1），以下是 DVT 的危险因素：

- 长时间制动（＞ 3 天）
- 手术后状态
- 骨盆及下肢损伤（下肢 DVT）；中心静脉置管（上肢 DVT）
- 口服避孕药和高剂量雌激素治疗；马结合雌激素而非酯化雌激素与 DVT 风险增加相关；雌激素联用孕激素使 DVT 风险翻倍。贝伐珠单抗显著增加癌症患者 DVT 的风险
- 脏器肿瘤（肺、胰腺、消化道、泌尿生殖道）

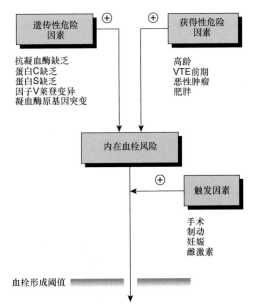

图 27-1 血栓形成的阈值。遗传性和获得性危险因素共同构成个体血栓形成的内在风险。外部触发因素将增加内在风险。一旦内外危险因素超过凝血酶的保护机制的临界阈值，就会导致血栓形成。VTE，静脉血栓栓塞（From Zipes DP：Braunwald's heart disease，a textbook of cardiovascular medicine，ed 11，Philadelphia，2019，Elsevier.）

- 不明原因的 VTE 患者中，约 1/20 发现隐匿性癌
- 年龄＞ 60 岁
- 血栓栓塞病史
- 血液系统疾病（如 FVL 突变、抗凝血酶Ⅲ缺乏、蛋白 C 缺乏、蛋白 S 缺乏、肝素辅因子Ⅱ缺乏、黏性血小板综合征、G20210A 凝血酶原基因突变、狼疮抗凝物、纤维蛋白原异常、抗心磷脂抗体、高同型半胱氨酸血症、高因子Ⅷ、高因子Ⅺ及单核苷酸多态性（如 CYP4V2）。高凝状态分类见表 27-1。

表 27-1　高凝状态分类

遗传性	混合性	获得性
功能缺失		
抗凝血酶缺乏	高同型半胱氨酸血症	高龄
蛋白 C 缺乏		既往静脉血栓
蛋白 S 缺乏		手术
功能获得		制动
因子 V 莱登		肥胖
凝血酶原基因突变		癌症
因子Ⅷ、因子Ⅸ、因子Ⅺ升高		妊娠、围产期 药物诱导：左旋天冬酰胺酶，激素治疗

From Zipes DP: Braunwald's heart disease, a textbook of cardiovascular medicine, ed 11, Philadelphia, 2019, Elsevier.

- 妊娠及产褥期早期
- 肥胖（BMI＞ 30）
- 充血性心力衰竭
- 手术、骨折及双下肢或骨盆的创伤
- 石膏固定制动
- 麻醉时间超过 30 min 的手术
- 妇科手术，尤其是妇科肿瘤手术
- 近期旅行（2 周之内，持续大于 2 h），每 2 h 的旅行增加 VTE 风险 18%
- 吸烟及腹型肥胖
- 中心静脉导管或起搏器置入

- 浅表静脉血栓（3 月内风险增加 10%）、静脉曲张
- 胶原血管病
- 肾病综合征
- 骨髓增生性疾病
- 睾酮治疗
- 长时间暴露于微粒空气污染，与凝血功能改变及 DVT 风险相关
- 静脉曲张

(Dx) 诊断

鉴别诊断

- 静脉炎后综合征
- 浅表血栓性静脉炎
- 腘窝囊肿破裂
- 蜂窝织炎、淋巴管炎、跟腱炎
- 血肿
- 肌肉或软组织受损，应力性骨折
- 静脉曲张，淋巴水肿
- 动脉功能不全
- 脓肿
- 跛行
- 静脉淤滞

评估

- DVT 的临床诊断并不特异。疼痛、压痛、肿胀或颜色的改变是 DVT 非特征性症状
- 临床预测指标可用于预测 DVT 的发生可能。Wells 评分用于 DVT 及肺栓塞，详见表 27-2。Wells 评分更适于无 DVT 病史及合并症的年轻患者。在年轻患者中，如无相关合并症且使用 Wells 标准及阴性高敏感性 D- 二聚体检测后认为验前概率低，可基本排除 DVT
- 加压超声成像（CUS；图 27-2）是首选的初步检查，用于诊断中至高验前概率患者 DVT。仅限于近端肢体的阴性检测结果 5 天后复测以排除来源于小腿近端的 DVT。综合超声成像（全下肢 CUS）是一项用来检测从腹股沟韧带至踝部深静脉

表 27-2　预测深静脉血栓风险的 Wells 量表 *

临床特征	得分
危险因素	
肿瘤活动期	1
下肢瘫痪或最近使用石膏固定	1
近期卧床＞ 3 天或近 4 周行大手术	1
体征	
深静脉分布部出现局部压痛	1
下肢广泛肿胀	1
小腿不对称肿胀（胫骨以下 10 cm 测量周径相差＞ 3 cm）	1
不对称性凹陷性水肿	1
浅静脉（非静脉曲张）	
替代诊断	
比深静脉血栓可能性更大的替代诊断	－2

* 评分解释：≥ 3 分为高风险，1 ～ 2 分，为中风险，≤ 0 分为低风险。
From Wells PS, et al.: Value of assessment of pretest probability of deep-vein thrombosis in clinical management. Lancet 350：1795-1798，1997. In McGee S：Evidence-based physical diagnosis, ed 4，Philadelphia，2018，Elsevier.

的更加宽泛的检测，文献研究表明腿部有症状 DVT 的可疑首次发病的未孕患者综合超声多普勒成像阴性结果后可安全停用抗凝治疗

实验室检查

- 实验室检查对于 DVT 并不具有特征性
- 所有患者都应检测 INR、PT 以及血小板计数
- D- 二聚体检查对于 DVT 敏感，但缺乏特异性。D- 二聚体阴性（＜ 0.5 mcg/ml）可作为 DVT 低风险患者的排除诊断，但阳性（≥ 0.5 mcg/ml）需完善额外的检查及血管超声检查
- 年轻 DVT 患者、无明显原因的复发血栓形成、有血栓家族史的患者还需进行以下实验室检查：蛋白 S（包括总蛋白 S 及游离蛋白 S）、蛋白 C、纤维蛋白原、抗凝血酶Ⅲ水平、狼疮抗凝物、抗心磷脂抗体、抗 β2 糖蛋白 -1、F Ⅴ L、因子Ⅷ、因子Ⅸ、高同型半胱氨酸。狼疮抗凝物、抗凝血酶、蛋白 C、

扫二维码看
彩图

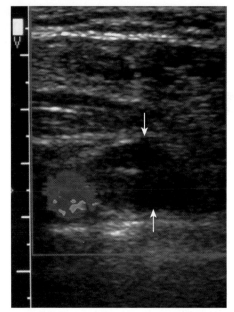

图 27-2 （扫二维码看彩图）多普勒超声显示深静脉血栓形成。股浅静脉充满血栓的回声，多普勒评估未发现静脉血流。彩色多普勒显示相邻动脉中的血流（箭头）[From Crawford MH, et al.:（eds）: Cardiology, ed 2, St Louis, 2004, Mosby.]

蛋白 S 及纤维蛋白原异常检测结果对于正使用华法林患者解释需谨慎。而抗心磷脂抗体、凝血酶原 G20210A 因子Ⅶ：C、FⅤL、PT 多态性检测对于正使用华法林的患者适用

影像学检查

- 加压超声成像作为优先选择，无创且可以反复检测（对于急性可疑 DVT 的监测有效）。其对于近端静脉（腘静脉、股静脉）血栓敏感性高，缺点是对于髂深静脉及骨盆静脉显示不清，以及对于单纯非阻塞小腿静脉血栓敏感性低。单次全下肢加压超声成像通常可排除近远端 DVT。全下肢加压超声显像全阴性停止抗凝治疗发生 DVT 风险低（3 月随访中 3.5% 的住院患者发生 DVT）

- 静脉造影术是下肢 DVT 诊断金标准，然而有创、疼痛，很少用于临床实践，其他缺点包括静脉炎、新血栓、肾衰竭、造影剂过敏风险，对股静脉、髂内静脉及其分支显像不清

- 磁共振直接血栓成像（MRDIT）是一项精确无创 DVT 诊断方法，适于有腿部石膏且怀疑 DVT 却不宜使用 CUS 检查的患者，也适于妊娠且 D- 二聚体阳性但 CUS 结果阴性的患者。目前存在缺陷就是费用高且未得到广泛推广使用

Rx 治疗

非药物治疗

- 逐渐恢复日常活动。制动导致血液淤滞且促使 DVT 发生。患者需在允许情况下下床活动，活动可能促使下肢血栓转移导致肺栓塞的理论风险尚未被证实
- 对患者进行抗凝治疗及相关风险的健康教育

急性期治疗

- 直接口服抗凝药物（DOACs）阿哌沙班或利伐沙班的单药治疗作为 DVT 优选方案。这些新型抗凝药物因不需定期实验室检测且出血风险相对较低，故不劣于华法林（表 27-3）。若不考虑费用，上述药物是 DVT 治疗的更优方案

表 27-3 达比加群、利伐沙班、阿哌沙班和依度沙班的比较

	达比加群	利伐沙班	阿哌沙班	依度沙班
靶点	凝血酶（Ⅱa）	因子Ⅹa	因子Ⅹa	因子Ⅹa
活性药	否	是	是	是
起效时间（h）	0.5～2	2～4	3～4	1～3
半衰期	12～17	5～13	～12	9～11
肾排泄率（%）	80	33	27	50

Hoffman R，et al.: Hematology，basic principles and practice，ed 7，Philadelphia，2017，Elsevier

- 当阿哌沙班或者利伐沙班不可获得或者存在治疗禁忌时，DVT 治疗需治疗剂量肝素［低分子量肝素（LMWHW）或者未分级肝素］，LMWHW 给药方便、出血风险低、显著降低死亡率，可作为优先选择。而未分级肝素更适于肾功能不全患者，因为 LMWHW 主要通过肾代谢
- LMWHW 通常给药时长是 5～7 天，依诺肝素建议剂量是

1 mg/kg 每 12 h 一次 SC。对于有症状的 DVT 患者，每日 1 次肝素合成类似物磺达肝素与每日 2 次依诺肝素治疗安全性及有效性相当。当开始全身抗凝，需同时开始维生素 K 拮抗药华法林。INR 维持于 2～3。≥ 5 天后停用肝素，华法林继续作为单药治疗。对于肿瘤患者或者 INR 难以控制的患者，长期使用 LMWH 可能优于华法林

- 门诊治疗 DVT 适于无血栓形成倾向或者无潜在合并症的患者。不可进行门诊治疗的 DVT 包括存在潜在高并发症风险的患者（如活动性出血或高风险出血、血红蛋白 < 7 g/L、血小板计数 < 50 000、粪便潜血阳性、近期脑血管意外、非皮肤手术及依从性差患者，框 27-1）

框 27-1　静脉血栓栓塞的院外治疗禁忌证 [a]

- 活动性出血或高出血风险
- 近期手术（7 天内）
- 心肺功能不稳定
- 严重的症状性静脉阻塞
- 高肺栓塞风险
- 血小板减少症（血小板 < 50 000/μl）
- 其他需要住院治疗的内科或外科疾病
- 依从性差
- 地理限制、无法使用电话
- 肝功能不全（INR ≥ 1.5）
- 肾功能不稳定（如血清肌酐升高）
- 家庭保健条件差

[a] 未完全列出。

From Niederhuber JE：Abeloff's clinical oncology，ed 6，Philadelphia，2020，Elsevier.

- 弹力袜可有效减少血栓后综合征发生率，以及可用于近端 DVT 开始形成 1 个月内。确诊 DVT 后持续使用至少一年
- 对于抗凝禁忌患者（如出血性卒中、活动性内出血、妊娠）、有活动性 VTE/PE 的肝素诱导血小板减少症患者、充分抗凝仍复发的 PE 患者、需紧急手术的 DVT 患者、存在易活动的髂静脉血栓、下腔静脉血栓形成（早期栓塞）和肺储备有限的慢性血栓性肺动脉高压患者，为预防肺栓塞，建议下腔静脉（IVC）滤器置入。表 27-4 总结了 IVC 滤器置入适应证
- 对于有大量髂股静脉血栓形成且出血风险低的患者，在极少

数情况下（除非禁忌）可以使用溶栓治疗（链激酶）。使用大剂量的溶栓药，需警惕出现出血并发症（2% ～ 10% 大出血并发症风险）

- DVT 的其他治疗方式包括外科手术取栓和导管直接溶栓术（CDT）。外科手术取栓效果显著但是为侵入性操作且费用昂贵，CDT 也是有创且有出血风险，并通常需 ICU 监护

表 27-4   下腔静脉滤器置入适应证

	IVC 滤器置入适应证	例子
1	DVT 存在抗凝禁忌证（A）	抗凝时出血
2	DVT 存在抗凝失败（A）	充分抗凝后复发的 DVT 或 PE，不能达到或维持目标抗凝
3	DVT 存在心肺储备差，或可能存在高死亡率的 PE（R）	重度肺动脉高压、右心衰竭、大量右向左分流
4	PE 高风险人群（R）	部分肥胖、骨科、神经外科手术、多发伤患者；长期制动患者
5	致命性高风险 PE（R）	大、不稳定的漂浮 IVC 凝块
6	DVT 存在跌倒风险高（R）	
7	DVT 导管直接溶栓治疗期间预防措施（R）	

IVC 滤器置入有两个绝对指征：① 患者有 PE（DVT）的风险，但患者不适合进行全身抗凝治疗（即有出血风险）；② 患者在接受适当的抗凝治疗时出现 PE、新发 DVT 或 DVT 扩大。滤器的放置还有许多相关指征，见表格第 3 ～ 7 行。在每种情况下，放置滤器的决定都要求仔细考虑风险和获益，并且可能需要多学科监管。
（A），绝对禁忌；DVT，深静脉血栓形成；IVC，下腔静脉；PE，肺栓塞；（R），相对禁忌。
From Cameron JL，Cameron AM：Current surgical therapy，ed 12，Philadelphia，2017，Elsevier.

慢性期治疗

- 长期抗凝治疗方案取决于 DVT 形成原因及患者危险因素。手术所致 VTE 复发风险低。中复发风险存在于非手术因素所致的 VTE，高复发风险则为诱因未明。不论 VTE 患者是否需要短程或者长期治疗都应明确相关危险因素

- 存在可逆危险因素的患者（低风险组）抗凝 3 个月。原因不明 DVT 患者经 3 个月抗凝 D- 二聚体仍高需长期治疗。美国胸科医师学会指南中指出初始原因未明 DVT 患者应长期抗凝

治疗除非存在高危出血风险

- D- 二聚体阴性的初始原因未明 VTE 男性患者的复发风险并不低，故不能停止抗凝治疗。但是对于正在使用雌激素的初发 VTE 女性患者，可根据复发风险决定是否停用抗凝治疗[①]

- 对于特发性 DVT 或者存在 DVT 中度危险因素的患者建议 6 个月抗凝治疗。停止口服抗凝治疗后 2 年内，约有 20% 原因不明的静脉血栓栓塞患者复发。停止抗凝治疗后每日口服小剂量阿司匹林可最大限度降低 DVT 风险

- 活动性肿瘤、遗传性血栓疾病（如抗凝血酶 III、蛋白质 C 或 S 抗体缺乏），高因子 VIII 水平，抗磷脂抗体综合征以及特发性 DVT 发作反复发作（高危组）的患者需长期抗凝。在合并阵发性睡眠性血红蛋白尿（PNH）、SLE（尤其是肾病综合征）、部分骨髓增生性疾病、IBD 和库欣综合征等合并症的情况下，也应考虑长期抗凝治疗

- 停用口服抗凝药后 D- 二聚体有助于预测某些患者复发风险。对于初次原因未明 DVT 患者，抗凝治疗后的 D- 二聚体阳性结果可预测复发，而与检测时间和年龄无关

- 停用口服抗凝药后首次 DVT 和 D- 二聚体水平 < 250 mg/ml 的患者复发的风险较低，女性风险低于男性

- 对于初发病因不明 DVT 接受 > 3 个月抗凝治疗，D- 二聚体阴性患者 2 年随访期年复发风险为 3.5%，而 D- 二聚体阳性年复发风险为 8.9%。因此 D- 二聚体水平升高提示需延长治疗时间（至少 1 年或 2 年以上）

- 停止抗凝治疗时超声复查残留血栓与随后 DVT 复发风险增加有关；最近一项试验表明，根据超声检查中残余血栓决定抗凝时间可降低 DVT 复发率。该策略是否适用于所有患者需要更多研究证实

- 抗凝治疗停止后，DVT 和肺栓塞患者复发风险高。因此专家建议在该人群中延长抗凝时间，特别是存在其他复发危险因素时

[①] Kearon C，et al.：D-Dimer testing to select patients with a first unprovoked venous thromboembolism who can stop anticoagulant therapy：a cohort study. Ann Intern Med 162：27-34，2015.

重点和注意事项

专家点评

- 隐匿性肿瘤在初发无病因的 DVT 患者中比例较低。常规腹部和骨盆 CT 筛查无临床获益[①]
- 未分级肝素引起肝素诱导的血小板减少症（HIT）的风险比 LMWH 高。使用未分级肝素前需查血小板计数，每 3 天复查
- 框 27-2 总结了肿瘤相关静脉血栓栓塞的治疗选择

框 27-2　肿瘤相关静脉血栓栓塞（VTE）的治疗方案

急性 VTE 治疗
- 未分级肝素：静脉推注 80 U/kg，然后 18 U/（kg·h）（按 aPTT 调整输注）
- 达肝素，每 24 h 皮下注射 200 U/kg
- 依诺肝素，每 12 h 皮下注射 1 mg/kg
- 亭扎肝素，每 24 h 皮下注射 175 U/kg
- 磺达肝素，每 24 h 皮下注射 5～10 mg（体重＜50 kg 为 5 mg，体重 50～100 kg 为 7.5 mg，体重＞100 kg 为 10 mg）
- 利伐沙班的初始剂量为 15 mg，每日 2 次；3 周后 20 mg 每日 1 次
- 胃肠外用药 5 天后达比加群 150 mg 每日 2 次
- 阿哌沙班 10 mg 每日 2 次 ×7 天，然后 5 mg 每日 2 次
- 腔静脉滤器

慢性 VTE 治疗
- 达肝素，每 24 h 皮下注射 200 U/kg，持续 1 个月，然后每 24 h 皮下注射 150 U/kg
- 依诺肝素，1 mg/kg 每 12 h 1 次或皮下 1.5 mg/kg 每 24 h 1 次
- 亭扎肝素，每 24 h 皮下注射 175 U/kg
- 维生素 K 拮抗剂（如华法林），INR 为 2～3
- 利伐沙班 20 mg 每日 1 次，部分患者 10 mg 每日 1 次
- 胃肠外用药 5 天后达比加群 150 mg 每日 2 次
- 阿哌沙班 10 mg 每日 2 次 ×7 天，然后 5 mg 每日 2 次 [a]
- 肠胃外用药 5 天后依度沙班每日 1 次 60 mg
- 腔静脉滤器
  利伐沙班在肿瘤患者中应谨慎使用，因为该药物在肿瘤患者中的信息有限

[a] 目前没有可用于癌症人群的数据支持。aPTT，活化部分凝血活酶时间；INR，国际标准化比率。

From Niederhuber JE：Abeloff's clinical oncology，ed 6，Philadelphia，2020，Elsevier.

[①] Carrier M, et al.：Screening for occult cancer in unprovoked venous thromboembolism，N Engl J Med 373：697-704，2015.

- **孤立性小腿深静脉血栓形成：** 美国胸科医师学会指南建议：① 对有严重症状或有向近端进展风险的患者进行抗凝治疗；② 低危患者每 2 周复查超声检查。向近端进展的 DVT 患者需抗凝

- **DVT 的预防性建议：** 推荐用于所有严重创伤，髋关节和膝关节手术患者术后接受低分子量肝素抗凝（依诺肝素 30 mg 皮下注射每日 2 次，或磺达肝素每天 2.5 mg 皮下注射）；中高度 DVT 风险腹腔手术术后患者接受依诺肝素每日 40 mg 皮下注射；神经外科手术后患者弹力袜（GCS）或联合间歇充气加压治疗。GCS 可有效预防航空旅行引起的 DVT，降低因非卒中住院患者 DVT 风险。GCS 类型也很重要，近端 DVT 在穿膝袜的卒中患者比穿高筒袜患者发病率高。新型口服抗凝剂利伐沙班、阿哌沙班等对 THR 和 TKR 后的血栓预防有效，但临床获益仅稍优于 LMWH。 贝曲西班是首个经 FDA 批准的每日 1 次口服直接因子 Xa 抑制剂，用于预防具有 VTE 风险和中重度活动受限的成年急性疾病住院患者。阿哌沙班对肿瘤患者血栓预防疗效与 LMWH 相当，但出血风险相当。胃肠道恶性肿瘤、血小板减少症或肾功能不全患者慎用。表 27-5 总结预防静脉血栓常见方案。框 27-3 总结静脉血栓药物预防绝对和相对禁忌证

- **复发性血栓栓塞：** 因子 V 莱登杂合子基因突变携带者静脉血栓栓塞素复发和首次发生 DVT 风险与非携带者相似。因此因子 V 莱登杂合子基因突变患者应接受与非携带者相似的血栓二级预防。表 27-6 总结了肿瘤患者复发性静脉血栓栓塞治疗

- **血栓后综合征：** 20%～50% 的 DVT 患者出现下肢水肿、疼痛、静脉扩张、皮肤硬结和溃疡等为特征的血栓后综合征。广泛 DVT 和 DVT 后 1 个月内出现严重血栓后综合征患者远期预后较差。最近研究表明 DVT 后的弹力袜不能预防血栓后综合征

- DVT 确诊后可进行运动，运动可改善患肢灵活性，并不增加血栓后综合征患者的症状

- **上肢 DVT：** 比下肢 DVT 少见，多见于中心静脉导管置入患者。其死亡、血栓事件复发和血栓后综合征的风险与下肢 DVT 相似。原发性上肢 DVT（**Paget-Schroetter 综合征**）是指无明显血栓形成危险因素下出现腋窝和锁骨下静脉血栓，

表 27-5　静脉血栓预防

	预防
住院患者	未分级肝素 5000 U SC bid 或 tid 依诺肝素 40 mg SC qd 达肝素 2500 或 5000 U SC qd 磺达肝素 2.5 mg SC qd（肾功能正常，对肝素过敏患者，如肝素诱导的血小板减少症） 有抗凝禁忌证的患者使用渐进式加压袜或间歇性气压加压 对高危患者考虑联合用药和机械预防
普通外科	未分级肝素 5000 U SC bid 或 tid 依诺肝素 40 mg SC qd 达肝素 2500 U 或 5000 U SC qd
大型骨科手术	华法林（目标 INR 2～3） 依诺肝素 30 mg SC bid 或 40 mg SC qd 达肝素 2500 or 5000 U SCqd 磺达肝素 2.5 mg SC qd 利伐沙班 10 mg qd 阿司匹林 81 mg qd 达比加群 220 mg qd 阿哌沙班 2.5 mg bid 间歇气压疗法（有或没有药物预防）

bid，每日 2 次；INR，国际标准化比率；qd，每日 1 次；SC，皮下；tid，每日 3 次。
From Zipes DP：Braunwald's heart disease, a textbook of cardiovascular medicine, ed 11, Philadelphia, 2019, Elsevier

占上肢 DVT 的 20%，可能由于胸腔出口潜在的解剖异常，以及静脉牵拉或反复压迫所致血管周围纤维化引起的局部高凝。继发性上肢 DVT 是指任何与置入中心静脉导管、导丝或其他装置、恶性肿瘤等诱发因素有关的 DVT。对于有继发性上肢 DVT 的患者，通常不建议拔除导管，若导管出现故障或感染、抗凝禁忌或治疗失败或无需导管，可予拔除。上肢 DVT 抗凝包括使用维生素 K 拮抗剂，但癌症患者首选 LMWH。上肢 DVT 抗凝治疗的最佳疗程为 3～6 个月（包括已拔除中心静脉置管患者）

- ***孕妇 DVT 治疗：*** 维生素 K 拮抗剂华法林禁用于孕妇。低分子量肝素安全有效。孕妇使用药物包括达比加群（200 U/kg 每天 1 次或 100 U/kg 每天 2 次）或依诺肝素（1.5 mg/kg 每天 1 次或 1 mg/kg 每天 2 次）

框 27-3 药物和机械预防静脉血栓栓塞的绝对禁忌证和相对禁忌证 [a]

药物预防禁忌证

- 近期活动、临床大出血高风险
- 血小板减少症（血小板计数 < 50 000/μl）
- 全身性凝血疾病（如弥散性血管内凝血，国际标准化比率 > 1.4，或活化部分凝血活酶时间比率 > 1.2，不包括狼疮抑制剂）
- 已知先天性出血性疾病（如血友病 A 或 B 和血管性血友病）
- 已知功能获得性或先天性血小板疾病（如巨血小板综合征和尿毒症血小板功能障碍）
- 肝素诱导的血小板减少症（未分级肝素或低分子量肝素）

机械预防禁忌证

- 急性或近期深静脉血栓形成（3 个月内）
- 目标肢体动脉功能不全
- 下肢开放伤口

[a] 不是完全的列表。

From Niederhuber JE：Abeloff's clinical oncology，ed 6，Philadelphia，2020，Elsevier.

表 27-6 肿瘤患者复发性静脉血栓栓塞的处理

原因	处理
血管压迫（导致血流缓慢）	通过手术减压、血管支架等减轻由于肿瘤、淋巴结肿大或解剖异常（即 May-Thurner 综合征 / 髂静脉压迫、胸廓出口综合征）引起的血管压迫
血管阻塞	拔除造成血流缓慢中心静脉导管或装置
Trousseau 综合征	转换为 LMWH
肝素诱导的血小板减少症	停用肝素或 LMWH，使用直接凝血酶抑制剂（首选）或磺达肝素
治疗性抗拒	若患者口服华法林，则改用 LMWH 若患者使用 LMWH，需保证使用足够剂量，若每日给药 1 次转为每日 2 次，监测抗 Xa 水平，经验性增加 25% 剂量，或改用磺达肝素

LMWH，低分子量肝素。

From Niederhuber JE：Abeloff's clinical oncology，ed 6，Philadelphia，2020，Elsevier.

- ***抗凝逆转:*** 当择期或紧急手术时，维生素 K（1 mg 口服或 2 mg 静脉注射）可用于逆转华法林引起的 INR 升高（3 ～ 6）。维生素 K 需给药 24 h 以上才能完全恢复维生素 K 依赖的凝血因子 II、VII、IX 和 X。美国胸科医师学会推荐以下意见管理维生素 K 拮抗剂治疗的患者出现 INRs 升高或出血：

1. 在 4.5～10 之间，无明显出血：暂停维生素 K 拮抗剂和次日监测 INR，不推荐常规使用维生素 K

2. INR ＞ 10，无明显出血：停用维生素 K 拮抗剂，口服 5～10 mg 维生素 K。次日监测 INR，必要时重复使用维生素 K。当 INR 恢复治疗窗时，恢复低剂量治疗

3. 严重出血伴 INR 升高：停用维生素 K 拮抗剂，并补充凝血酶原复合物浓缩物（PCC）。缓慢静脉滴注维生素 K（10 mg，大于 30 min）以降低过敏风险。维生素 K1 每 12 h 重复一次。美国 PCC 成分包括凝血因子 II、IX 和 X，但因子 VII 数量很少（与美国以外的 PCC 产品不同，四成分 PCC 包含大量因子 VII）。致命华法林相关出血时，部分美国临床医生给予新鲜冷冻血浆（FFP）、维生素 K 和 PCC 补充低因子 VII

- *逆转非维生素 K 拮抗剂抗凝药的具体药物*（表 27-7）：

1. 伊达鲁昔单抗，已被证实几分钟内完全逆转达比加单抗抗凝作用的抗体片段（5 g 静脉注射）

2. 因子 Xa 抑制剂阿哌沙班、利伐沙班和依度沙班的抗凝血活性可通过静脉注射安地沙奈快速逆转

3. 这些逆转作用药物价格昂贵（超过 $20 000）

表 27-7　直接口服抗凝剂的逆转剂

特征	伊达鲁昔单抗	Andexanet Alfa	Ciraparantag
结构	人源化抗体片段	重组人因子 Xa 类似物	合成的阳离子小分子
分子量	47 776	39 000	573
机制	以高亲和力结合达比加群	与因子 Xa（和 IIa）竞争结合	通过氢键结合
靶点	达比加群	利伐沙班，阿哌沙班，依多沙班和肝素	达比加群，利伐沙班，阿哌沙班，依多沙班和肝素
给药途径	静脉推注	静脉推注，然后 2 h 静脉输注	静脉推注

特征	伊达鲁昔单抗	Andexanet Alfa	Ciraparantag
逆转监测	活化部分凝血活酶时间，稀释的凝血酶时间或蛇静脉酶凝结时间或生色测定	校准的抗 X a 分析法	全血凝固时间
消除	肾（分解代谢）	未报道	未报道
费用	美国每剂 $3500	未知，与伊达鲁昔单抗接近	低

From Zipes DP：Braunwald's heart disease，a textbook of cardiovascular medicine，ed 11，Philadelphia，2019，Elsevier.

相关内容

抗磷脂抗体综合征（相关重点专题）

高凝状态（相关重点专题）

血栓后综合征（相关重点专题）

肺栓塞（相关重点专题）

上肢深静脉血栓形成（相关重点专题）

推荐阅读

Adams S et al: Comparative effectiveness of new oral anticoagulants and standard thromboprophylaxis in patients having total hip or knee replacement, *Ann Int Med* 159:275-284, 2013.

Agnelli G et al: Apixaban for extended treatment of venous thromboembolism, *N Engl J Med* 368:699-708, 2013.

Antithrombotic therapy and prevention of thrombosis 9th ed: American College of Chest Physicians evidence-based clinical practice guidelines, *Chest* 141(Suppl 2), 2012.

Baccarelli A et al: Exposure to particulate air pollution and risk of deep vein thrombosis, *Arch Intern Med* 168(9):920, 2008.

Becattini C et al: Aspirin for preventing the recurrence of venous thromboembolism, *N Engl J Med* 366:1959-1967, 2012.

Brighton TA et al: Low-dose aspirin for preventing recurrent venous thromboembolism, *N Engl J Med* 367:1979-1987, 2012.

Buller HR: Fracture XI antisense oligonucleotide for prevention of venous thrombosis, *N Engl J Med* 372:232-240, 2015.

Carrier M et al: Apixaban to prevent venous thromboembolism in patients with cancer, *N Engl J Med* 380:711-719, 2019.

Chan WS et al: A red blood cell agglutination D-dimer test to exclude deep venous thrombosis in pregnancy, *Ann Intern Med* 147:165-170, 2007.

Cohen AT et al: Rivaroxaban for thromboprophylaxis in acutely ill medical patients, *N Engl J Med* 368:513-523, 2013.

Connolly SJ et al: Andexanet alfa for acute major bleeding associated with factor Xa inhibitors, *N Engl J Med* 375(12):1131-1141, 2016.

Douketis J et al: Patient-level meta-analysis: effect of measurement timing, threshold, and patient age on ability of D-dimer testing to assess recurrence risk after unprovoked venous thromboembolism, *Ann Intern Med* 153:523-531, 2010.

Galioto NJ et al: Recurrent venous thromboembolism, *Am Fam Phys* 83(3):293-300, 2011.

Greer IA: Pregnancy complicated by venous thrombosis, *N Engl J Med* 373:540-547, 2015.

Iorio A et al: Risk of recurrence after a first episode of symptomatic venous thromboembolism provoked by a transient risk factor, *Arch Intern Med* 170(19):1710-1716, 2010.

Johnson SA, et al.: Risk of deep vein thrombosis following a single negative whole-leg compression ultrasound, *JAMA* 303(5):438-445, 2010.

Kahn SR et al: Compression stockings to prevent post-thrombotic syndrome: a randomized placebo-controlled trial, *Lancet* 383(9920):880-888, 2014.

Kucher N: Deep-vein thrombosis of the upper extremity, *N Engl J Med* 364:861-869, 2011.

Landerfeld CS: Noninvasive diagnosis of deep vein thrombosis, *JAMA* 300:1696, 2008.

Lassen MR et al: Apixaban versus enoxaparin for thromboprophylaxis after hip replacement, *N Engl J Med* 363:2529, 2010.

Linkins LA et al: Selective D-dimer testing for diagnosis of a first suspected episode of deep venous thrombosis, *Ann Intern Med* 158:93-100, 2013.

Mai C, Hunt D: Upper-extremity DVT: a review, *Am J Med* 124:402-407, 2011.

Pautas E et al: Reversal of overanticoagulation in very elderly hospitalized patients with an INR above 5.0: 24 hour INR response after vitamin K administration, *Am J Med* 124:527-533, 2011.

Pollack CV et al: Idarucizumab for dabigatran reversal, full cohort analysis, *N Engl J Med* 377:431-441, 2017.

Pollack CV, Reilly PA, Eikleboom J: Idarucizumab for dabigatran reversal, *N Engl J Med* 373:511-520, 2015.

Righini M et al: Anticoagulant therapy for symptomatic calf deep vein thrombosis (CACTUS): a randomised, double-blind, placebo-controlled trial, *Lancet Haematol* 3(12):e556-e562, 2016.

Sevestre MA et al: Outcomes for inpatients with normal findings on whole-leg ultrasonography: a prospective study, *Am J Med* 123:158-165, 2010.

Siegal DM et al: Andexanet alfa for the reversal of factor Xa inhibitor activity, *N Engl J Med* 373:2413-2424, 2015.

Spandorfer J, Galanis T: In the clinic. Deep venous thrombosis, *Ann Intern Med* 162:ITC1, 2015.

Stein PD et al: Home treatment of deep venous thrombosis according to comorbid conditions, *Am J Med* 129:392-397, 2016.

Sweeney J: Venous thromboembolism: duration, IVC filters, and hypercoagulable workup, *Med Health R I* 94(4):99-104, 2011.

The CLOTS; Trial Collaboration: Thigh-length versus below-knee stockings for deep venous thrombosis prophylaxis after stroke, *Ann Intern Med* 153:553-562, 2010.

The EINSTEIN: Investigators: Oral rivaroxaban for symptomatic venous thromboembolism, *N Engl J Med* 363:2499, 2010.

Ullinjian A: Safety and feasibility of a diagnostic algorithm combining clinical probability D-dimer testing and ultrasonography for suspected upper extremity deep venous thrombosis: a prospective management study, *Ann Int Med* 160:451-457, 2014.

Van ES et al: Screening for occult cancer in patients with unprovoked venous thromboembolism, *Ann Int Med* 167:410-417, 2017.

Wells PS et al: Diagnosis of venous thromboembolism: 20 years of progress, *Ann Int Med* 168:131-140, 2018.

Wells PS et al: Treatment of venous thromboembolism, *JAMA* 311(7):717-728, 2014.

Wilbur J, Shian B: Deep venous thrombosis and pulmonary embolism: current therapy, *Am Fam Physician* 95(5):295-302, 2016.

第 28 章　血栓后综合征
Postthrombotic Syndrome

Lynn Dado

刘岗　译　秦然　审校

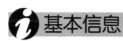 基本信息

定义

血栓后综合征（postthrombotic syndrome，PTS）是深静脉血栓（deep vein thrombosis，DVT）后的迟发性并发症，导致静脉功能不全的体征和症状。

同义词

静脉炎后综合征

慢性静脉功能不全

PTS

ICD-10CM 编码

I87.001　无右下肢并发症的血栓后综合征

I87.002　无左下肢并发症的血栓后综合征

I87.003　无双下肢并发症的血栓后综合征

流行病学和人口统计学

发病率： 23% ～ 60% 的 DVT 患者会出现血栓后综合征，通常在 DVT 发病后 2 年内

患病率： 未知

好发性别： 女性稍多

危险因素： 症状性 DVT、术后 DVT、复发性 DVT、潜在的原发性静脉功能不全、年轻、肥胖、静脉曲张、近端 DVT、经过 6 个月治疗后血栓残留以及抗血栓治疗不足

体格检查和临床表现

症状呈间歇性或持续性，通常在 DVT 后几周到几个月出现，也可在几年后出现。症状通常会随着时间的推移而进展，包括患肢疼

痛、沉重、瘙痒、痉挛和感觉异常。体征包括四肢水肿、皮肤色素沉着、静脉扩张、毛细血管扩张和溃疡（图 28-1）。

扫二维码看
彩图

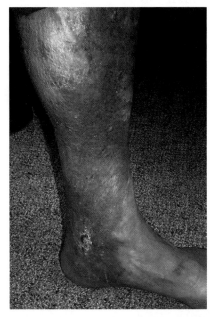

图 28-1　（扫二维码看彩图）一位 **57** 岁、长期吸烟、有左髂股静脉血栓形成史的男性患者，因 **PTS** 导致左内踝静脉溃疡。注意左小腿红斑和皮肤增厚（Courtesy Suresh Vedantham，MD. In Zipes DP：Braunwald's heart disease，a textbook of cardiovascular medicine，ed 11，Philadelphia，2019，Elsevier.）

病因学

　　血栓阻塞和瓣膜关闭不全导致反流引起慢性静脉高压最终引发静脉功能不全，白细胞介素 -6 等炎性细胞因子也被认为起了一定作用。

 诊断

鉴别诊断

　　DVT、原发性静脉功能不全、腘窝囊肿、肿瘤、淋巴水肿、脂肪水肿和四肢损伤。

评估

　　根据 DVT 病史和慢性静脉功能不全的体征和症状进行临床诊

断。Villalta 评分可用于诊断可疑病例，是诊断和评估 PTS 严重程度时使用最广泛的评分系统。

- 5 种症状（疼痛、腿部痉挛、肢体沉重、感觉异常和瘙痒）和 6 种体征（胫前水肿、皮肤硬化、色素沉着、小腿压痛、静脉扩张和红肿）
- 每一项评分 0～3 分（0＝无，1＝轻度，2＝中度，3＝重度）
- 总分从 0 分到 33 分；≥5 分符合 PTS 诊断；出现静脉溃疡，无论总分如何，也可诊断为 PTS
- 严重程度根据分数进行评估：
  1. 轻度＝ 5～9 分
  2. 中度＝ 10～14
  3. 重度＝ 15～33 分

实验室检查

暂无可用的检查。

影像学检查

静脉多普勒超声检查或加压超声成像可用于明确是否曾出现 DVT，但不是诊断所必需的。

℞ 治疗

- 一线治疗包括弹力袜、规律锻炼和抬高患肢
- 可对淋巴水肿进行治疗，可应用间歇性气动加压装置治疗
- 在有湿疹性改变的情况下，皮肤护理尤其重要。温和皮质类固醇可与保湿乳液配合使用
- 利尿剂的作用有限，但可以减轻部分病例的水肿症状
- 对于难以治疗和控制的疼痛，可考虑血管内再通。目前有两项随机对照试验来研究其临床获益
- 2007 年的一项随机对照试验（导管定向静脉溶栓治疗急性髂股静脉血栓）试图回答这样一个问题：早期血管内再通能否长期减少静脉疾病或提高生活质量。随访 2 年后，两组间主要终点无显著差异
- 第二项名为"急性静脉血栓：辅助导管定向溶栓血栓清除术（Acute Venous Thrombosis：Thrombus Removal with Adjunctive Catheter-Directed Thrombolysis，ATTRACT）"的随机多中心试

验，目的是评估导管定向溶栓（catheter-directed thrombolysis，CDT）联合抽吸和分解血栓的装置在预防 PTS 方面是否优于标准疗法。但两组间 PTS 发病率无显著差异（治疗组 47% vs. 对照组 48%；危险比 0.96；95% 可信区间 $0.82 \sim 1.1$；$P = 0.56$）

- 美国心脏病学会不建议将 CDT 作为一线常规治疗，但提出：CDT 对出血风险较低的患者或有威胁肢体的并发症的患者可能有用
- 外科修复术通常只适用于导致急性肢体循环损害的严重病例和溃疡无法愈合的患者。手术选择包括血管成形术、静脉分流术或腔内切除术

处置

- 慢性静脉功能不全可损害生活质量，呈慢性病程
- 早期抗凝治疗可降低 PTS 风险
- 早期使用弹力袜有助于减少静脉功能不全的症状并阻止其进展

转诊

转诊至淋巴水肿门诊、介入放射科、血管外科。

 # 重点和注意事项

专家点评

弹力袜在 PTS 的预防和治疗方面都有最充分的证据证实有效。

预防

早期使用溶栓药物是否有助于预防 PTS 存在争议。减少 DVT 的复发是预防 PTS 的最佳途径。DVT 的每次复发都增加了 PTS 的风险。规律抬高下肢、减肥、戒烟和定期锻炼可能降低 PTS 风险，但缺乏随机对照试验来证实。

相关内容

深静脉血栓（相关重点专题）

慢性静脉功能不全（相关重点专题）

推荐阅读

Enden T et al: Catheter-directed venous thrombolysis in acute iliofemoral vein thrombosis, *Am Heart J* 154(5):808-814, 2007.

Kahn SR, Shrier I et al: Determinants and time course of the postthrombotic syndrome after acute deep venous thrombosis, *Ann Intern Medicine* 149:698-707, 2008.

Vedantham S, Goldhaber SZ et al: Acute venous thrombosis: thrombus removal with adjunctive catheter-directed thrombolysis, *American Heart Journal* 165:523-530.e3, 2013.

第 29 章　地中海贫血
Thalassemias

Ritesh Rathore

李小柱　译　秦然　审校

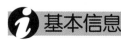 基本信息

定义

地中海贫血（thalassemias）是一组异质性血红蛋白的合成障碍。地中海贫血患者有 α- 珠蛋白或 β- 珠蛋白链的合成异常。地中海贫血患者的 α- 珠蛋白链或 β- 珠蛋白链过多，可影响红细胞的生成，并可能降低红细胞的寿命。表 29-1 总结了地中海贫血的临床综合征。

表 29-1　地中海贫血的临床症状

临床无症状

沉默携带者

α^+ 地中海贫血杂合子（部分病例）

罕见杂合子形式的 β- 地中海贫血

轻型地中海贫血（低 MCH 和 MCV，伴或不伴有轻度贫血）

α^+ 地中海贫血杂合子（部分病例）

α^0 地中海贫血杂合子

α^+ 地中海贫血纯合子

β^0 地中海贫血特征

β^+ 地中海贫血特征

部分血红蛋白 E/β- 地中海贫血

中间型地中海贫血（非输血依赖）[*]

部分 β^+/β^+ 地中海贫血纯合子和复合杂合子

与 α 地中海贫血交互作用的 β^0/β^0、β^0/β^+ 或 β^+/β^+

与三重 α 交互作用的 β^0/β 或 β^+/β

血红蛋白 H 病

α^0/ 康斯坦特斯普瑞血红蛋白地中海贫血

β^0/δ-β- 或 β^+/δ-β- 地中海贫血复合杂合子

δβ/δ-β- 地中海贫血

部分血红蛋白 E/β- 地中海贫血和 Lepore 血红蛋白病 /β- 地中海贫血

罕见 β- 地中海贫血杂合子突变，特别是涉及外显子 3（"显性 β- 地中海贫血"）

续表

重型地中海贫血（输血依赖）

β^0/β^0 地中海贫血

β^+/β^+ 地中海贫血

β^0/β^+ 地中海贫血

部分 β^0/Lepore 血红蛋白和 β^+/Lepore 血红蛋白地中海贫血

部分 β^0/ 血红蛋白 E 和 β^+/ 血红蛋白 E 地中海贫血

MCH，平均细胞血红蛋白；MCV，平均红细胞体积。

* 中间型 β- 地中海贫血被定义为一种症状性疾病，在这种疾病中，定期输血对维持生命并不重要；然而，一些患者的生活质量很差，随着病情的发展，他们可能会受益于输血（如脾大严重时）。

From Bain BJ et al：Dacie and Lewis practical haematology，ed 12，Philadelphia，2017，Elsevier.

同义词

地中海贫血（Mediterranean anemia）

Cooley 贫血

ICD-10CM 编码

D56　地中海贫血

D56.0　α- 地中海贫血

D56.1　β- 地中海贫血

D56.2　δ-β- 地中海贫血

D56.3　轻度地中海贫血

D56.4　遗传性胎儿血红蛋白持续存在（HPFH）

D56.8　其他地中海贫血

D56.9　地中海贫血，未指明

流行病学和人口统计学

- 地中海贫血是世界上最常见的遗传疾病之一。大约 4.83% 的人口携带珠蛋白变异，其中包括 1.67% 的 α- 地中海贫血和 β- 地中海贫血杂合子

- α- 地中海贫血在东南亚和非洲西海岸的发病率高于其他地区。泰国的患病率为 5%～10%，黑人患病率约为 5%

- β- 地中海贫血的全球患病率约为 3%；在意大利和希腊的某些地区，这一比例为 15%～30%

- 地中海贫血在欧洲、非洲和亚洲的分布与疟疾的分布相似，这表明地中海贫血患者对这种寄生虫有更强的抵抗力，因此具有进化上的生存优势

分类

β-地中海贫血：

- 越来越普遍地将地中海贫血分为输血依赖型和非输血依赖型。既往习惯将 β-地中海贫血分为轻型、中间型和重型地中海贫血

- 轻型地中海贫血：血红蛋白正常或轻度降低，无症状贫血和小红细胞症，没有器官损伤

- 重型地中海贫血：PRBC 输血依赖型，并因骨髓扩张和铁过载而伴有严重的并发症

- 中间型地中海贫血：介于轻型地中海贫血和重型地中海贫血之间，血红蛋白通常为 7.0 ～ 11.0 g/dl，无输血依赖，但并发症可能较重型地中海贫血更典型

- beta ＋（β^+）或 beta-0（β^0）是用于描述与其他异常血红蛋白结合时 β-珠蛋白基因异常的严重程度，β^+ 显示轻度异常，β^0 表示严重异常，原因通常是缺乏 β-珠蛋白合成基因。例如，β^0/HgbS 比 β^+/HgbS 病更严重

- 其他变异 β-珠蛋白基因异常：

  1. 血红蛋白 E（Hgb E），常见于东南亚，是一种由 β-珠蛋白链 26 位谷氨酸→赖氨酸取代引起的血红蛋白异常。所产生的 mRNA 是不稳定的，导致 Hgb E 生成减少和造成 β-地中海贫血。纯合子的 Hgb E 与轻型地中海贫血类似，伴有轻度贫血和小红细胞血症，通常没有症状。遗传性 Hgb E 与其他的 β 珠蛋白异常（如 β^0 地中海贫血）可引起临床上明显的贫血

  2. δ-β-地中海贫血（完全缺乏 δ-珠蛋白和 β-珠蛋白合成）

  3. Lepore 血红蛋白病（由少量融合的 δ-β 珠蛋白合成，完全缺乏 δ- 和 β-珠蛋白）

  4. 遗传性胎儿血红蛋白持续存在（HPHF）（血红蛋白 F 合成增加，δ-珠蛋白和 β-珠蛋合成减少或缺失）

α-地中海贫血：

- 在 16 号染色体上发现了 α-珠蛋白基因，每个染色体上有两个。α^+ 指的是一个染色体有一个基因缺失（最常见的原因）或功能障碍。α^0 表示有两个基因缺失（最常见）或功能失常。异常的严重程度取决于缺失基因的数量

- 沉默携带者（一个 α-珠蛋白基因缺失）

- 轻度 α- 地中海贫血（缺失两个 α- 珠蛋白基因）。在这种情况下，知道这两个基因是否在同一或不同的染色体上是很重要的，具有遗传咨询价值（胎儿水肿或 Hgb H 疾病的风险）
- 血红蛋白 H（Hgb H）病（3 个 α- 珠蛋白基因缺失）。Hgb H 是在过量的 β- 珠蛋白链自结合时形成的，也就是说，Hgb 有 4 条 β- 珠蛋白链（β⁴），而不是 2 条 α- 珠蛋白和 2 条 β- 珠蛋白链。该病不稳定，并与贫血和溶血有关
- 胎儿水肿（所有 α- 珠蛋白基因缺失）
- 康斯坦特斯普瑞血红蛋白（hemoglobin constant spring，Hgbcs）是一种"非缺失"型 α- 地中海贫血变异型，即该基因存在但功能异常。Hgbcs 是由 α- 珠蛋白基因中的终止密码子突变引起的；α- 珠蛋白链的长度为 31 个氨基酸，仅为正常的 1%。它在东南亚很常见

地中海贫血血红蛋白病：

- Hb Terre Haute，Hb Quong Sze，Hb E，Hb Knossos

体格检查和临床表现

β- 地中海贫血：

- 杂合子 β- 地中海贫血（轻型地中海贫血）：无贫血或轻度贫血、小细胞低血素性贫血、轻度溶血和脾大
- 纯合子 β- 地中海贫血（重型地中海贫血）：严重溶血性贫血；输血依赖型；骨畸形［颅骨和长骨（图 29-1 ～图 29-5）］；骨量减少，肝脾大；铁过载导致心肌病、糖尿病和性腺功能减退；生长迟缓；色素胆结石；易感染，肺动脉高压，血栓

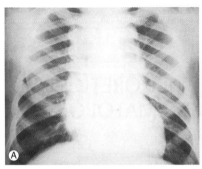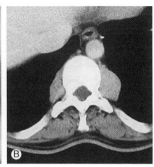

图 29-1 地中海贫血。 A. 胸椎附近有由于髓外造血而形成的分叶状软组织肿块。B. 另一位患者，CT 显示椎旁髓外造血组织（From Grant LA：Grainger & Allison's diagnostic radiology essentials，ed 2，Philadelphia，2019，Elsevier.）

形成，造血"假性肿瘤"（骨髓外造血灶引发如神经压迫等）

- 中间型地中海贫血临床表现类似于重型地中海贫血，但因无输血依赖而病情较易控制

α- 地中海贫血：

- 沉默携带者：没有症状，通常稍低 MCV
- α- 地中海贫血特征：轻度小细胞性贫血，无症状

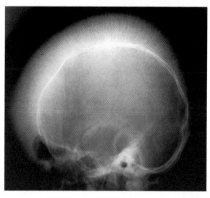

图 29-2　地中海贫血。侧位 SXR（颅骨 X 线）显示明显的颅骨板障扩张，除枕骨外边界欠清。呈典型的"鬃毛样"外观（From Grant LA：Grainger & Allison's diagnostic radiology essentials，ed 2，Philadelphia，2019，Elsevier.）

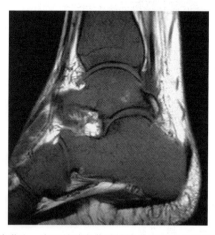

图 29-3　地中海贫血。由于骨髓由黄髓转换为红髓踝关节矢状位 T1 加权像示骨髓信号强度弥漫性降低（From Grant LA：Grainger & Allison's diagnostic radiology essentials，ed 2，Philadelphia，2019，Elsevier.）

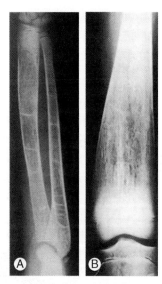

图 29-4　地中海贫血。 A. 骨扩张明显，皮质变薄，骨小梁稀疏。B. 大量骨髓扩张形成股骨远端烧瓶状。小梁粗化，皮质变薄（From Grant LA：Grainger & Allison's diagnostic radiology essentials，ed 2，Philadelphia，2019，Elsevier.）

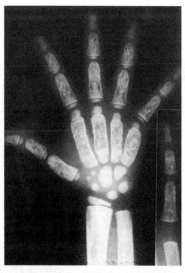

图 29-5　地中海贫血（男，7 岁）。 骨髓增生骨髓腔扩张，皮质骨变薄。髓小梁被破坏，残留的髓小梁粗化。插图：4 岁儿童手指上相同类型的早期变化（From Grant LA：Grainger & Allison's diagnostic radiology essen-tials，ed 2，Philadelphia，2019，Elsevier.）

- 血红蛋白 H 疾病：中度严重溶血，伴小细胞增多和脾大
- 四种 α- 珠蛋白基因全部丢失则致死（胎儿水肿死产）。注：妊娠胎儿水肿与高毒血症发生率有关

病因学

- β- 地中海贫血：由超过 200 个点突变引起，很少由基因缺失引起。这些突变大多造成不同程度的 β- 珠蛋白合成减少。β- 珠蛋白合成减少使得过量的、未结合的、具有细胞毒性的 α- 珠蛋白链造成髓内溶血和无效红细胞生成。图 29-6 显示了 β- 地中海贫血的病理生理学。血红蛋白 A2 和胎儿血红蛋白（Hgb F）可能升高

- α- 地中海贫血：16 号染色体上共 4 个 α- 珠蛋白基因（αα/αα）；一个或多个基因的缺失或功能障碍（通常是缺失）导致 α- 地中海贫血，过量的 β- 珠蛋白链可能会自我结合形成不稳定的 Hgb H（$β^4$），导致慢性溶血性贫血

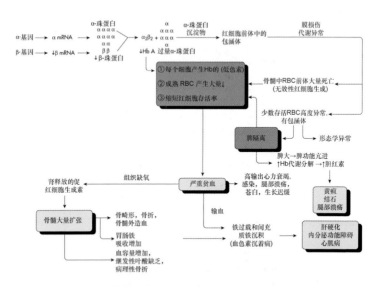

图 29-6　重型 β- 地中海贫血的病理生理学。该图概述了由 β- 珠蛋白链合成缺陷引起临床异常的发病机制。Hb，血红蛋白；RBC，红细胞（From Hoffman R et al：Hematology，basic principles and practice，ed 7，Philadelphia，2018，Elsevier.）

Dx 诊断

实验室检查（表 29-2、图 29-7）

β- 地中海贫血：

- 小红细胞症（平均细胞体积：55 ～ 80 fL）
- 轻度贫血（血红蛋白 < 13.0 g/dl），绝对红细胞数正常

表 29-2　地中海贫血的实验室检查

表型	基因型	通常的 MCV	通常的 MCH	血红蛋白 A_2	血红蛋白 H 包涵体
α- 地中海贫血					
α^+ 地中海贫血杂合子	$-\alpha/\alpha\alpha$	N	N	N 或 ↓	—
α^+ 地中海贫血纯合子	$-\alpha/-\alpha$	N 或 ↓	N 或 ↓	N 或 ↓	±
α^0 地中海贫血杂合子	$--/\alpha\alpha$	↓	↓	N 或 ↓	+
血红蛋白 H 病					
轻型或中间型	$--/-\alpha$	↓	↓	N 或 ↓	+++
重型	$--/\alpha^T\alpha$	↓	↓	N 或 ↓	+++
血红蛋白 Bart 胎儿水肿综合征（重型 α 地中海贫血）α^0 纯合子	$--/--$	↓	↓	—	
β 地中海贫血					
β 地中海贫血性状	β^0/β 或 β^+/β	↓	↓	↑	—
β 地中海贫血性状伴正常 HbA2	β^+/β	↓	↓	N	
δ-β- 地中海贫血性状	$\delta\beta^0/\beta$	↓	↓	N 或 ↓	—
Lepore 血红蛋白性状	$\delta\beta^{Lepore}/\beta$	↓	↓	N 或 ↓	—
中间型 β 地中海贫血	异质性	↓	↓	↑ 或 N	
重型 β 地中海贫血	β^0/β^0, β^0/β^+, β^+/β^+	↓	↓	↑ 或 N	

MCH，平均细胞血红蛋白；MCV，平均红细胞体积；N，正常。

Bain BJ et al：Dacie and Lewis practical haematology, ed 12, Philadelphia, 2017, Elsevier.

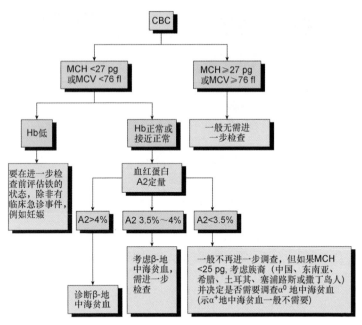

图 29-7　地中海贫血的建议检查流程（From Bain BJ et al：Dacie and Lewis practical haematology, ed 12, Philadelphia, 2017, Elsevier.）

- 正常红细胞体积分布宽度（RDW）
- 骨髓涂片（图 29-8）：有核红细胞，靶细胞，红细胞大小不均，异形红细胞症，多染色性，帕彭海姆小体和豪-乔小体
- 血红蛋白电泳：血红蛋白 A2 变异增加，血红蛋白 F 也可能增加
- 溶血：间接胆红素和乳酸脱氢酶升高，结合珠蛋白降低

α- 地中海贫血：

- 小红细胞症，不伴缺铁
- 血红蛋白电泳正常（在血红蛋白 H 病中可见血红蛋白 H）
- α- 珠蛋白链分析可在有条件的实验室进行，这对于遗传咨询可能很重要，特别是伴有 α- 地中海贫血症状的患者

Rx 治疗

- 轻型地中海贫血：不必治疗，但要避免误诊为缺铁而行补铁治疗

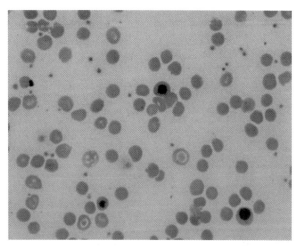

图 29-8　（扫二维码看彩图）严重 β- 地中海贫血患者外周血涂片的形态学特征。注意异形细胞、低色素细胞、有核红细胞、靶细胞和多染色细胞（From Hoffman R et al：Hematology，basic principles and practice，ed 7，Philadelphia，2018，Elsevier.）

扫二维码看彩图

- 重型 β- 地中海贫血（和血红蛋白 H 病）：
  1. PRBC 输血治疗：根据标准指南建议进行（表 29-3，表 29-4，表 29-5）。对于因症状或抑制并发症而需要输血的患者，通常建议将输血前血红蛋白水平维持在 9 ～ 10.5 g/dl，而有些患者（心脏病或其他并发症）则可从 11 ～ 12 g/dl 的目标值中获益。为了将并发症的风险降到最低，在定期输血的患者中，建议采用特配红细胞。使用去白红细胞
  2. 铁螯合治疗：铁过载（输血性含铁血黄素沉着症）是输血依赖型地中海贫血患者晚期发病和死亡的主要原因。血清铁蛋白＞ 1000 ng/ml 时器官损伤风险升高。MRI 用于评估肝和心脏铁过载。有三种铁螯合剂可供选择：
  a. 地拉罗司（口服，美国指南一线药），20 ～ 40 mg/（kg·d）（输血依赖），5 ～ 20 mg/（kg·d）（非输血依赖）
  b. 去铁胺（静脉注射 / 皮下注射）75 ～ 100 mg/kg，输注时间＞ 8 ～ 12 h，每周 5 天
  c. 去铁酮（口服）75 ～ 100 mg/（kg·d）
  3. 脾切除术可减少或消除地中海贫血和脾大症状的输血需求。脾切除术增加地中海贫血患者感染、血栓和肺动脉高压发病率

表 29-3　在非输血依赖型地中海贫血中启动常规输血治疗的适应证

血红蛋白下降伴脾大

生长发育不良

在校学习表现不佳

妊娠

手术

运动耐量降低

第二性征发育不良

骨骼变化

频繁溶血危象（血红蛋白 H 疾病）

生活质量差

初级预防和管理如下：

- 血栓性或脑血管疾病
- 肺动脉高压 / 心力衰竭
- 髓外造血
- 腿部溃疡

From Hoffman R et al: Hematology, basic principles and prac-tice, ed 7, Philadelphia, 2018, Elsevier.

4. 造血干细胞移植（HSCT）：对于严重地贫患者，在发生终末期器官损伤前应考虑异基因 HSCT。虽然 HSCT 是唯一有望治愈该病的治疗方法，但由于费用高昂、缺乏人类白细胞抗原（HLA）匹配的供体、具有 5% ～ 10% 的移植相关死亡风险，该方案被限制应用。在移植前预处理方案采用清髓方案。替代供体（HLA 匹配的无血缘的供体、无血缘的脐带血、HLA 单倍相合亲属）的研究越来越多，这意味着可以用 HSCT 治疗的患者的数量正在扩大

5. 在对 22 例输血依赖型 β- 地中海贫血患者进行基因治疗的早期研究中，已经取得了令人振奋的结果。利用慢病毒载体降修正后的 β- 珠蛋白基因（编码成人血红蛋白 HbA）转导进患者自体造血干细胞（LenGlobin BB305）；这些患者经白消安预处理后回输转导后的干细胞。该方案减少或消除了所有患有严重 β- 地中海贫血患者的长期输血需求，且没有与药物相关的严重不良反应

6. 上述产品名为 Zynteglo，已从欧盟委员会获批上市，用于治疗 12 岁以上的无其他治疗方案的输血依赖型 β- 地中海贫血患者

表 29-4 非输血依赖型地中海贫血筛查建议

试验名称	量度	频率
MRI T2 肝铁含量	肝铁	每 1～2 年
MRI T2 心脏铁含量 *	心脏铁	每 1～2 年
铁蛋白	全身铁	每 3 个月
病史和体格检查	一般健康状况，用药依从性	每 3～4 个月
超声心动图	肺动脉高压 TRV	每 1～2 年
肝功能检查	肝衰竭，肝炎	每 3 个月
肝超声（如果 LIC > 5/ 铁蛋白 > 800）	肝硬化	每年
AFP（如果 > 40 或存在临床肝硬化）	肝细胞癌	每年
乙型肝炎，丙型肝炎血清学（如果接受输血）	乙型肝炎和丙型肝炎病毒感染 / 暴露	每年
Tanner 分期 / 性发育评估	性发育	每年
坐位 / 立位高度	生长发育	每 6 个月
游离 T4，TSH	甲状腺功能	每年
钙、磷酸盐、维生素 D	甲状旁腺功能	每年
空腹血糖 / 口服葡萄糖耐量试验	糖尿病筛查	每年
ACTH 试验	肾上腺功能不全	每年
DEXA	骨矿物质密度	每年

ACTH，促肾上腺皮质激素；AFP，甲胎蛋白；DEXA，双能 X 射线吸收法；LIC，肝铁浓度；MRI，磁共振成像；TRV，二尖瓣反流速度；TSH，促甲状腺激素。
* 不广泛推荐，因为与 LIC 没有相关性。

7. 转化生长因子 β 配体超家族的成员，包括生长分化因子和激活因子，已被证明是晚期红细胞生成的抑制剂。Luspatercept 是一种新型重组融合蛋白，作为转化生长因子超家族 β 配体的诱捕剂。它最近被批准用于治疗需要定期输血的成年 β- 地中海贫血患者

8. 应采用标准药物和疗程治疗器官特异性毒性，例如，治疗骨质减少症的双膦酸盐和治疗肺动脉高压的枸橼酸西地那非。造血假瘤可通过放疗、手术和输血治疗

表 29-5　输血依赖型地中海贫血筛查建议

试验名称	量度	频率
MRI T2 肝铁含量	肝铁	每 1～2 年
MRI T2 心脏铁含量*	心脏铁	每 1～2 年
铁蛋白	全身铁	每 3 个月
病史和体格检查	一般健康状况，用药依从性	每 3～4 个月
超声心动图	肺动脉高压 TRV	每 1～2 年
肝功能检查	肝衰竭，肝炎	每 3 个月
肝超声（如果 LIC＞5/铁蛋白＞800）	肝硬化	每年
AFP（如果＞40 或存在临床肝硬化）	肝细胞癌	每年
乙型肝炎，丙型肝炎血清学（如果接受输血）	乙型肝炎和丙型肝炎病毒感染/暴露	每年
Tanner 分期/性发育评估	性发育	每年
坐位/立位高度	生长发育	每 6 个月
游离 T4，TSH	甲状腺功能	每年
钙、磷酸盐、维生素 D	甲状旁腺功能	每年
空腹血糖/口服葡萄糖耐量试验	糖尿病筛查	每年
ACTH 试验	肾上腺功能不全筛查	每年
DEXA	骨矿物质密度	每年
NTX，CTX，AP	骨矿物质密度	每年
牙科评估	颌面部疾病，牙周病，龋病	6～12 个月

ACTH，促肾上腺皮质激素；AFP，甲胎蛋白；AP，碱性磷酸酶；CTX，胶原 1 型交联 C- 末端肽；DEXA，双能 X 射线吸收法；LIC，肝铁浓度；MRI，磁共振成像；NTX, N- 端端肽；TRV，三尖瓣反流速度；TSH，促甲状腺激素。

From Hoffman R et al：Hematology，basic principles and practice，ed 7，Philadelphia，2018，Elsevier.

 重点和注意事项

- 聚合酶链式反应可检测绒毛膜绒毛标本中的点突变或缺失，可在妊娠期的前 3 个月检查出地中海贫血
- 建议地中海贫血患者结婚及生育时进行遗传咨询

推荐阅读

Capellini MD et al: *Guidelines for the management of transfusion dependent thalassemia (TDT)*, ed 3, Nicosia, 2014, Thalassaemia International Federation.

Harrison C: First gene therapy for β-thalassemia approved, *Nat Biotechnol* 37(10):1102-1103, 2019.

Hider RC, Hoffbrand AV: The role of deferiprone in iron chelation, *N Engl J Med* 379:2140-2150, 2018.

Piga A et al: Luspatercept improves hemoglobin levels and blood transfusion requirements in a study of patients with β-thalassemia, *Blood* 133(12):1279-1289, 2019.

Strocchio L, Locatelli F: Hematopoietic stem cell transplantation in thalassemia, *Hematol Oncol Clin North Am* 32:317-328, 2018.

Taher AT, Cappellini MD: How I manage medical complications of β-thalassemia in adults, *Blood* 132:1781-1791, 2018.

Taher AT, Saliba AN: Iron overload in thalassemia: different organs at different rates, *Hematol Am Soc Hematol Educ Prog* 2017:265-271, 2017.

Taher AT et al: Thalassaemia, *Lancet* 391:155-167, 2018.

Thompson AA et al: Gene therapy in patients with transfusion-dependent β-thalassemia, *N Engl J Med* 378:1479-1493, 2018.

第30章 镰状细胞病
Sickle Cell Disease

Bharti Rathore

王淑兰 译 蒲红斌 审校

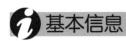 基本信息

定义

- 镰状细胞病（sickle cell disease，SCD）是一种血红蛋白病，其在 β- 珠蛋白链的第 6 位缬氨酸取代谷氨酸产生了变异的血红蛋白 S（HgbS）。当血红蛋白 S 不与氧结合时（脱氧HgbS），它可以聚合成长链，使红细胞变形为特征性的镰状。这一过程导致的慢性红细胞膜损伤将细胞锁定成镰刀状。这些异常细胞会因异常黏附于血管内皮而阻塞微循环，导致疼痛危象，这是镰状细胞病的特点
- SCD 患者包括镰状细胞血红蛋白（HbSS）纯合子，也称为镰状细胞贫血（SCA），以及具有一个镰状血红蛋白基因并伴有其他血红蛋白异常的患者，特别是 β- 地中海贫血（Hgb S/β^0 或 Hgb S/β^+地中海贫血）和血红蛋白 C（HbSC）

同义词

镰状细胞贫血

SCA

SCD

血红蛋白 S 病

ICD-10CM 编码

D57.1　无危象的镰状细胞病

D57.20　无危机的镰状细胞 /Hb-C 病

D57.211　镰状细胞 /Hb-C 病伴急性胸部综合征

D57.212　镰状细胞 /Hb-C 病伴脾隔离

D57.219　镰状细胞 /Hb-C 病伴危象，未指明

D57.3　镰状细胞性状

D57.40　无危象的镰状细胞地中海贫血

D57.411　镰状细胞地中海贫血伴急性胸部综合征

D57.412　镰状细胞地中海贫血伴脾隔离

D57.419　镰状细胞地中海贫血伴危象，未指明

D57.80　其他无危象的镰状细胞病

D57.811　其他镰状细胞病伴急性胸部综合征

D57.812　其他镰状细胞病伴脾隔离

D57.819　其他镰状细胞病伴危象，未指明

流行病学和人口统计学

- 镰状细胞病是一种常染色体隐性疾病。在非裔美国人中，出生时镰状细胞贫血的发病率为 1/600，所有基因型的镰状细胞病发病率为 1/300。美国大约有 90 000 人患有镰状细胞病
- 全球约 3 亿人有镰状细胞症状，撒哈拉以南非洲的患病率最高，为 30% ～ 40%，但也发生在地中海南部地区（通常称为 Hgb S/β^0 或 Hgb S/β^+）、中东部分地区和印度。在美国，近 10% 的非裔美国人都患有这种疾病
- 据估计，美国每年有 2000 名婴儿出生时患有镰状细胞病，全世界每年有 27.5 万名婴儿出生时患有这种疾病
- 男女发病率无差异

体格检查和临床表现

- 体格检查因贫血程度和急性血管闭塞综合征以及急性肺、神经、心血管、泌尿生殖系统和肌肉骨骼并发症的存在而异。表 30-1 总结了镰状细胞病的器官损伤
- 一项关于镰状细胞病患者疼痛发生率的研究发现，55% 的被调查患者主诉疼痛；另一项研究显示这一概率为 40% ～ 80%。慢性疼痛可能是由关节血管坏死引起的，有时原因不明
- 临床实验室未发现镰状细胞病危象的病理特征。疼痛发作的诊断完全基于病史和体格检查。总胆红素和乳酸脱氢酶（LDH）升高有时会因溶血增加而出现危象。然而，溶血性贫血是典型的镰状细胞病基线症状。"再生障碍危象"是指表现为严重贫血和网织红细胞计数低的危象，通常由细小病毒 B19 感染引起
- 骨骼是最常见的疼痛部位。指炎，或手足综合征（急性、疼痛的手足肿胀），是许多婴儿镰状细胞病的首发表现。易怒和

表 30-1　镰状细胞病中的器官损害

器官或系统	损害
皮肤	淤积性溃疡
中枢神经系统	脑血管意外
眼	视网膜出血，视网膜病变
心脏	充血性心力衰竭
肺	肺内分流、栓塞、梗死、感染
血管	任何部位的闭塞现象
肝	肝梗死、输血引起的肝炎、肝隔离症、肝内胆汁淤积
胆囊	溶血可引起胆色素结石的发病率增加
脾	急性脾隔离症
尿道	少尿、血尿
生殖系统	生育能力下降、勃起功能障碍、阴茎异常勃起
骨骼	骨梗死、骨髓炎、无菌性坏死
胎盘	功能不全伴流产
白细胞	相对免疫缺陷
红细胞	慢性溶血

From Marx J et al: Rosen's emergency medicine: concepts and clinical practice, ed 7, Philadelphia, 2010, Mosby.

拒绝行走是其他常见症状。婴儿期后，肌肉骨骼疼痛可能是对称的、不对称的或迁移性的，它可能与肿胀、低热、发红或发热有关，也可能无关

- 在儿童和成人中，镰状血管闭塞发作很难与骨髓炎、脓毒性关节炎、滑膜炎、风湿热或痛风区分开

- 当出现腹痛时，应考虑胆囊炎，因为胆囊炎在慢性溶血患者中很常见。一般来说，应评估感染的局部症状（如尿路症状），因为这些症状会引发镰状细胞危象。严重镰状细胞病患者在成年后会出现脾萎缩，而较轻疾病（如 Hgb S/C）的患者在成年后会出现脾梗死疼痛

- 急性胸部综合征是镰状细胞病的一种潜在的危及生命的并发症，表现为胸痛、发热、喘息、呼吸急促和咳嗽。胸部 X 线片可能显示肺部浸润。原因包括感染（支原体、衣原体、病

毒）、梗死和脂肪栓塞，但通常没有明确原因

- 镰状细胞贫血中出现的肌肉骨骼和皮肤异常包括腿部溃疡（尤其是踝部）和由股骨头和肱骨头血管坏死引起的肢带畸形。在近 50% 患有 Hgb S/S 镰状细胞病的成人中发现股骨头和肱骨骨坏死

- 内分泌异常包括性成熟延迟和生理成熟迟缓，尤其是男性

- 检查发现神经系统异常可能包括癫痫发作和精神状态改变。在镰状细胞贫血的儿童和成人中，约有 10% 患卒中，镰状细胞贫血的儿童中约 35% 患有脑血管疾病

- 感染，尤其是涉及沙门菌、金黄色葡萄球菌、支原体和链球菌的感染相对常见。如果有血管通路装置，应考虑导管相关菌血症；发病时可能没有发热

- 脾萎缩之前，儿童常因脾隔离而出现严重的脾大

Dx 诊断

鉴别诊断

- 地中海贫血
- 其他溶血性贫血
- "体格检查"部分讨论了对出现疼痛危象的患者的鉴别诊断

评估（表 30-2）

- 在美国，无论种族背景如何，都对所有新生儿进行筛查。可以使用偏亚硫酸氢钠还原试验（Sickledex 试验）进行筛查

- 血红蛋白电泳也可以用于确诊，并有助于鉴定血红蛋白变异体，例如胎儿血红蛋白和血红蛋白 C

- 患者会有溶血的证据（网织红细胞计数升高、结合珠蛋白降低、LDH 升高和总胆红素升高）

- 胸部 X 线检查通常显示由椎体慢性血管闭塞性损伤引起的典型椎体变化（"鱼嘴"椎体）

- 在产前诊断中，第一步是通过 DNA 检测来识别肠外珠蛋白基因突变。如果为阳性，则进行绒毛膜绒毛取样或羊水细胞的 DNA 基础检测

表 30-2　要考虑的基线评估

	检查
血液检查	全血细胞分类计数
	网织红细胞计数
	血红蛋白 HPLC 或电泳
	LDH
	肾功能检查
	肝功能检查
	矿物质检查
	血清铁、铁蛋白、TIBC
	维生素 D 水平
	乙型肝炎表面抗原
	丙型肝炎抗体
	RBC 异基因抗体筛查
	RBC 分型
	D- 二聚体 [a]
	C 反应蛋白 [a]
	脑钠素
尿液和肾检查	尿液分析
	肾超声检查 [b]
放射检查	MRI 或 MRA 脑检查（成人）[c] 或 2 岁以上经颅多普勒超声检查（儿童）
	胸部 X 线片 [d]
	髋部或肩部 X 线片和（或）MRI[c]
	青少年和成年人骨密度
心肺	超声心动图
神经认知	神经认知测试 [d]

HPLC，高效液相色谱法；LDH，乳酸脱氢酶；MRA，磁共振血管成像；MRI，磁共振成像；RBC，红细胞；TIBC，总铁结合力。

[a] 在开始改变疾病的干预措施后，考虑将其作为替代标志物。

[b] 如果为尿液中有红细胞的血尿。

[c] 根据临床指示。

[d] 如果患者的学习成绩不佳、记忆力异常或 MRI 异常。

From Hoffman R et al：Hematology，basic principles and practice，ed 7，Philadelphia，2018，Elsevier.

实验室检查

- 常见贫血（由慢性溶血引起）、网织红细胞细胞增多、白细胞增多和血小板增多。Hgb S/β^0 和 Hgb S/β^+ 地中海贫血者会有小红细胞征；血红蛋白 S/C 也是典型的小红细胞特性的。Hgb S/C 红细胞压积正常或接近正常，但外周血涂片（靶细胞）有特征性改变

- 胆红素和乳酸脱氢酶的升高也很常见，结合珠蛋白含量低也与慢性溶血相一致。

- 外周血涂片可能显示镰状细胞，靶细胞，单核细胞增多和色素减退（图 30-1）

- 急性脱水或慢性进行性肾功能不全的患者中可能存在尿素氮和肌酐升高

- 尿液分析可能显示血尿和蛋白尿。SCD 患者应在 10 岁以前通过尿液检查来筛查微量白蛋白尿和蛋白尿

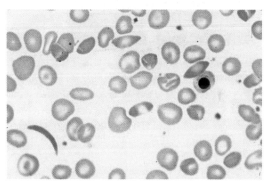

扫二维码看彩图

图 30-1 （扫二维码看彩图）血涂片的显微照片。镰状细胞贫血（血红蛋白 S 纯合子）。图中可见镰刀形细胞、船形细胞、有核红细胞和靶细胞（From Bain BJ et al: Dacie and Lewis practical haematology, ed 12, Philadelphia, 2017, Elsevier.）

影像学检查（图 30-2、图 30-3）

- 胸部 X 线或胸部 CT 检查可用于评估急慢性肺改变

- 常规骨骼影像学检查在急性危象中很少有帮助，通常适用于与短暂急性危象不相符的疼痛时

- MRI 或骨扫描对于慢性缺血性坏死或急性骨髓炎是有用的

- 无症状的成人和儿童 SCD 患者不需要 CT 或 MRI 检查，但有神经系统并发症如短暂性脑缺血-发作、脑血管意外、癫痫发作或精神状态改变的患者通常需要检查

- 经颅多普勒超声（TCD）用于识别有卒中风险的镰状细胞贫血儿童。应该从 2～16 岁进行年度筛查。确定有风险（经颅

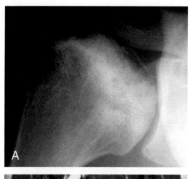

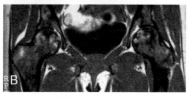

图 30-2 镰状细胞病。 A.肱骨头梗死导致关节下骨的骨软骨区分离，并伴有邻近的反应性髓硬化症。B.股骨近端冠状位 T1 加权像，骨髓增生，双侧股骨头坏死，骨髓内呈片状低信号（From Adam A et al：Grainger & Allison's diagnostic radiology，ed 5，2007，Churchill Livingstone. In Grant LA：Grainger & Allison's diagnostic radiology essentials，ed 2，Philadelphia，2019，Elsevier.）。

多普勒速度 ≥ 200 cm/s）的患者应参加长期输血治疗。这些治疗能有效降低超过 90% 的卒中风险。在成人中，磁共振血管成像（MRA）可以用来代替 TCD 以识别卒中风险
- 对于有不明原因呼吸症状的患者，应进行多普勒超声心动图检查以评估肺动脉高压，如有异常，应进行右心导管检查。通过估计三尖瓣反流喷射速度（TRV）进行血管病变筛查。数值升高预示着早期死亡。行右心导管插入术的成人镰状细胞病患者肺动脉高压的患病率约为 6%

Rx 治疗

非药物治疗
- 应指导患者避免可能引发镰状贫血危象的情况，如极度寒冷、炎热和脱水
- 保持足够的水分（口服或静脉注射）

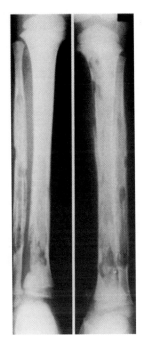

图 30-3　镰状细胞病伴沙门菌骨髓炎。长骨的极端破坏性变化是由梗死后的感染引起的，骨质大量减少（From Sutton D：Textbook of radiology and imaging，ed 7，1998，Churchill Livingstone. In Grant LA：Grainger & Allison's diagnostic radiology essentials，ed 2，Philadelphia，2019，Elsevier.）

- 出现缺氧时及时纠正

急性期治疗

- 开始静脉注射或口服以保证水分；大多数危象中患者都有脱水的体征
- 积极诊断和治疗疑似感染，如尿路感染、呼吸道感染或导管相关管路感染。表 30-3 总结了最常引起镰状细胞病患者中严重感染的细菌和病毒
- 在血管闭塞危象期间提供疼痛缓解（表 30-4）。大多数患者都有治疗史，可以指导给药。阿片类药物管理因患者的高度耐受性而变得复杂，这些患者通常接受过超过一年的治疗。患者自控镇痛泵通常很有帮助；当连续输液时应该谨慎，这通常是没有必要或没有帮助的。吗啡和氢吗啡酮是最常用的。

尽管有些患者倾向于使用哌替啶，但由于其神经副作用，通常不推荐使用

- 口服苯海拉明（苯那君）用于控制瘙痒，瘙痒通常与阿片类镇痛药有关；指南中首选静脉注射疗法
- 表 30-5 总结了急性胸部综合征的总体管理策略
- 出现胸痛或呼吸系统症状的患者进行后续氧合；如果氧合恶化，评估急性胸部综合征的进展
- 阴茎异常勃起的泌尿科评估

表 30-3　最常引起镰状细胞病患者严重感染的细菌和病毒

微生物	感染类型	注释
肺炎链球菌	脓毒症	即使使用预防性青霉素和肺炎球菌疫苗，依然常见
	脑膜炎	比过去少见
	肺炎	除婴幼儿外少有记录
	脓毒性关节炎	不常见
乙型流感嗜血杆菌	脓毒症 脑膜炎 肺炎	由于联合疫苗免疫，近年来已不常见
沙门菌属	骨髓炎 脓毒症	最常见的骨关节感染原因
大肠埃希菌以及其他肠内革兰氏阴性病原体	脓毒症 尿路感染 骨髓炎	有时不明显
金黄色葡萄球菌	骨髓炎	不常见
肺炎支原体	肺炎	胸腔积液，多叶受累
肺炎衣原体	肺炎	
细小病毒 B19	骨髓抑制（再生障碍危象）	高热常见，皮疹和其他器官受累少见
肝炎病毒（甲型肝炎、乙型肝炎、丙型肝炎）	肝炎	标志性高胆红素血症

Data from Buchanan GR, Glader BE: Benign course of extreme hyperbilirubinemia in sickle cell anemia: analysis of six cases, J Pediatr 91: 21, 1977. From Hoffman R et al: Hematology, basic principles and practice, ed 7, Philadelphia, 2018, Elsevier.

表 30-4　镰状细胞病患者获得足够疼痛控制所必需的
镇痛药推荐剂量和给药间隔

	剂量 / 比率	注释
重度至中度疼痛		
吗啡	肠外：0.1～0.15 mg/kg，每 3～4 h 推荐最大单次剂量，10 mg PO：0.3～0.6 mg/kg，每 4 h	首选镇痛药；老年人和婴儿以及肝衰竭或通气功能受损患者使用较低剂量
哌替啶	肠外：0.75～1.5 mg/kg，每 2～4 h 推荐最大剂量，100 mg PO：1.5 mg/kg，每 4 h	增加癫痫的发生率；肾病或神经系统疾病患者和接受 MAOIs 的患者避免使用
氢吗啡酮	肠外：0.01～0.02 mg/kg，每 3～4 h，PO：0.04～0.06 mg/kg，每 4 h	
羟考酮	PO：0.15 mg/kg/ 剂量，每 4 h	
酮咯酸	IM：成人：30 mg 或 60 mg 起始量，随后 15～30 mg；儿童：1 mg/kg 负荷，然后 0.5 mg/kg，每 6 h	等效于 6 mg MS；可延长麻醉时限；不超过 5 天；第一天最多 150 mg，后续每天最多 120 mg；可能会引起胃部刺激
布托啡诺	肠外：成人：每 3～4 h 2 mg	激动剂-拮抗剂；如果给正在接受激动剂治疗的患者服用，可能会引起戒断
轻度疼痛		
可待因	PO：每 4 h 0.5～1 mg/kg 最大剂量，60 mg	轻至中度疼痛，阿司匹林或对乙酰氨基酚不能缓解；可引起恶心和呕吐
阿司匹林	PO：成人：0.3～6 mg，每 4～6 h；儿童：10 mg/kg，每 4 h	经常与麻醉剂一起服用以增强镇痛效果；可能引起胃刺激；发热儿童禁用
对乙酰氨基酚	PO：成人：每 4 h 0.3～0.6 g；儿童：10 mg/kg	通常与麻醉剂一起服用以增强镇痛作用

续表

	剂量 / 比率	注释
布洛芬	PO：成人：300 ～ 400 mg，每 4 h；儿童：5 ～ 10 mg/kg，每 6 ～ 8 h	会引起胃部刺激
萘普生	PO：成人：开始每次 500 mg，然后每 8 ～ 12 h 服用 250 mg；儿童：10 mg/（kg·d）（每 12 h 5 mg/kg）	作用持续时间长；可引起胃部刺激
吲哚美辛	PO：成人：每 8 h 25 mg；儿童：1 ～ 3 mg/（kg·d），分 3 ～ 4 次服用	有精神疾病、神经疾病、肾病者禁用；胃刺激反应发生率高；对痛风有用

IM，肌内；MAOI，单胺氧化酶抑制药；MS，硫酸吗啡；PO，口服。

Adapted from Charache S et al：Effect of hydroxyurea on the frequency of painful crises in sickle cell anemia：Investigators of the Multicenter Study of Hydroxyurea in Sickle Cell Anemia，N Engl J Med 332：1317，1995. In Hoffman R et al：Hematology，basic principles and practice，ed 7，Philadelphia，2018，Elsevier.

表 30-5　急性胸部综合征的整体管理策略

预防

镰状细胞疼痛、手术或发热患者进行激励性肺量计和定期下床活动

任何住院的镰状细胞病患儿或成人中均应进行定期监测（脉搏血氧饱和度监测和频繁的呼吸评估）

谨慎使用静脉输液

对镰状细胞贫血和哮喘患者进行强化教育和最佳护理

诊断测试和实验室监测

如果发热进行血培养

根据临床情况，对鼻咽标本进行病毒培养（呼吸道合胞病毒、流感病毒）

每天进行全血细胞计数和适当的化学检查

连续脉搏血氧监测

持续性或进展性疾病进行胸部 X 检查

治疗

根据临床特征输血（简单输血或交换输血）；考虑保持活跃型和交叉配型

脉搏血氧饱和度较基线下降 4%，或值 < 90% 时补充氧气

经验性抗生素（第三代头孢菌素和大环内酯类）

持续呼吸治疗（必要时进行激励性肺量计和胸部物理治疗）

对哮喘患者使用支气管扩张剂和皮质类固醇

最佳疼痛控制和液体管理

From Kliegman RM：Nelson textbook of pediatrics，ed 21，Philadelphia，2020，Elsevier.

慢性期治疗

- 羟基脲可增加血红蛋白 F 水平，降低血管闭塞并发症的发生率。对 Hgb S/S 和 S/β^0 地中海贫血患者有帮助；它在其他变体中的价值不确定。一项随访 17.5 年的羟基脲研究显示生存率提高，且没有安全问题。强有力的证据支持在 9 个月及以上的儿童中使用羟基脲治疗可降低血管闭塞危象和急性胸部综合征的发生率。羟基脲治疗也强烈推荐给在任何 12 个月期间有 3 次或更多动脉闭塞危象、SCD 疼痛或慢性贫血干扰日常活动或急性胸部综合征严重或反复发作的成人。推荐的起始剂量成人为 15 mg/kg/ 天，肾病患者为每日 5 ～ 10 mg/kg，儿童为每日 20 mg/kg。怀孕时应停止服用，并对服用者进行避孕咨询

- 药物级 L- 谷氨酰胺被批准用于减轻 Hgb S/S 和 Hgb S/β^0 地中海贫血患者的危象症状；益处包括减少急性危象发作，减少住院和减少急性胸综合征发作。剂量为每天 2 次，每次 5 ～ 15 g，与食物或 8 盎司的冷或室温液体一起服用。便秘、恶心、头痛和腹部不适是常见的副作用，有 15% ～ 20% 的患者发生。无论是否同时使用羟基脲均有效。在临床上具有明显肾功能或肝功能障碍的患者中，应慎用 L- 谷氨酰胺

- 由于慢性溶血增加了叶酸储存的利用率而造成叶酸减少，因此需补充叶酸（每日一次口服 1 mg）。镰状细胞病患者还经常缺乏矿物质和维生素（钙、锌和维生素 A、维生素 C、维生素 D 和维生素 E），可能需要补充维生素和营养

- 慢性疼痛管理是一个持久的挑战，由于目前的阿片成瘾和药物过量的流行使这一过程变得更加困难。在一项研究中，患者报告有 55% 的时间感到疼痛。强烈建议审查安全的阿片类药物处方指南，也强烈建议与疼痛管理专家一起进行管理

- 镰状细胞病的输血适应证见表 30-6。对于急性进行性缺氧（动脉血氧饱和度＜ 90%）或多器官衰竭的急性胸部综合征患者紧急输血可能可以挽救生命。单纯输血适用于目标 Hgb 为 10 g/dl 的轻型病例。经颅多普勒超声（见上文）的研究表明，输血治疗对中风险或高风险患者是合适的。对于经 MRI 检查出无症状性梗死的儿童来说，输血对预防其进展是有益的。对于需接受全麻的贫血患者，建议输血至 Hgb 达到 10 g/dl，以减少术后危象和呼吸系统并发症。接受长期输血治疗的患者

表 30-6 镰状细胞病的输血适应证 *

	疗程	共识	方法	目标 *
急性卒中	单次	＋	Ex	HbS ＜ 30%
长期护理卒中	慢性	＋	任一	HbS ＜ 30%
高速经颅多普勒	慢性	＋	任一	HbS ＜ 30%
ACS，初发	单次	＋	Dir ＞ Ex	Hgb 10
ACS，复发	6 ～ 12 个月	＋	任一	
肺动脉高压	慢性	＋	任一	
多器官衰竭	单次	＋	Ex	
大手术	单次	＋	Dir	Hgb 10
急性贫血	单次	＋	Dir	
复发性脾隔离症	慢性	＋		
脓毒症 / 脑膜炎	单次	＋	Dir	
严重慢性疼痛	6 ～ 12 个月	＋		
充血性心力衰竭	慢性	＋		
无症状性脑梗死伴神经心理异常	慢性	－		
妊娠		－		
贫血 / 肾衰竭	慢性	－		
腿部溃疡	6 ～ 12 个月	－		
严重的生长迟缓		－		
严重的眼病		－		
阴茎异常勃起		－		

ACS，急性胸综合征；Dir，直接；Ex，交换；Hb，血红蛋白类型；Hgb，血红蛋白浓度；＋，已达成共识；－，未达成共识。

* 如果已达成共识，则为输血目标。

From Fuhrman BP et al：Pediatric critical care，ed 4，Philadelphia，2011，Saunders.

应接受 C，E 和 K 抗原相匹配的 RBC，以避免同种免疫。不建议无症状性贫血患者输血。应当每季度监测血清铁蛋白水平。可以通过螯合剂［去铁胺（SC 输液），地拉洛司（PO）和去铁酮（PO）］治疗因输血（输血性含铁血黄素沉着症）引起的铁超负荷

- 建议每年筛查蛋白尿。对于患有 SCD 的成年人，出现微量白蛋白尿时应开始使用血管紧张素转换酶抑制剂治疗，以防止肾损伤的进展。进行性肾损伤可能会导致贫血恶化，并对促红细胞生成素有反应

- 应从 10 岁开始进行年度视网膜病变筛查，尤其是对于 Hgb S/C 变异型患者，其中增生性视网膜病变的发生率为 30% ～ 50%。这在 Hgb S/S 和其他变体中较少见

- 镰状细胞病患者的基因治疗代表了一种新颖的方法。慢病毒载体介导的向自身造血干细胞中添加抗镰状蛋白 β- 珠蛋白基因的临床试验正在进行中，在减少镰状细胞危象和纠正该疾病的生物学特征方面取得了令人鼓舞的早期结果

- 异基因干细胞移植对年轻的有症状镰状细胞病患者是有效的

- 最近一项有关预防镰状细胞疾病疼痛危机的 2 期临床试验涉及 crizanlizumab（一种针对黏附分子 p- 选择素的抗体），结果显示与镰状细胞相关的疼痛危象的发生率比安慰剂低得多，且不良事件发生率低

- 最近进行的镰状血红蛋白（HbS）聚合抑制剂 Voxelotor 的 3 期临床试验显示，Voxelotor 显着增加了血红蛋白水平并减少了溶血的标志物（Vichinsky E et al：A phase 3 randomized trial of Voxelotor in sickle cell disease，N Engl J Med 381：509-519，2019.）

- 青霉素 V 125 mg PO 每日 2 次应在 2 个月大之前给药，并在 3 岁前增加至 250 mg 每日 2 次。5 岁以后可以停止使用青霉素预防，接受过脾切除术的儿童除外

- 表 30-7 总结了要考虑的缓解疾病的治疗方法

转诊

- 对口服镇痛药无反应，或出现发热、呼吸道症状或呕吐和腹泻的疼痛危象患者住院治疗

- 对于具有器官特异性并发症（尤其是肺动脉高压）、急性 / 慢性肾病和眼科并发症的患者，最佳管理需要与血液学、血库、疼痛管理以及心理咨询和支持进行协调

- 从 10 岁开始，转诊到眼科做每年一次的扩张性视网膜检查

表 30-7　需要考虑的疾病改良疗法 [a]

可靠的临床数据	预防青霉素
	肺炎链球菌疫苗
	羟基脲
	慢性交换输血
	铁螯合治疗慢性铁超负荷 [b]
有限的临床数据	每天补充复合维生素，不补充铁或叶酸，补充维生素 D [c]
	流感嗜血杆菌疫苗
	流感疫苗
	促红细胞生成素
	放血
试验性	用地西他滨、组蛋白脱乙酰酶抑制剂或 IMID 重新激活 Hb F
	促红细胞生成素治疗慢性相对网织细胞减少症
	营养补品和抗氧化剂（例如谷氨酰胺、锌、多种维生素）
	N- 乙酰半胱氨酸

Hb F，胎儿血红蛋白。
[a] 有关具体适应证和禁忌证，请参阅正文。
[b] 地中海贫血患者的最佳数据。
[c] 风险最小；因此是常规选择。
From Hoffman R et al: Hematology, basic principles and practice, ed 7, Philadelphia, 2018, Elsevier.

 # 重点和注意事项

专家点评

- 具有镰状细胞性状的个体的平均寿命与一般人群相似。可能发生血尿，通常无痛，在极端情况下可能出现横纹肌溶解。慢性疼痛和急性疼痛不是典型的镰状细胞症状，镰状细胞症状还与肾髓质囊肿的高发病率有关
- 建议定期免疫接种，特别是肺炎球菌疫苗。出生后立即预防性注射青霉素以及及时注射肺炎球菌和乙型流感嗜血杆菌疫苗，使这些感染的发病率显著下降。七价结合肺炎球菌疫苗（Prevnar）应从 2 月龄开始接种。23 价非结合肺炎球菌疫苗（Pneumovax）2 岁时注射一次，3 年后注射一次。流感疫苗可于 6 月龄后接种
- 肺动脉高压是慢性溶血的并发症，死亡风险极高。超过 30%

的成人镰状细胞病患者可通过多普勒心脏检查发现。心导管检查可以确诊。它对羟基脲治疗有抗性

- 二甲双胍可增加 SCD 患者的胎儿血红蛋白（HbF）水平。最近的一项研究表明，合并糖尿病的 SCD 患者使用二甲双胍可减少继发性 SCD 并发症的发生，并降低医疗保健的使用率

推荐阅读

Ataga KI et al: Crizanlizumab or the prevention of pain crises in sickle cell disease, *N Engl J Med* 376:429-439, 2017.

DeBraun MR et al: Controlled trial of transfusions for silent cerebral infarcts in sickle cell anemia, *N Engl J Med* 371:699-710, 2014.

Nevitt SJ et al: Hydroxyurea (hydroxycarbamide) for sickle cell disease, *Cochrane Database Syst Rev* 4:CD002202, 2017.

Niihara Y et al: A phase 3 trial of l-glutamine in sickle cell disease, *N Engl J Med* 379(3):226-235, 2018.

Parent F et al: A hemodynamic study of pulmonary hypertension in sickle cell disease, *N Engl J Med* 365:44-53, 2011.

Pier F et al: Sickle cell disease, *N Engl J Med* 376:16, 2017.

Sii-Felice K et al: Hemoglobin disorders: lentiviral gene therapy in the starting blocks to enter clinical practice, *Exp Hematol* 64:12-32, 2018.

Yawn BP, John-Sowah J: Management of sickle cell disease: recommendations from the 2014 Expert Panel Report, *Am Fam Physician* 92(12):1069-1076, 2015.

第 31 章　冷球蛋白血症
Cryoglobulinemia

Rebecca Soinski

张小芳　译　蒲红斌　审校

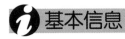 基本信息

定义

冷球蛋白是一种血清免疫球蛋白，冷却后沉淀，加热后再溶解。表 31-1 和图 31-1 中描述了冷球蛋白的分类。冷球蛋白血症是一种由含有冷球蛋白的免疫复合物引起的全身炎症的临床综合征。混合性冷球蛋白血症是由于抗原、冷球蛋白和补体复合物在血管壁中的沉积而引起的中小型动脉和静脉的血管炎。冷球蛋白血症性血管炎的分类标准见表 31-2。

表 31-1　冷球蛋白的分类

类型	组成	相关疾病
I	单克隆 IgG、IgA 或 IgM	多发性骨髓瘤（IgG，IgM） 慢性淋巴细胞白血病 瓦尔登斯特伦巨球蛋白血症 特发性单克隆丙种球蛋白病 淋巴增殖性疾病
II	多克隆 IgG 和单克隆 IgM（具有类风湿因子活性）	丙型肝炎，乙型肝炎，HIV 肿瘤：慢性淋巴细胞白血病，弥漫性淋巴瘤，B 淋巴细胞瘤
III	多克隆 IgG 和多克隆 IgM	感染：病毒（乙肝病毒和丙肝病毒、EB 病毒、巨细胞病毒），细菌（心内膜炎、麻风、链球菌后肾小球肾炎），寄生虫（血吸虫病、弓形虫病、疟疾） 自身免疫性疾病：系统性红斑狼疮，类风湿关节炎，淋巴增殖性疾病 慢性肝病

IgG，免疫球蛋白 G；IgA，免疫球蛋白 A；IgM，免疫球蛋白 M。

From Floege J et al: Comprehensive clinical nephrology, ed 4, Philadelphia, 2010, Saunders.

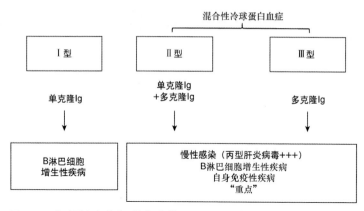

图 31-1 冷球蛋白免疫分型与相关基础疾病。Ig，免疫球蛋白［From Cacoub P et al：Cryoglobulinemia vasculitis. Am J Med 128（9）：950-955.］

表 31-2 冷球蛋白血症性血管炎的分类标准

如果 3 项（问卷、临床、实验室）中至少有 2 项为阳性，则满足。患者必须在 ≥ 12 周的时间间隔内至少 2 次检测血清冷球蛋白阳性

1. 问卷项目：以下 3 项中至少 2 项

- 你是否记得皮肤上有一个或多个小红斑吗，特别是下肢？
- 你的下肢是否曾出现红色的斑点，消失后会留下棕色？
- 有医生告诉过你你有病毒性肝炎吗？

2. 临床项目：以下 4 项中至少 3 项（现在或过去）

全身症状	疲劳
	低热（37 ～ 37.9℃，> 10 天，无原因）
	发热（> 38℃，无原因）
	纤维肌痛
关节受累	关节痛
	关节炎
血管受累	紫癜
	皮肤溃疡
	坏死性血管炎
	高黏滞综合征
	雷诺现象
神经系统受累	周围神经病变
	颅神经受累
	血管炎 CNS 受累

续表

3. 实验室项目：以下 3 项中至少 2 项（现在）
- 血清 C4 降低
- 血清 RF 阳性
- 血清 M 成分阳性

CNS，中枢神经系统；RF，类风湿因子。

From Hochberg MC：Rheumatology，ed 7，Philadelphia，2019，Elsevier.

同义词

冷球蛋白性血管炎

冷蛋白血症

混合性冷球蛋白血症

原发性冷球蛋白血症

ICD-10CM 编码

D89.1　冷球蛋白血症

流行病学和人口统计学

患病率：
- 混合性冷球蛋白血症的患病率大约为 1：100 000，占冷球蛋白血症性血管炎病例的 85% ～ 90%
- 19% ～ 50% 的 HCV 感染者被发现有混合性冷球蛋白血症；只有 5% ～ 10% 发展为血管炎
- 三种类型：I（单克隆）、II（IgM 单克隆和 IgG 多克隆）和 III（多克隆）

好发性别： 女性与男性比例为 3：1

好发年龄： 报告的平均年龄为 42 ～ 52 岁

危险因素：
- HCV 感染
- 结缔组织病
- 淋巴增殖性疾病

体格检查和临床表现

- 在 1/3 的患者中，出现了紫癜、关节痛 / 肌痛和虚弱的 Meltzer 三联征
- 约 90% 的患者有明显紫癜

318

- 其他症状包括呼吸困难、咳嗽、麻木、腹痛、四肢发绀、雷诺现象、缺血性溃疡、高血压、肝大、网状青斑，严重者远端坏死、肢体末端网状紫癜（图 31-2），以及下肢溃疡

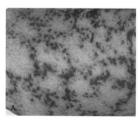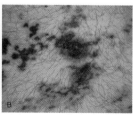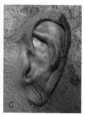

图 31-2 （扫二维码看彩图）两例多发性骨髓瘤（IgG 型）患者的 I 型冷球蛋白血症。A. 下肢紫癜。B. 网状紫癜区域内的坏死区。C. 耳反螺旋和耳螺旋紫癜性病变（A，B，Courtesy，Jean L. Bolognia，MD；C，Courtesy，Jonathan Leventhal，MD，In Bolognia J：Dermatology，ed 4，Philadelphia，2018，Elsevier.）

扫二维码看彩图

病因学

- 冷球蛋白的血管内沉积导致静脉血管供血区的缺血性损伤
- 冷球蛋白沉淀在较冷区域（四肢远端）和肾（由于超滤而增加浓度）引起坏死性血管炎
- 感染：HCV、蕈样肉芽肿、HBV、HIV、EB 病毒、巨细胞病毒、梅毒螺旋体、麻风分枝杆菌和链球菌感染后肾小球肾炎
- 淋巴增殖性疾病：慢性淋巴细胞白血病、瓦尔登斯特伦巨球蛋白血症、多发性骨髓瘤
- 结缔组织病：干燥综合征、类风湿关节炎、系统性狼疮红斑（SLE）、硬皮病、血管炎
- 肾病：包括增生性肾小球肾炎

Dx 诊断

鉴别诊断

- 抗磷脂综合征
- SLE
- 变应性肉芽肿性血管炎
- 肝硬化
- 肾小球肾炎

- 肺出血肾炎综合征
- 溶血性尿毒症综合征
- 肝炎
- 淋巴瘤
- 结节病
- 瓦尔登斯特伦巨球蛋白血症

评估

病史和体格检查；实验室检查；影像学检查取决于患者状况。

实验室检查

- 血清冷球蛋白、类风湿因子、血清补体、丙肝滴度、尿检、CBC、ALT、AST、BUN、肌酐
- 冷球蛋白的样品收集是必不可少的。样品管在运输和加工过程中应当被预热且保持温度在 37℃
- 肌电图 / 神经传导研究可显示轴突改变和远端肌肉去神经支配
- 腓肠神经和皮肤活检

影像学研究

胸部 X 线检查肺部受累，CT 扫描评估恶性肿瘤，以及血管造影诊断血管炎。

Rx 治疗

- 针对 I 型冷球蛋白血症旨在治疗潜在的疾病
- 对于非传染性混合性冷球蛋白血症，治疗基于疾病的严重程度。对于轻度症状，应给予小剂量皮质类固醇、非甾体抗炎药和秋水仙碱。对于严重疾病，应给予利妥昔单抗、大剂量皮质类固醇、环磷酰胺和（或）血浆置换
- 在 HCV 感染者中，轻度症状可以使用直接作用的抗病毒药物（DAA）来治疗。治疗的目的是消除 HCV 感染，抑制 B 细胞克隆扩张和冷球蛋白产生，改善症状
- 对于 HCV 感染者的严重疾病，使用利妥昔单抗进行初步免疫抑制是必要的，然后开始抗病毒治疗
- 图 31-3 阐述了 HCV 相关混合性冷球蛋白血症血管炎的治疗方法

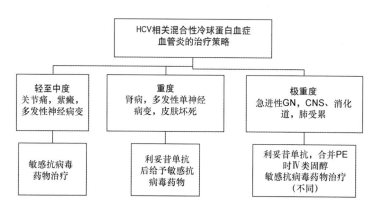

图 31-3　HCV 相关混合性冷球蛋白血症性血管炎的治疗。CNS，中枢神经系统；GN，肾小球肾炎；HCV，丙型肝炎病毒；IV，静脉注射；PE，肺栓塞［From Cacoub P et al：Cryoglobulinemia vasculitis，Am J Med 128（9）：950-955.］

- 由 DAA 引起的持续病毒学反应并不总是完全消除冷球蛋白血症，但可以帮助减轻其表现

非药物治疗

避免冷暴露，糖尿病饮食护理指南。

急性期治疗

非甾体抗炎药用于全身疲劳和关节痛患者；进一步管理见"治疗"。

处置

合并肾病的患者总体预后较差。10 年平均生存率约为 50%。

转诊

考虑参照以下内容：

- 肾受累患者转诊至肾病科
- 淋巴增殖性疾病患者转诊至血液科
- 肝炎患者转诊至消化科
- 结缔组织病患者转诊至风湿科
- 重症病例转诊至临床免疫学家

重点和注意事项

专家点评

始终寻找冷球蛋白血症的潜在原因。

预防

避免冷暴露，避免后期并发症。

患者和家庭教育

告知患者冷球蛋白血症的早期体征/症状，以便在发生并发症之前进行治疗。

推荐阅读

Bunchorntavakul C et al: Advances in HCV and cryoglobulinemic vasculitis in the era of DAAs: are we at the end of the road? *J Clin Exp Hepatol* 8(1):81-94, 2018.

Cacoub P et al: Cryoglulinemia vasculitis, *Am J Med* 128:950-955, 2015.

Desbois AC et al: Cryoglobulinemia vasculitis: how to handle, *Curr Opin Rheumatol* 29(4):343-347, 2017.

Muchtar E et al: How I treat cryoglobulinemia, *Blood* 129(3):289-298, 2017.

Silva F et al: New insights in cryoglobulinemic vasculitis, *J Autoimmun* :102313, 2019.

第 32 章 具有肾性意义的单克隆丙种球蛋白
Monoclonal Gammopathy of Renal Significance

Snigdha T. Reddy

陈国鹏 译 秦然 审校

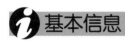 基本信息

定义

具有肾性意义的单克隆免疫球蛋白病（monoclonal gammopathy of renal significance，MGRS）是一组以产生血清肾毒性 M 蛋白为特征的血液-肾病，但它们不符合症状性多发性骨髓瘤（multiple myeloma，MM）或淋巴瘤的诊断标准。引入 MGRS 概念是为了区分从良性疾病发展而来的导致肾病的单克隆免疫球蛋白病。所有类型的 MGRS 均起源于 B 细胞克隆。单克隆蛋白可以是轻链、重链或完整的免疫球蛋白。这种血液系统疾病通常与意义未明单克隆丙种球蛋白血症（MGUS）症状一致，该病患者血清中 M 蛋白< 3 g/dl，骨髓中的克隆浆细胞< 10%，并且没有靶器官功能障碍的表现。

同义词

MGUS 合并单克隆免疫球蛋白沉积病（MIDD）

MGUS 合并肾小球病

ICD-10CM 编码

尚未进行 MGRS 编码

流行病学和人口统计学

MM 和其他伴有单克隆丙种球蛋白病的恶性疾病通常会导致肾病，并且大多数与营养不良有关。肾功能不全是 MM 的诊断标准之一。目前发现越来越多的与单克隆免疫球蛋白病相关的肾病，但这些免疫球蛋白病通常与 MGUS 非常相似，因此未进行有效干预治疗。据估计，MGRS 占全部 MGUS 病例的 10%，其中 50 岁和 70 岁以上

人群的患病率分别为 0.32% 和 0.53%。尽管 MGRS 被认为是良性疾病或一种癌前病变，但它对肾的影响并非良性。患者可能会进展为进行性肾病和（或）终末期肾病（ESRD）。MGRS 相关肾病的高复发率（60% ～ 90%）与极高的发病率相关。

发病率：MGRS 的准确发病率尚不清楚。许多 MGRS 患者被误分类为 MGUS

体格检查和临床表现

- MGRS 患者的肾病可表现为先前诊断的非恶性或血液肿瘤癌前病变的并发症、MGUS、冒烟性 MM 或单克隆免疫球蛋白病的最初临床表现
- 患者可能会出现急性或亚急性肾损伤，慢性肾病，蛋白尿和（或）肾病综合征
- 最常见的表现为肾损害伴蛋白尿，伴或不伴血尿
- 当合并肾小管病变时，可能出现明显电解质异常

Dx 诊断

- MGRS 应被视为非恶性或恶变前的单克隆丙种球蛋白病［如 MGUS、冒烟性 MM、瓦尔登斯特伦巨球蛋白血症或者存在无法解释的肾功能不全和（或）蛋白尿的单克隆 B 淋巴细胞增多症］的一种可能的表现形式
- 出现无法解释的肾功能不全和（或）蛋白尿伴单克隆性免疫球蛋白血症（即通过血清或尿蛋白电泳、血清或尿液免疫固定电泳或血清游离轻链测定）的个体应进行 MGRS 评估
- 计算蛋白尿中白蛋白所占比例可能会对诊断有帮助。该比例等于白蛋白：肌酐比（mg/g）除以总蛋白：肌酐比（mg/g）
  1. 在骨髓瘤管型肾病中，大部分蛋白质由本周蛋白（单克隆轻链）组成。在典型病例中白蛋白百分比 < 20%，经常出现 < 10% 的情况
  2. 对 MGRS 的患者而言，主要为肾小球病变时，白蛋白比例可能超过 50%。在轻链型近端肾小管病变和结晶沉积组织细胞增多症中，肾小球影响相对较小，白蛋白百分比可能较低
- 无禁忌证的情况下，需要完善肾活检以明确诊断。肾中存在单克隆免疫球蛋白沉积物可确定 MGRS

- 免疫荧光显示单克隆蛋白仅为单一种类轻链和（或）重链蛋白

根据肾病理分类

　　MGRS 的肾病变根据肾中沉积物的超微结构进行分类（表 32-1）。肾小球和肾小管间质区受 MGRS 影响最大，肾血管系统也可能受累。免疫荧光和电子显微镜检查对于鉴定 MGRS 病变至关重要。MGRS 病变明确分类对于评估预后和启动正确的治疗至关重要。MGRS 肾病变大致分为有组织（有亚结构）和无组织（无亚结构的颗粒）两类。图 32-1 显示了 MGRS 相关病变分类。

表 32-1　MGRS 肾病变分类

肾小球疾病（GN）	肾小管疾病	肾内病变
肾淀粉样变性（轻链、重链、轻链和重链）	轻链型范科尼综合征（LCFS）	非典型溶血性尿毒症综合征（aHUS）
纤维性 GN	无晶体的轻链型近端小管病变	
免疫触发性 GN	结晶沉积组织细胞增多症	
冷球蛋白性肾小球肾炎（CG）		
兰德尔（Randall）型单克隆免疫球蛋白（Ig）沉积病（MIDD）（轻链、重链、轻链和重链）		
增生性肾小球肾炎伴单克隆 Ig 沉积物（PGNMID）		
单克隆 Ig 相关性膜增生型肾小球肾炎（MPGN）		
继发于单克隆 Ig 的膜性肾病（MN）		
与单克隆 Ig 相关的 C3 肾小球病（C3G）		
与单克隆 Ig 相关的 C4 致密沉积病（C4 DDD）		

Adapted from Ciocchini M et al: Monoclonal gammopathy of renal significance（MGRS）: the characteristics and significance of a new meta-entity, Int Urol Nephrol 49: 2171-2175, 2017.

实验室检查

- 肾活检：这是证实单克隆蛋白肾毒性的决定性方法。仅血清或尿液单克隆蛋白的存在并不能证明单克隆蛋白可导致肾病
- 单克隆蛋白检测：如果检测到血液循环中的单克隆蛋白，则必须与肾沉积物中的单克隆蛋白一致
- 血清蛋白电泳和免疫固定电泳

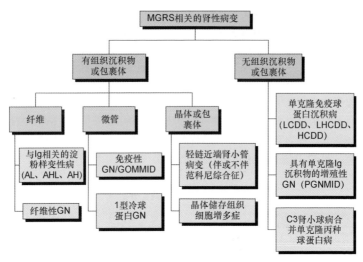

图 32-1　**MGRS 相关的肾脏病变**。AH，免疫球蛋白重链淀粉样变性；AHL，免疫球蛋白重链和轻链淀粉样变性；AL，免疫球蛋白轻链淀粉样变性；GN，肾小球肾炎；GOMMID，肾小球肾炎伴组织的微管单克隆免疫蛋白沉积；HCDD，重链沉积病；Ig，免疫球蛋白；LCDD，轻链沉积病；LHCDD，轻链和重链沉积病；MGRS，具有肾性意义的单克隆丙种球蛋白病；PGNMID，具有单克隆免疫球蛋白 G 沉积物的增生性肾小球肾炎（FromBridoux F et al：Diagnosis of monoclonal gammopathy of renal significance，Kidney Int 87：698-711，2015.）

- 24 h 尿蛋白电泳和免疫固定电泳
- 血清游离轻链测定
- 尿游离轻链测定的诊断意义未知，非必做项目
- 骨髓穿刺活检：对骨髓的分析应包括免疫组织化学和流式细胞术检测，以检测浆细胞和 B 细胞表面和细胞内标志物
- 应对 κ 和 λ 轻链进行染色，以证明所发现的克隆性蛋白与肾中的单克隆蛋白沉积物相同

影像学检查

　　未检测到 B 细胞克隆或 IgM 单克隆蛋白的患者可能需要影像学检查（条件允许可行胸部、腹部和骨盆的 PET 扫描检查）。

Ⓡ治疗

- MGRS 治疗以防止肾衰竭进展为主，而不是从"肿瘤"（增生

率和体积）治疗的角度进行

- 患者治疗依从性不佳通常是源于对化疗相关毒性的担忧
- MGRS 相关肾病的治疗应根据不同单克隆蛋白进行调整。血清或尿液单克隆蛋白（如果存在）的监测在疗效评估及随访中也很重要。尚无任何治疗可清除已形成的沉积物
- 化疗的血液学反应程度与肾功能改善和预防肾移植后复发相关
- 有研究证实，肾活检一旦确定典型肾病变，即需启动针对病理克隆的化疗方案
- 诸如单克隆抗体、细胞毒性药物、蛋白酶体抑制剂和免疫调节剂等药物已被提出用于该病治疗
- 某些淀粉样变性或 MIDD 的患者可以考虑自体造血干细胞移植。这类患者的病理标本出现单克隆免疫球蛋白轻链、重链（或两者兼有）沉积但刚果红染色阴性

转诊

MGRS 的治疗应在具备骨髓瘤和淋巴瘤治疗经验的血液科医生或肿瘤科医生指导下进行。

相关内容

意义未明单克隆免疫球蛋白血症（相关重点专题）

多发性骨髓瘤（相关重点专题）

推荐阅读

Bridoux F et al: Diagnosis of monoclonal gammopathy of renal significance, *Kidney International* 87(4):698-711, 2015.

Hogan JJ et al: *Dysproteinemia and the kidney: Core curriculum 2019. American journal of kidney diseases: The official journal of the national kidney foundation*, 2019.

Jain A et al: Pathophysiology and management of monoclonal gammopathy of renal significance, *Blood advances* 3(15):2409-2423, 2019.

Javaugue V et al: Classification and therapeutic management of monoclonal gammopathies of renal significance, *Rev Med Interne* 39(3):161-170, 2018.

Leung N et al: Laboratory testing in monoclonal gammopathy of renal significance (MGRS), *Clin Chem Lab Med* 54(6):929-937, 2016.

Leung N et al: The evaluation of monoclonal gammopathy of renal significance: a consensus report of the International Kidney and Monoclonal Gammopathy Research Group, *Nat Rev Nephrol* 15(1):45-59, 2019.

第 33 章 意义未明单克隆丙种球蛋白血症

Monoclonal Gammopathy of Undetermined Significance (MGUS)

Jorge J. Castillo, Irene M. Ghobrial

陈国鹏 译 蒲红斌 审校

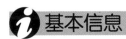 基本信息

定义

意义未明单克隆丙种球蛋白血症（monoclonal gammopathy of undetermined significance，MGUS）是一种以浆细胞或淋巴浆细胞克隆性扩增为特征的癌前病变。通常在患者接受血清或尿蛋白电泳检测时偶然发现。术语"意义未明单克隆丙种球蛋白血症"的定义是指骨髓中存在低于 3 g/dl 的血清单克隆抗体（M）和少于 10% 的克隆浆细胞。此外，骨骼检查中不得出现任何终末器官功能障碍的征象，例如肾功能不全，贫血，高钙血症或骨质损害等表现（表33-1）。

表 33-1 单克隆免疫球蛋白病的疾病定义：MGUS 和相关疾病

单克隆免疫球蛋白病类型	进展风险低的癌前病变（每年1%～2%）	进展风险高的癌前病变（每年10%）	恶性肿瘤
IgG 和 IgA（非 IgM）单克隆免疫球蛋白病*	非 IgM MGUS 所有 3 项指标均须满足：血清单克隆蛋白< 3 g/dl 克隆骨髓浆细胞< 10%	冒烟性多发性骨髓瘤 这两个标准都必须满足：血清单克隆蛋白（IgG 或 IgA）≥3 g/dl 和（或）克隆骨髓浆细胞≥ 10%	多发性骨髓瘤 必须满足所有 3 个标准，除非另有说明：克隆骨髓浆细胞≥ 10% 存在血清和（或）尿单克隆蛋白（真正的非分泌性多发性骨髓瘤患者除外）可归因于潜在浆细胞增殖障碍的终末器官损害证据，特别是：

续表

单克隆免疫球蛋白病类型	进展风险低的癌前病变（每年 1%～2%）	进展风险高的癌前病变（每年 10%）	恶性肿瘤
	没有可归因于浆细胞增殖障碍的终末器官损害，如高钙血症、肾功能不全、贫血和骨病变（CRAB）	没有可归因于浆细胞增殖障碍的终末器官损害，如溶骨性病变、贫血、高钙血症或肾衰竭	高钙血症：血清钙＞11.5 mg/dl 或肾功能不全：血清肌酐＞2 mg/dl 或肌酐清除率＜40 ml/min 贫血：正常，红细胞正常，血红蛋白值低于正常下限＞2 g/dl 或血红蛋白值＜10 g/dl 骨病变：由浆细胞增殖障碍或病理性骨折引起的溶解性病变或严重骨质减少
IgM 单克隆免疫球蛋白病	**IgM MGUS**[†] 所有 3 个标准均必须满足： 血清 IgM 单克隆蛋白任意水平 骨髓正常 没有可归因于潜在淋巴增殖性疾病的末端器官损害，如贫血、体质症状、高黏滞血症、淋巴结肿大或肝脾大	冒烟性瓦尔登斯特伦巨球蛋白血症 必须满足这两个标准： 血清 IgM 单克隆蛋白任何水平和（或）骨髓淋巴细胞浸润任何水平 没有可归因于潜在淋巴增殖性疾病的证据，如贫血、体质症状、高黏滞血症、淋巴结肿大或肝脾大	瓦尔登斯特伦巨球蛋白血症 所有标准都必须满足： 任何水平的 IgM 单克隆免疫球蛋白病，任何水平的骨髓淋巴浆细胞浸润（通常是小梁内），小淋巴细胞表现出浆细胞或浆细胞分化和典型的免疫表型（例如，表面 IgM＋、CD5＋/－、CD10－、CD19＋、CD20＋，CD23－）这排除了其他淋巴细胞增生疾病，包括慢性淋巴细胞白血病和套细胞淋巴瘤 存在可归因于潜在淋巴增殖性疾病的贫血、体质症状、高黏滞血症、淋巴结肿大或肝脾大的证据。存在 *MYD88 L265P* 突变 **IgM 骨髓瘤** 必须满足所有标准： 症状性单克隆浆细胞增殖障碍，其特征是血清 IgM 单克隆蛋白，无论大小 骨髓活检中存在 10% 的浆细胞 荧光原位杂交显示与潜在浆细胞紊乱和（或）易位 t（11;14）相关的溶骨性病变

续表

单克隆免疫球蛋白病类型	进展风险低的癌前病变（每年 1%～2%）	进展风险高的癌前病变（每年 10%）	恶性肿瘤
轻链单克隆免疫球蛋白病	轻链 MGUS 必须满足所有标准： FLC 比异常（＜0.26 或＞1.65） 受累轻链水平增加（比率＞1.65 的患者 κFLC 增加，比率＜0.26 的患者 λFLC 增加） 免疫固定法测定无免疫球蛋白重链表达 克隆骨髓浆细胞＜10% 无可归因于浆细胞增殖障碍的终末器官损伤，如高钙血症、肾功能不全、贫血和骨损伤（CRAB）	特发性本周蛋白尿 必须满足所有标准： 尿蛋白电泳检测尿单克隆蛋白≥500 mg/24 h 和（或）克隆骨髓浆细胞≥10% 免疫固定法测定无免疫球蛋白重链表达 无可归因于浆细胞增殖障碍的终末器官损伤，如高钙血症、肾功能不全、贫血和骨损伤（CRAB）	轻链多发性骨髓瘤[†] 与多发性骨髓瘤相同，但无免疫球蛋白重链表达

CRAB，高钙血症，肾衰竭，贫血和骨病；FLC，自由轻链；Ig，免疫球蛋白；MGUS，意义未明单克隆丙种球蛋白血症。

[*] 偶尔有 IgD 和 IgE 单克隆 γ 病的患者被描述，也将被认为是这一类的一部分。

[†] 注意，传统上 IgM MGUS 被认为是 MGUS 的一个亚型，而类似的轻链多发性骨髓瘤被认为是多发性骨髓瘤的一个亚型。除非特别区分，当术语 MGUS 和多发性骨髓瘤一般使用时，它们分别包括 IgM MGUS 和轻链多发性骨髓瘤。

Modified from Rajkumar SV et al: Advances in the diagnosis, classification, risk stratification, and management of monoclonal gammopathy of undetermined significance: implications for recategorizing disease entities in the presence of evolving scientific evidence, Mayo Clin Proc 85: 945-948, 2010.

同义词

MGUS

非 IgM MGUS

IgM MGUS

轻链 MGUS

ICD-10CM 编码

D47.2　意义未明单克隆丙种球蛋白血症（MGUS）

流行病学和人口统计学

发病率：在美国，经过年龄调整后，MGUS 发病率男性高于女性。男性 MGUS 的年发病率在 50 岁时为 120/100 000，在 80 岁时增加至 530/100 000，而女性年发病率在 50 岁时为 60/100 000，而在 80 岁时为 370/100 000

患病率：MGUS 与年龄增长有关；50 岁以上人群大约 1.5% 和 70 岁以上人群 3.0% 有 M 蛋白水平升高，而没有终末器官功能障碍。研究表明，在临床诊断中，MGUS 最有可能在 10 年以上的中位持续时间内未被发现。在非裔美国人中，MGUS 的患病率也更高。在一项研究中，非洲裔美国人的患病率比白种人高出近 3 倍（8.6% 比 3.6%）

好发性别和年龄：诊断时的中位年龄约为 70 岁。在任何年龄段，男性患病率均高于女性

危险因素：种族（非裔美国人），高龄，性别或接触农药。环境和（或）遗传缺陷起重要作用，因为与普通人群相比，多发性骨髓瘤或 MGUS 患者亲属的 MGUS 风险增加了 2 ～ 3 倍。每年发展为多发性骨髓瘤或相关疾病的累积风险约为 1%。多种疾病（表 33-2）也与单克隆免疫球蛋白病相关

体格检查和临床表现

- MGUS 通常是在常规血液检查发现总蛋白浓度升高后才检测到的，在医学检查中是常见现象
- 患者无症状
- 体格检查正常

病因学

- 其机制尚不清楚，大多数病例是散发的。MGUS 恶性转化为

多发性骨髓瘤的原因尚不清楚。遗传易感性、细胞因子释放和骨髓血管生成可能在 MGUS 进展为多发性骨髓瘤中发挥作用

- 以免疫球蛋白基因重排为特征，产生单克隆蛋白

表 33-2　单克隆免疫球蛋白病相关疾病

浆细胞及相关疾病	MGUS	
	孤立性浆细胞瘤： 骨 软组织 多发性骨髓瘤 瓦尔登斯特伦巨球蛋白血症 原发性淀粉样变性	
淋巴疾病	非霍奇金淋巴瘤	在 CLL 中观察到单克隆蛋白（20% 以上患者可见 IgM，约 50% 患者可见 IgG，也可见轻链）、结外边缘区淋巴瘤（30% 以上患者，且与 BM 受累相关）、滤泡、套状细胞和弥漫性大 B 细胞淋巴瘤也和 AITL 一样可见血清 M 蛋白
	霍奇金淋巴瘤	罕见但有报告
	卡斯尔曼病	少于 2% 的患者患有单克隆性丙种球蛋白病
其他血液系统疾病	获得性血管性血友病	IVIG 比浓缩因子更能提高凝血因子Ⅷ和 VWF 的水平
	Gaucher 病	一项研究表明 25% 的患者中脾切除术后 M 蛋白下降
	恶性贫血，纯红细胞再生障碍，遗传性球形细胞增多症，MPD，MDS	
结缔组织病	SLE	可见 IgG、IgM 和 IgA，在疾病活动性或预后方面无差异
	包涵体肌炎	80% 患者可见 IgG M 蛋白
	多发性肌炎，RA，硬皮病	

续表

神经系统疾病	POEMS 综合征	大多数可见 λ 轻链 M 蛋白
	周围神经病变	IgM 最常见，其次是 IgG 和 IgA 半数患者中 IgM 蛋白与髓磷脂相关糖蛋白结合 M 蛋白的大小与神经病变的严重程度无关 对于表达 IgG 和 IgA 的患者，血浆置换有一定疗效 氟达拉滨和利妥昔单抗对 IgM 型有部分疗效
	重症肌无力，ALS，阿尔茨海默病	
皮肤病	Schnitzler 综合征	中性粒细胞性荨麻疹性皮炎，单克隆 IgM 蛋白，以及下列症状中的两项：淋巴结肿大、发热、肝脾大、关节痛、ESR 升高、中性粒细胞增多或骨影像学异常
	硬化病	
	坏疽性脓皮病	通常是 IgA 蛋白
传染病	HIV	同时可见 IgG 和 IgM M 蛋白
	HCV	多达 10% 的患者中可见 M 蛋白
免疫抑制	肾移植	儿童 CMV 感染与 M 蛋白相关
	肝和心脏移植	大多数移植后淋巴细胞增生性疾病的患者可见 M 蛋白
	骨髓移植	在自体和异体移植中均可见与 GVHD 相关的 M 蛋白

AITL，血管免疫母细胞性 T 细胞淋巴瘤；ALS，肌萎缩性侧索硬化；BM，骨髓；CLL，慢性淋巴细胞白血病；CMV，巨细胞病毒；ESR，红细胞沉降率；GVHD，移植物抗宿主病；HCV，丙型肝炎病毒；HIV，人类免疫缺陷病毒；Ig，免疫球蛋白；IVIG，静脉注射免疫球蛋白；MDS，骨髓增生异常综合征；MGUS，意义未明单克隆丙种球蛋白血症；MPD，骨髓增生异常；POEMS，多发性神经病、器官肿大、内分泌紊乱、单克隆丙种球蛋白病和皮肤变化；RA，类风湿关节炎；RBC，红细胞；SLE，系统性红斑狼疮；VWF，血管性血友病因子。

From Hoffman R et al：Hematology：basic principles and practice，ed 7，Philadelphia，2018，Elsevier.

Dx 诊断

鉴别诊断

- 冒烟性骨髓瘤（表 33-3）
- 多发性骨髓瘤
- 瓦尔登斯特伦巨球蛋白血症
- 继发性单克隆丙种球蛋白病
  1. 慢性肝病
  2. 风湿病
  3. 慢性粒-单核细胞白血病
  4. 慢性中性粒细胞白血病
  5. 黏液水肿性苔藓
- 坏疽性脓皮病
- 淀粉样变性
- 特发性本周蛋白尿

表 33-3　MGUS、多发性骨髓瘤和其他疾病的诊断标准 *

变量	MGUS	冒烟性多发性骨髓瘤	多发性骨髓瘤	瓦尔登斯特伦巨球蛋白血症	原发性淀粉样变性
骨髓浆细胞（%）	＜ 10	≥ 10	≥ 10	任何淋巴浆细胞浸润	＜ 10
	和	和（或）	和（或）	和	和
循环中单克隆蛋白（g/dl）	＜ 3	≥ 3	≥ 3	任何 IgM 副蛋白的量	＜ 3
临床表现	无	无	有 ‡	有 §	有 ¶

Ig，免疫球蛋白；MGUS，意义未明单克隆丙种球蛋白血症。

* 数据来自国际骨髓瘤工作组。

‡ 临床特征可能包括血钙浓度升高、肾衰竭、贫血、骨骼受累（溶解性病变）、反复细菌感染和髓外浆细胞瘤。

§ 临床特征包括贫血、高黏滞血症、神经病和淋巴结肿大。

¶ 临床特征包括疲劳，体重减轻、紫癜、肾病综合征、充血性心力衰竭、周围神经病、体位性低血压和严重肝大。

From Bladé J：Clinical practice. Monoclonal gammopathy of undetermined significance，N Engl J Med 355：2765-2770，2006.

实验室检查

- 血清蛋白研究对轻链分析无效
- 血清蛋白电泳（图 33-1）：IgG 最常见，其次是 IgM 和 IgA
- 24 小时尿蛋白排泄及尿电泳
- 血清和尿液免疫固定
- 血清游离轻链比率的测定（κ 和 λ 游离轻链）
- 血红蛋白检测
- 血清钙和肌酐
- 只有在有临床指征时才进行骨髓穿刺检查。对于低风险骨折（无终末器官损伤，Ig 丙种球蛋白小于 1.5 g/dl，正常血清游离轻链比率）的 MGUS 患者，无需使用

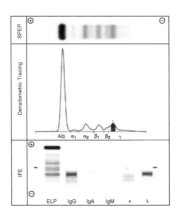

扫二维码看彩图

图 33-1 （扫二维码看彩图）一名 73 岁意义未明单克隆丙种球蛋白血症男性患者的血清电泳。除了血清蛋白电泳图谱（SPEP）密度描记（阴影区域，中间图）上出现持续，适度（0.4 g/dl）单个 M 蛋白峰外，患者没有临床、血液学或影像学证据显示浆细胞失稳。免疫固定电泳（IFE）鉴定 M 蛋白为 IgG λ，位于电泳（ELP）图谱的 β2 区。Alb，白蛋白；Ig，免疫球蛋白（Courtesy Drs. Frank H. Wians Jr. and Dennis C. Wooten, Department of Pathology, University of Texas Southwestern Medical Center, Dallas. From Jaffe ES et al: Hematopathology, Philadelphia, 2011, WB Saunders.）

影像学检查

- 骨骼检查
- 基线时的骨密度（MGUS 与骨质疏松风险增加相关）

Rx 治疗

- 风险分层：
  1. 低风险：血清 M 蛋白 < 1.5 g/dl，IgG 亚型，遗传学正常，自由轻链比在 0.26 ~ 1.65。20 年绝对进展风险（ARP）为 5%
  2. 低-中风险：存在 1 个异常因素。20 年的 ARP 是 21%
  3. 高-中风险：任何两个因素异常。20 年的 ARP 是 37%
  4. 高风险：超过 3 个异常因素。20 年的 ARP 是 58%
  5. 按照风险类别进行随访：MGUS 患者应在首次诊断后 4 ~ 6 个月内再次进行检查，以排除进展中的多发性骨髓瘤。MGUS 低危患者可以每 1 ~ 2 年进行一次随访，而 MGUS 中高危人群则至少每年进行一次的终生随访，直到他们出现威胁生命的疾病为止
- 再评估包括：
  1. 免疫固定血清蛋白电泳
  2. 24 小时尿蛋白排泄
  3. 无血清轻链评估：
     a. 全血细胞计数
     b. 血清肌酐和钙检测
     c. 严格的病史和体格检查，寻找已知的从 MGUS 演变而来的症状和体征

处置

- 25 岁时发生骨髓瘤的风险为 30%
- 每年转化为骨髓瘤的风险取决于 M 蛋白的类型：
  1. 免疫球蛋白 MGUS：每年 1%
  2. 轻链 MGUS：每年 0.3%
- IgM MGUS 更有可能进展为瓦尔登斯特伦巨球蛋白血症，年增长率为 1.5%
- 与健康对照相比，感染（细菌和病毒）的风险是 2 倍
- 细菌感染导致死亡的风险增加

转诊

转诊至血液科 / 肿瘤科进行评估

重点和注意事项

- 在诊断为 MGUS 的 70 岁患者中，大约有 55% 的患者病情超过 10 年
- 大多数 MGUS 患者应每间隔 6～12 个月进行监测，检查是否有进展迹象和症状
- 目前尚无明确的治疗方法，但一些 MGUS 患者可发展为 MGUS 相关的肾病或神经病变，在这些病例中有时需要治疗

推荐阅读

Greenberg A et al: Familial monoclonal gammopathy of undetermined significance and multiple myeloma: epidemiology, risk factors, and biological characteristics, *Blood* 119(23):5359, 2012.

Khouri J et al: Monoclonal gammopathy of undetermined significance: a primary care guide, *Cleve Clin J Med* 86:39-46, 2019.

Korde N et al: Monoclonal gammopathy of undetermined significance (MGUS) and smoldering multiple myeloma (SMM): novel biological insights and development of early treatment strategies, *Blood* 117:5573-5581, 2011.

Kyle R et al: Monoclonal gammopathy of undetermined significance (MGUS) and smoldering (asymptomatic) multiple myeloma: IMWG consensus perspectives risk factors for progression and guidelines for monitoring and management, *Leukemia* 24:1121-1127, 2010.

Kyle RA et al: Long-term follow-up of monoclonal gammopathy of undetermined significance, *N Engl J Med* 378:241-249, 2017.

Leung N et al: The evaluation of monoclonal gammopathy of renal significance: a consensus report of the International Kidney and Monoclonal Gammopathy Research Group, *Nat Rev Nephrol* 15(1):45-59, 2019.

Rajkumar S et al: Advances in the diagnosis, classification, risk stratification and management of monoclonal gammopathy of undetermined significance: implications for recategorizing disease entities in the presence of evolving scientific evidence, *Mayo Clin Proc* 2010.

Tete S et al: Immune defects in the risk of infection and response to vaccination in monoclonal gammopathy of undetermined significance and multiple myeloma, *Front Immunol* 5(257):1, 2014.

Therneau TM et al: Incidence of monoclonal gammopathy of undetermined significance and estimation of duration before first clinical recognition, *Mayo Clin Proc* 87(11):1071-1079, 2012.

第34章 瓦尔登斯特伦巨球蛋白血症

Waldenström Macroglobulinemia

Jorge J. Castillo，Steven P. Treon

李小柱 译 秦然 审校

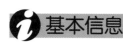 基本信息

定义

瓦尔登斯特伦巨球蛋白血症（Waldenström macroglobulinemia，WM）是一种惰性 B 细胞淋巴浆细胞性淋巴瘤（LPL），以骨髓（BM）和其他器官的淋巴浆细胞浸润和血清中出现单克隆免疫球蛋白 M（IgM）为特征。少于 5% 的 LPL 分泌 IgG、IgA 或轻链。非分泌性病例较为罕见。

同义词

WM

单克隆巨球蛋白血症

淋巴浆细胞性淋巴瘤

ICD-10CM 编码

C88.0 瓦尔登斯特伦巨球蛋白血症

流行病学和人口统计学

- 占所有血液恶性肿瘤的 2%
- 美国每年有 1500 例新诊断病例
- 总体发病率：男性每年 3.4/100 万，女性每年 1.7/100 万
- 诊断时的中位年龄：69 岁
- 男性比女性常见，白人比黑人常见

体格检查和临床表现

- 30% ～ 50% 的患者可无症状
- 虚弱、疲劳、苍白，通常伴有贫血（50%）
- 发热、盗汗、体重减轻（30%）

- IgM 型脱髓鞘抗体相关的周围感觉神经病变，通常为双侧足部对称性病变（20%）
- 淋巴结肿大（15%）
- 肝脾大（15%）
- 高黏滞综合征（10%），特征表现为头痛、反复流鼻血、视网膜出血引起的视力模糊（图 34-1）；视网膜静脉连接：腊肠样改变
- 手足发绀，网状青斑、紫癜、和（或）外周溃疡通常与特征性冷球蛋白血症相关（5% ～ 10%）
- 溶血性贫血引起的冷凝集素疾病（5%）
- 淀粉样变性导致肾功能障碍，神经病变，和（或）心功能障碍（＜5%）
- WM 引起中枢神经系统受累导致的脑膜刺激征（宾-尼尔综合征；1%）

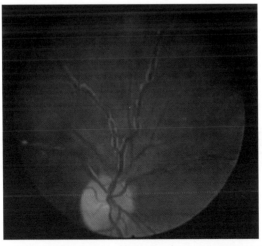

扫二维码看彩图

图 34-1　（扫二维码看彩图）一例出现高黏滞血症症状的瓦尔登斯特伦巨球蛋白血症患者眼底检查，包括视网膜血管扩张、出血和"静脉腊肠样改变"。静脉边缘的白色物质可能是冷球蛋白（Used with permission from Marvin J. Stone，MD. In Hoffman R：Hematology，basic principles and practice，ed 7，2018，Elsevier.）

病因学

- WM 发生的主要危险因素是 IgM 型意义未明单克隆内种球蛋白血症（MGUS）

- 其他危险因素是高龄和性别男性
- 多份报告显示约 20% 的患者存在家族性聚集，这可能表明 WM 和其他血液病肿瘤的遗传易感性
- 约 20% 的患者有德系犹太人血统
- 有自身免疫性疾病病史者患 WM 的风险较高
- 辐射暴露、职业性化工物质接触、病毒性感染（丙型肝炎）和慢性炎症性刺激已被提出与 WM 发生发展相关，但没有足够的证据来证实这些假设

Dx 诊断

WM 需通过实验室血液检测和骨髓活检来明确诊断。诊断需要证明 LPL 侵及骨髓以及存在单克隆免疫球蛋白 IgM（表 34-1）。在 > 90% 的 WM 患者和 50% ~ 60% 的 IgM MGUS 患者中，*MYD88 L265P* 是常见突变，可用于鉴别 WM 与其他分泌 IgM 的 B 细胞疾病，如边缘区淋巴瘤、IgM 型多发性骨髓瘤和非典型慢性淋巴细胞白血病。非 *L265P MYD88* 突变很少被提及（< 5%），但在 *MYD88 L265P* 阴性的患者中需予以排除。40% 的 WM 患者中具有 *CXCR4* 基因的突变，这可能影响临床表现和对伊布替尼治疗的反应。

表 34-1　IgM 型单克隆免疫球蛋白在瓦尔登斯特伦巨球蛋白血症中的理化和免疫学性质

IgM 单克隆蛋白的性质	诊断	临床表现
五聚体结构	高黏滞血症	头痛，视力模糊，鼻出血，视网膜出血，腿痉挛，精神症状，颅内出血
沉淀冷却	冷球蛋白血症（Ⅰ型）	雷诺现象，红细胞增多症，溃疡，紫癜，冷荨麻疹
周围神经髓鞘上髓鞘相关糖蛋白、神经节苷脂 M1、硫脂基团的自身抗体活性	周围神经病	感觉运动神经病，疼痛性神经病变，共济失调步态，双侧足下垂
对 IgG 的自身抗体活性	冷球蛋白血症（Ⅱ型）	紫癜，关节痛，肾衰竭，敏感神经病
对红细胞抗原的自身抗体活性	冷凝集素	溶血性贫血，雷诺现象，红细胞增多症，网状青斑

IgM 单克隆蛋白的性质	诊断	临床表现
组织沉积为无定形聚合物	器官功能障碍	皮肤：大疱性皮肤病，丘疹，Schnitzler 综合征 胃肠：腹泻，吸收不良，出血 肾：蛋白尿，肾衰竭（轻链成分）
组织沉积为淀粉样纤维（轻链成分居多）	器官功能障碍	疲劳，体重减轻，水肿，肝大、巨舌症、受累器官功能障碍（心、肾、肝、外周感觉神经和自主神经）

From Hoffman R：Hematology，basic principles and practice，ed 7，2018，Elsevier.

鉴别诊断

- IgM MGUS
- IgM 型多发性骨髓瘤
- 边缘带淋巴瘤
- 非典型慢性淋巴细胞白血病

评估

任何可疑诊断 WM 的患者，应该安排特定的血液测试［CBC，血清或尿液蛋白质电泳（血清蛋白电泳 SPEP 或尿蛋白电泳 UPEP），血清 IgM 水平，β2 微球蛋白，血清黏度］。BM 活检能够确诊。*MYD88* 突变检测有助于 WM 的诊断。

实验室检查

- CBC 异常：
  1. 贫血常见，血红蛋白中位数约为 10 g/dl。白细胞计数正常；可发生血小板减少
  2. 在一些患者中，外周血涂片可能显示"红细胞叠连"和恶性淋巴细胞
- 血清蛋白电泳：均一性的 M 峰（单克隆免疫球蛋白）
- 免疫电泳：确认 IgM 与 M 峰有关
- 血清 IgM 水平升高，一般 > 3000 mg/dl
- 血清 β2 微球蛋白水平升高与预后不良相关
- 血清黏度。高黏滞血症通常发生在血清黏度是正常血清黏度 4 倍时；只有 10% 的病例出现典型高黏滞血症

- 可能存在冷球蛋白或冷凝集素
- 骨髓活检显示淋巴浆细胞浸润，由浆细胞和浆细胞样分化的小淋巴细胞组成，骨髓浸润需通过免疫表型检测（流式细胞术和免疫组织化学）证实，其表现为 sIgM＋CD19＋CD20＋CD22＋CD79＋

影像学检查

胸部、腹部和骨盆的 CT 可显示淋巴结肿大、肝脾大，以及罕见的淋巴外 / 髓外区域的病灶。

治疗

- WM 不可治愈，治疗目的是缓解症状和减少器官损害的风险。是否开始治疗不应仅仅基于 IgM 水平，因为这可能与疾病负荷或症状状态无关。对低热或无症状 WM 患者以及血液学功能正常患者应予以观察而不进行治疗
- 对有相关症状或临床表现（显著的淋巴结或器官肿大、特征性高黏血症、中度至重度神经病变、淀粉样变、症状性冷球蛋白血症或冷凝集素病、血红蛋白浓度＜ 10 g/dl 或有疾病转化的证据）的患者宜开始治疗。
- 治疗应针对高黏滞血症和淋巴增殖性疾病本身

非药物治疗

无症状患者不需要治疗，应定期监测症状或血液学的变化（如贫血恶化、血小板减少、IgM 水平升高和血黏度升高）。对于有高黏滞血症或冷球蛋白血症症状的患者，应首先进行血浆置换，序贯更精细的治疗。血清 IgM 水平、骨髓受累情况、血清白蛋白水平和血清 β2 微球蛋白水平可用于评估是否需要治疗（awmrisk.com）。

初始治疗

- 治疗淋巴增殖性疾病的方案包括单药或联合治疗。目前还没有统一的治疗标准：
  1. 联合治疗方案包括烷基化剂（环磷酰胺和苯达莫司汀）或蛋白酶体抑制剂（硼替佐米、卡非佐米和伊沙唑米）联合利妥昔单抗。这些应用于有严重相关症状、有器官肿大、高黏滞血症或严重血象异常的患者。这些治疗方案的有效率为 80%～ 90%

2. 利妥昔单抗是一种单克隆抗 CD20 抗体，可用于不适合联合治疗的患者。应答率为 40% ～ 50%。利妥昔单抗可作为含利妥昔单抗联合方案后的维持治疗

3. 2015 年 4 月，FDA 批准口服布鲁顿酪氨酸激酶（BTK）抑制剂伊布替尼用于有症状的 WM 患者。伊布替尼的应答率为 90%，中位应答时间为 4 周。在不携带 *MYD88* 突变的患者中未观察到主要治疗反应。对于携带任何 *CXCR4* 突变的患者，反应会延迟

4. 2018 年 8 月，FDA 批准伊布替尼和利妥昔单抗联合治疗有症状的 WM 患者。与利妥昔单抗和安慰剂相比，联合用药具有更高的有效率和更长的中位无进展生存期

复发 / 难治患者的治疗

- 若初治方案的疗效维持时间很长，复发患者可再次尝试初治方案。若初治方案的疗效维持时间很短，可使用其他一线药物 / 方案

- 其他治疗选择：氟达拉滨、奥法单抗、沙利度胺、依维莫司和临床试验。对于经历多种治疗疗效不佳的患者，应考虑自体干细胞移植

处置

- WM 的进展缓慢且隐匿，从确诊之日起，中位生存期约 10 年。表 34-2 总结了对 WM 的疗效反应标准共识

表 34-2　瓦尔登斯特伦巨球蛋白血症的疗效反应标准共识

反应类型	缩写	标准
完全缓解	CR	血清免疫固定电泳无单克隆 IgM 蛋白 血清 IgM 水平正常 髓外病灶完全缓解（即如果最初存在淋巴结肿大 / 脾大） 骨髓抽吸和环钻活检形态正常
非常好的部分缓解	VGPR	可检出单克隆 IgM 蛋白 血清 IgM 水平正常或比基线降低超过 90% 髓外病灶完全缓解（即如果最初存在淋巴结肿大 / 脾大） 没有新发进展的迹象或体征

续表

反应类型	缩写	标准
部分缓解	PR	可检出单克隆 IgM 蛋白 血清 IgM 水平比基线降低≥ 50%，< 90% 髓外病灶减少 / 缩小（即如果最初存在淋巴结肿大 / 脾大） 没有新发进展的迹象或体征
轻微缓解	MR	可检出单克隆 IgM 蛋白 血清 IgM 水平比基线降低≥ 25%，< 50% 没有新发进展的迹象或体征
病情稳定	SD	可检出单克隆 IgM 蛋白 血清 IgM 水平比基线减少< 25%，增加< 25% 髓外病灶无进展（即如果最初存在淋巴结肿大 / 脾大） 没有新发进展的迹象或体征
病情进展	PD	血清 IgM 水平比最低点（需要确认）> 25% 和（或）因该病临床症状进展

Owen RG et al：Response assessment in Waldenström macroglobulinemia，Br J Haematol 160：171，2013. In Hoffman R et al：Hematology，basic principles and practice，ed 7，Philadelphia，2018，El-sevier.

- 年轻患者的生存期往往更长
- 10% ～ 20% 的患者死于病情进展
- 部分患者会进展为急性髓系白血病，通常继发于化疗，还有部分患者会进展为侵袭性更强的淋巴瘤
- WM 患者患甲状腺癌、肾癌和黑色素瘤的风险增加
- 治疗前通过患者年龄、血清 β2 微球蛋白水平、血红蛋白水平、血小板计数和治疗前血清 IgM 水平进行分期，有助于对患者进行预后判断。表 34-3 总结了 WM 的预后评分系统

表 34-3　瓦尔登斯特伦巨球蛋白血症的预后评分系统

研究	不利预后因素	小组得分	生存期
Gobbi et al[1]	Hgb < 9 g/dl 年龄> 70 岁 体重减轻 冷球蛋白血症	0 ～ 1 预后因素 2 ～ 4 预后因素	中位生存期： 48 个月 中位生存期： 80 个月

续表

研究	不利预后因素	小组得分	生存期
Morel et al[2]	年龄 ≥ 65 岁 白蛋白 < 4 g/dl 细胞数目： Hgb < 12 g/dl 血小板 < 150× 10⁹/L WBC < 4×10⁹/L	0 ~ 1 预后因素 2 预后因素 3 ~ 4 预后因素	5 年：87% 的 患者 5 年：62% 的 患者 5 年：25% 的 患者
Dhodapkar et al[3]	β2 微球蛋白 ≥ 3 g/dl Hgb < 12 g/dl IgM < 4 g/dl	β2 微球蛋白 < 3 mg/dl + Hgb ≥ 12 g/dl β2 微球蛋白 < 3 mg/dl + Hgb < 12 g/dl β2 微球蛋白 ≥ 3 mg/dl + Hgb ≥ 4 g/dl β2 微球蛋白 ≥ 3 mg/dl + Hgb < 4 g/dl	5 年：87% 的 患者 5 年：63% 的 患者 5 年：53% 的 患者 5 年：21% 的 患者
Dimopoulos et al[4]	白蛋白 ≤ 3.5 g/dl β2 微球蛋白 ≥ 3.5 mg/L	白蛋白 ≥ 3.5 g/dl + β2 微球蛋白 < 3.5 mg/dl 白蛋白 ≤ 3.5 g/dl + β2 微球蛋白 < 3.5 mg/dl 或 β2 微球蛋白 3.5 ~ 5.5 mg/dl β2 微球蛋白 > 5.5 mg/dl	中位数：NR 中位数：116 个月 中位数：54 个月
Morel et al[5]	年龄 > 65 岁 Hgb < 11.5 g/dl 血小板 < 100× 10⁹/L β2 微球蛋白 > 3 mg/L IgM > 7 g/dl	0 ~ 1 预后因素（不包 括年龄） 2 预后因素（或年龄 > 65 岁） 3 ~ 5 预后因素	5 年：87% 的 患者 5 年：68% 的 患者 5 年：36% 的 患者

Hgb，血红蛋白；IgM，免疫球蛋白 M；NR，未报告；WBC，白细胞计数。

[1] Gobbi PG et al：Study of prognosis in Waldenström's macroglobulinemia：a proposal for a simple binary classification with clinical and investigational utility，Blood 83：2939，1994.

[2] Morel P et al：Prognostic factors in Waldenström macroglobulinemia：a report on 232 patients with the description of a new scoring system and its validation on 253 other patients，Blood 96：852，2000.

[3] Dhodapkar MV et al：Prognostic factors and response to fludarabine therapy in patients with Waldenström macroglobulinemia：results of United States intergroup trial（Southwest Oncology Group S9003），Blood 98：41，2001.

[4] Dimopoulos M et al：The international staging system for multiple myeloma is applicable in symptomatic Waldenström's macroglobulinemia，Leuk Lymphoma 45：1809，2004.

[5] Morel P et al：International prognostic scoring system for Waldenström macroglobulinemia，Blood 113：4163，2009.

From Hoffman R et al：Hematology，basic principles and practice，ed 7，Philadelphia，2018，Elsevier.

转诊

血液学专科咨询有助于指导后续检查、治疗和监测。积极鼓励 WM 患者参与临床试验。

 重点和注意事项

专家点评

在 1944 年，瑞典医生 Jan Gösta Waldenström 首次描述了 WM，并同时报道了 X 连锁无丙种球蛋白血症（X-linked agammaglobulinemia，XLA）。

推荐阅读

Bustoros M et al: Progression risk stratification of asymptomatic Waldenström macroglobulinemia, *J Clin Oncol* 37(16):1403-1411, 2019.

Castillo JJ et al: Overall survival and competing risks of death in patients with Waldenström macroglobulinemia: an analysis of the surveillance, epidemiology and end results database, *Br J Haematol* 169(1):81-89, 2015.

Castillo JJ et al: Recommendations for the diagnosis and initial evaluation of patients with Waldenström macroglobulinaemia: a task force from the 8th International Workshop on Waldenström Macroglobulinaemia, *Br J Haematol* 175(1):77-86, 2016.

Dimopoulos MA et al: Phase 3 trial of ibrutinib plus rituximab in Waldenström's macroglobulinemia, *N Engl J Med* 378(25):2399-2410, 2018.

Hunter ZR et al: The genomic landscape of Waldenström macroglobulinemia is characterized by highly recurring MYD88 and WHIM-like CXCR4, mutations, and small somatic deletions associated with B-cell lymphomagenesis, *Blood* 123:1637-1646, 2014.

Kyle RA et al: Prognostic markers and criteria to initiate therapy in Waldenström macroglobulinaemia: consensus panel recommendations from the Second International Workshop on Waldenström's Macroglobulinemia, *Semin Oncol* 30(2):116-120, 2013.

Kyriakou C et al: High-dose therapy and autologous stem-cell transplantation in Waldenström macroglobulinemia: the Lymphoma Working Party of the European Group for Blood and Marrow Transplantation, *J Clin Oncol* 28(13):2227-2232, 2010.

Leblond V et al: Treatment recommendations from the Eighth International Workshop on Waldenström's macroglobulinemia, *Blood* 128:1321-1328, 2016.

Owen RG et al: Response assessment in Waldenström macroglobulinaemia: updated from the VIth International Workshop, *Br J Haematol* 160(2):171-176, 2013.

Rummel MJ et al: Bendamustine plus rituximab versus CHOP plus rituximab as first-line treatment for patients with indolent and mantle-cell lymphomas: an open-label, multicentre, randomised, phase 3 non-inferiority trial, *Lancet* 381:1203-1210, 2013.

Treon SP: How I treat Waldenström macroglobulinemia, *Blood* 126(6):721-732, 2015.

Treon SP et al: Primary therapy of Waldenström macroglobulinemia with bortezomib, dexamethasone, and rituximab: WMCTG clinical trial 05-180, *J Clin Oncol* 27(23):3830-3835, 2009.

Treon SP et al: MYD88 L265P somatic mutation in Waldenström's macroglobulinemia, *N Engl J Med* 367(9):826-833, 2012.

Treon SP et al: Ibrutinib in previously treated Waldenström macroglobulinemia, *N Engl J Med* 372(15):1430-1440, 2015.

第35章 炎症性贫血
Anemia，inflammatory

Bharti Rathore

李小柱　译　秦然　审校

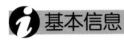 基本信息

定义

炎症性贫血，也称为慢性病贫血（anemia of chronic disease，ACD），是一种在炎症状态下铁调素 -25（hepcidin-25）介导的铁稳态紊乱性疾病（表 35-1）。

表 35-1　慢性疾病贫血的可疑原因

红细胞存活期缩短
红细胞铁再利用障碍
直接抑制红细胞生成
促红细胞生成素相对缺乏

From Hoffman R et al: Hematology，basic principles and prac-tice，ed 7，Philadelphia，2018，Elsevier.

同义词

炎症性贫血

慢性病贫血

ACD

ICD–10CM 编码

D63.8　其他分类的慢性病贫血

D63.0　肿瘤性疾病贫血

D64.8　贫血，未指明

流行病学和人口统计学

患病率：

- 仅次于缺铁性贫血的第二大常见贫血：
  1. 65 ～ 85 岁约 11% 的男性和 10% 的女性患病
  2. 85 岁以上成人患病率＞ 20%

病理生理学（图 35-1）

血液循环中的铁元素一部分（＜总铁含量的 0.2%）被一种叫做转铁蛋白的中空蛋白质包裹，另一部分（占总铁含量的 60%）位于红细胞血红蛋白的核心。它主要以铁蛋白的形式储存在肝、脾和骨骼肌中，并以含铁血黄素的形式储存在溶酶体中（占总铁含量的 15% ~ 30%）。其余的铁元素储存在骨骼肌的肌红蛋白和线粒体的细胞色素中。在临床上，铁蛋白代表着铁储存水平，总铁结合力（TIBC）代表转铁蛋白及铁的承载能力的水平。

参与炎症反应的细胞引起细胞因子的释放，如白细胞介素 -6（IL-6）等，后者刺激肝释放铁调素。铁调素是一种阻碍运铁素的循环蛋白，而运铁蛋白作为一种铁通道介导铁从肠上皮细胞（胃肠道由此吸收铁）和巨噬细胞（从吞噬的衰老血细胞中积累铁）排出。白细胞介素 -1（IL-1）和肿瘤坏死因子 -α（TNF-α）刺激骨髓基质细胞释放 γ 干扰素（IFN-γ），进而抑制红细胞对促红细胞生成素（EPO）的反应。在慢性肾病中，EPO 产生减少和铁调素肾清除率降低导致 ACD 发生。血清铁利用率降低导致骨髓中铁缺乏以及网织红细胞水平降低。

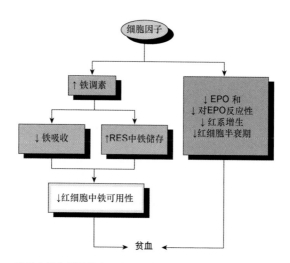

图 35-1　慢性病贫血发展的病理生理因素。EPO，促红细胞生成素；RES，网状内皮系统（From Hoffman R et al：Hematology，basic principles and practice，ed 7，Philadelphia，2018，Elsevier.）

临床表现

- 除了疲劳、气促和贫血本身引发的全身虚弱外，如果原发病诊断不明，还必须考虑其他主诉，如体重减轻（恶性肿瘤、慢性感染、结缔组织病）、厌食、恶心、感觉异常、胸膜炎性胸痛、体重增加（CKD）、腹泻、血便、腹痛、口腔溃疡（IBD）和发热（HIV、慢性感染）
- 体征可能包括苍白、淋巴结肿大、结缔组织病的体征（红斑、硬结）、可触及或肉眼可见的肿块，以及感染或恶性肿瘤的局部表现

Dx 诊断

孤立型 ACD：

- 全血细胞分类计数检查：正细胞性、正色素性、中度（血红蛋白很少＜ 8 g/dl）贫血
- 再生障碍性贫血（网织红细胞指数低；修正网织红细胞计数＜ 2%）

铁代谢检查：

- 类似缺铁性贫血（iron deficiency anemia，IDA）中的低血清铁表现
- 作为急性期反应物，在 ACD 中铁蛋白正常或升高（＞ 35 mg/dl）（图 35-2）
- TIBC 降低或正常（相对于 IDA）；转铁蛋白饱和度降低（类似 IDA）
- 可溶性转铁蛋白受体（sTfR，在 IDA 中为高水平）处于正常水平

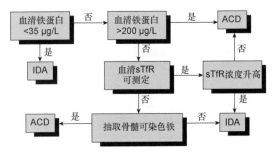

图 35-2 低血清铁贫血的鉴别诊断。 ACD，慢性疾病贫血；IDA，缺铁性贫血；sTfR，可溶性转铁蛋白受体。

混合型 ACD/IDA：

- 若铁蛋白正常或升高，sTfR/log ＜ 1 诊断孤立型 ACD，而 sTfR/log ＞ 2 则诊断混合型 IDA/ACD

病因学

- 恶性肿瘤
- CKD［CKD Ⅳ期患者（GFR ＜ 30 ml/min）应筛查 ACD］
- CHF（ACD 是 CHF 患者贫血的主要原因）
- 慢性感染
- 危重症贫血（数天内进展）
- 结缔组织病

鉴别诊断

- 肝损伤（铁蛋白升高）：

  缺铁性贫血：

  a. 其他原因引起的正细胞性贫血或小细胞性贫血（表 35-2）

  b. 红细胞丢失或破坏：

  （1）急性失血

  （2）脾功能亢进

  （3）溶血

  c. 红细胞生成减少：

  主要原因：

  （a）骨髓发育不全或再生障碍性贫血

  （b）骨髓增生性疾病

  （c）纯红细胞再生障碍性贫血

  d. 次要原因：

  （1）慢性肾衰竭

  （2）肝病

  （3）内分泌缺陷状态

  （4）铁粒幼细胞性贫血

评估

　　CBC、网织红细胞计数、外周血涂片（图 35-3）、血清铁水平、铁蛋白、TIBC。表 35-3 总结了炎症性贫血的特征性表现。骨髓间质组织细胞铁储量增加和红细胞铁掺入受损的特征性表现如图 35-4 所示。

表 35-2 小细胞低色素性贫血的实验室特征

	血清铁	血清 TIBC	饱和度	骨髓			ZPP	Hb A₂	Hb F
				铁粒幼细胞	铁贮存	血清铁蛋白			
缺铁性贫血	↓	↑	↓	↓	↓	↓	↑	N-↓	N
β-地中海贫血	N(↑)	N	N	N	N-↑	N-↑	N	↑	N-↑
ACD	↓	N-↓	↓	↓	N-↑	N-↑	↑	N	N
铁粒幼细胞贫血	↑	↓	↑	↑	↑	↑	↑(↓)	N	N-↑

ACD, 慢性病贫血; Hb, 血红蛋白; N, 正常; TIBC, 总铁结合力; ZPP, 锌原卟啉。

McPherson RA, Pincus MR: Henry's clinical diagnosis and management by laboratory methods, ed 23, Philadelphia, 2017, Elsevier.

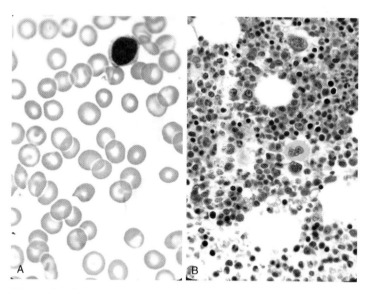

图 35-3　（扫本章二维码看彩图）与类风湿关节炎相关的慢性病贫血中轻度低色素的正常红细胞（**A**）。骨髓红系前体细胞数目正常（**B**）（From Jaffe ES et al：*Hematopathology*，Philadelphia，2011，WB Saunders.）

扫本章二维码看彩图

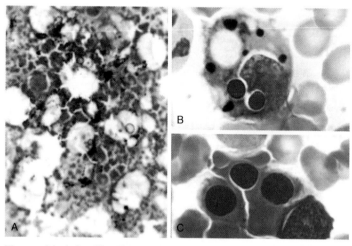

图 35-4　（扫本章二维码看彩图）在慢性病贫血中，骨髓间质细胞中铁含量增加（**A 和 B**）。红细胞铁结合减少或无法检测（**C**）（From Jaffe ES et al：*Hematopathology*，Philadelphia，2011，WB Saunders.）

表 35-3　ACD、IDA 和伴有炎症的 IDA 的实验室特征

	慢性病贫血（ACD）	缺铁性贫血（IDA）	IDA 伴有炎症
平均红细胞体积（MCV）	72 ～ 100 fl	< 85 fl	< 100 fl
平均红细胞血红蛋白浓度（MCHC）	< 36 g/dl	< 32 g/dl	< 32 g/dl
血清铁	减少	减少	减少
血清总铁结合力（TIBC）	典型的低于正常中值	升高	小于正常范围的上限
转铁蛋白饱和度*	2% ～ 20%	< 15%（通常 < 10%）	< 15%
血清铁蛋白	> 35 μg/L	< 35 μg/L	35 μg/L，< 200 μg/L
血清可溶性转铁蛋白受体浓度（sTfR）	正常（如果血清铁蛋白 > 200 μg/L 可能会升高）	升高	升高
TfR 指数（sTfR/log 铁蛋白）	< 1	> 2	> 2
铁调素	高	低	正常
骨髓中的染色铁	有	无	无

* 血清铁 / 血清总铁结合力 *100。

Rx 治疗

治疗潜在的疾病。

急性期治疗

- 炎症性贫血的治疗主要针对患者基础疾病，有助于改善临床症状并促进血红蛋白恢复
- 输血通常用于严重贫血（Hb 水平 < 7 g/dl 或心脏病患者 Hb 水平 < 8 g/dl），特别是合并持续性出血时

慢性期治疗

- 红细胞生成刺激剂（ESA）（epoetin-α 和 daebepoetin-α）被

FDA 批准用于治疗以下原因造成的贫血患者：

1. 慢性肾病

2. 化疗

3. 齐多夫定治疗

- 1998 年的正常红细胞压积心脏试验（NHCT）研究显示，与目标红细胞压积为 27% 的患者相比，红细胞压积为 33% 的患者，其死亡和非致死性心肌梗死的发生率无显著增加。随后的研究（CHOIR、CREATE 和 TREAT）表明，高红细胞压积与心血管事件增加相关

- ESA 剂量应针对每个患者进行个体化调整，应使用最低维持剂量以减少输血。普遍可接受的血红蛋白目标值约为 10 g/dl。在使用 ESA 之前，应该排除缺铁的可能性。开始 ESA 治疗后，ASH/ASCO 指南建议定期监测铁代谢状态。当对口服铁剂无治疗反应或反应不佳时，应先考虑肠外铁剂治疗，然后才能得出患者对铁剂治疗无反应的结论

- 铁调素–铁转运蛋白轴（hepcidin-ferroportin axis）是开发新药的靶点，其中最有前途的是缺氧诱导因子（HIF）调节剂。HIF 是一种促进促红细胞生成素表达的转录因子。通过抑制 PHD，HIF 水平上调。Vadadustat（一种口服 HIF）的临床试验表明，在肾性贫血患者中口服该药，可使血红蛋白达到 11 g/dl 或增加 1.2 g/dl。而前期经 ESA 治疗的 CKD 患者，其平均血红蛋白水平亦可维持稳定。其他正在进行临床试验的药物包括口服抑制剂、抗体和骨形态发生蛋白（BMP）受体

推荐阅读

Collister D et al: The effect of erythropoietin-stimulating agents on health-related quality of life in anemia of chronic kidney disease: a systematic review and meta-analysis, *Ann Intern Med* 164(7):472-478, 2016.

Ganz T: Anemia of Inflammation, *N Engl J Med* 381(12):1148-1157, 2019.

Martin ER et al: Clinical trial of vadadustat in patients with anemia secondary to stage 3 or 4 chronic kidney disease, *Am J Nephrol* 45(5):380-388, 2017.

Means RT: Hepcidin and iron regulation in health and disease, *Am J Med Sci* 345:57-60, 2013.

Rizzo JD et al: ASCO/ASH clinical practice guideline update on the use of epoetin and darbepoetin in adult patients with cancer, *J Clin Oncol* 28(33):4936-5010, 2010.

Ruchala P, Nemeth E: The pathophysiology and pharmacology of hepcidin, *Trends Pharmacol Sci* 35(3):155-161, 2014.

Sugahara M et al: Prolyl hydroxylase domain inhibitors as a novel therapeutic approach against anemia in chronic kidney disease, *Kidney Int* 92(2):306-312, 2017.

Sun CC et al: Targeting the hepcidin-ferroportin axis to develop new treatment strategies for anemia of chronic disease and anemia of inflammation, *Am J Hematol* 87(4):392-400, 2012.

第 36 章　恶性贫血
Anemia，Pernicious

Shiva Kumar R. Mukkamalla

蒲红斌　译　秦然　审校

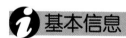 **基本信息**

定义

恶性贫血（pernicious anemia，PA）是一种由于自身抗体攻击胃内因子及胃壁细胞引起的自身免疫性疾病。

同义词

维生素 B12 缺乏的巨幼细胞贫血

Addison-Biermer 贫血

ICD-10CM 编码
D51.0　内因子缺乏所致维生素 B12 缺乏性贫血

D51.8　其他原因所致维生素 B12 缺乏性贫血

D51.9　维生素 B12 缺乏性贫血，未指明

D51.1　选择性维生素 B12 吸收不良伴蛋白尿所致的维生素 B12 缺乏性贫血

流行病学和人口统计学

- 女性及中老年人（40～70岁）发病率升高
- 北欧族群中发病率更高
- 在60岁以上人群中未诊断出的 PA 整体患病率为 1.9%
- 女性的患病率（2.7%）高于男性，特别是黑人女性（4.3%）
- 与其他自身免疫性疾病（如：1 型糖尿病、格雷夫斯病、艾迪生病）相关，可能伴随幽门螺杆菌感染

体格检查和临床表现

- 黏膜苍白和（或）舌炎
- 口角干裂
- 轻度黄疸（为巨幼红细胞骨髓内溶血的典型症状），由于皮肤苍白及黄疸，皮肤呈现"柠檬"色

- 外周神经病变（表现为早期感觉异常，晚期神经反射消失）
- 谵妄或痴呆
- 虚弱加重和可能的脊髓亚急性联合变性（图 36-1）

扫本章二维
码看彩图

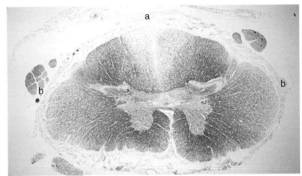

图 36-1 （扫本章二维码看彩图）钴胺素缺乏的骨髓表象（From Hoffman R et al：Hematology，basic principles and practice，ed 7，Philadelphia，2018，Elsevier.）

- 本体感受缺失及步态不稳
- 消化道症状如厌食、胃灼热及恶性、呕吐
- 可能有脾大及轻度的肝大

病因学

- 超过 70% 的患者壁细胞抗体阳性，超过 50% 的患者内因子抗体阳性
- 胃黏膜萎缩（图 36-2）伴胃酸缺乏

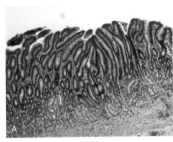
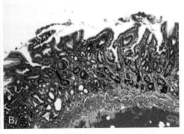

图 36-2 （扫本章二维码看彩图）恶性贫血与正常胃的组织学对比。正常胃黏膜（A）与恶性贫血患者（B）的对比，恶性贫血患者胃腺萎缩，肠上皮化生有杯状细胞，壁细胞丧失（此倍镜下不可见）（From Hoffman R et al：Hematology，basic principles and practice，ed 7，Philadelphia，2018，Elsevier.）

- 先天性钴胺素辅因子合成缺陷较罕见，图 36-3 阐述了钴胺素吸收的部位和机制

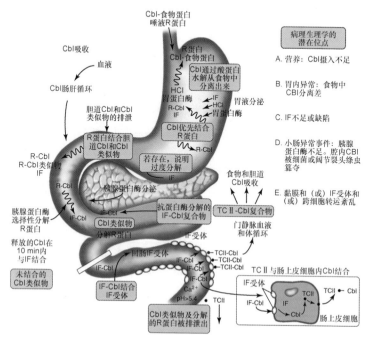

图 36-3　钴胺素吸收的部位和机制。CbI，钴胺素；HCI，盐酸；IF，内因子；R，蛋白配体；TCⅡ，钴胺传递蛋白Ⅱ（From Hoffman R et al: Hematology, basic principles and practice, ed 6, Philadelphia, 2013, Elsevier.）

Dx 诊断

鉴别诊断

- 营养性维生素 B12 缺乏症
- 吸收不良（如乳糜泻）
- 长期酗酒（多种因素）
- 幽门螺杆菌感染相关的慢性胃炎
- 叶酸缺乏症
- 脊髓发育不良
- 甲状腺异常
- 萎缩性胃炎

- 副蛋白血症

评估

- PA 的临床表现因分期而异。早期患者可能无症状，晚期患者可出现记忆障碍、抑郁、步态障碍、感觉异常和乏力
- 该病诊断主要依靠实验室检查，表 36-1 描述了维生素 B12 及叶酸缺乏的诊断流程

表 36-1　诊断钴胺素和叶酸缺乏的逐步流程

巨幼细胞贫血或与钴胺素缺乏相关的神经精神症状以及血清钴胺素和血清叶酸水平的检测结果

钴胺素（pg/ml）[a]	叶酸（ng/ml）[b]	初步诊断	继续代谢产物？[c]
＞ 300	＞ 4	非叶酸和钴胺素缺乏	否
＜ 200	＞ 4	与钴胺素缺乏相符	否
200 ～ 300	＞ 4	排除钴胺素缺乏	是
＞ 300	＜ 2	与叶酸缺乏相符	否
＜ 200	＜ 2	与钴胺素、叶酸均缺乏或单独叶酸缺乏相符	是
＞ 300	2 ～ 4	与叶酸缺乏或维生素缺乏无关的贫血相符	是

代谢物检测结果：血清甲基丙二酸和总同型半胱氨酸

甲基丙二酸（正常值：70 ～ 270 nM）	总同型半胱氨酸（正常值：5 ～ 14 μM）	诊断
增加	增加	确诊钴胺素缺乏；不排除叶酸缺乏可能性（即，可能同时存在钴胺素和叶酸缺乏）
正常	增加	叶酸缺乏可能
正常	正常	排除叶酸和钴胺素缺乏

[a] 血清钴胺素水平：明显降低，＜ 200 pg/ml；临床相关的常用降低范围，200 ～ 300 pg/ml。
[b] 血清叶酸水平：明显降低，＜ 2 ng/ml；临床相关的常用降低范围，2 ～ 4 ng/ml。
[c] 用于血清叶酸 / 钴胺素测定的任何冷冻样本都可以进行代谢物测试。
From Hoffman R et al: Hematology, basic principles and practice, ed 7, Philadelphia, 2018, WB Saunders.

- 部分萎缩性胃炎的患者可行内镜检查和活检
- 明确诊断尤其重要，不恰当的治疗或延迟治疗可导致不可逆的神经功能缺损

实验室检查

- 全血细胞计数通常表现为巨细胞性贫血、血小板减少、轻度白细胞减少伴多叶核中性粒细胞（图 36-4）
- 平均红细胞体积（MCV）在晚期明显升高
- 网织红细胞计数降低或正常
- 假性低血清钴胺素可见于妊娠或口服避孕药、有多发性骨髓瘤、钴胺传递蛋白 I（TC I）缺乏、严重叶酸缺乏，或服用大剂量抗坏血酸的患者。假性升高可见于肝癌、严重肝病或单细胞白血病等（表 36-2）
- 无贫血及大红细胞症的患者不能排除钴胺素缺乏，约 20% 钴胺素缺乏的患者未出现贫血，超过 30% 钴胺素缺乏的患者在诊断时未出现大红细胞症。大红细胞症可被并发缺铁、慢性病性贫血或地中海贫血掩盖

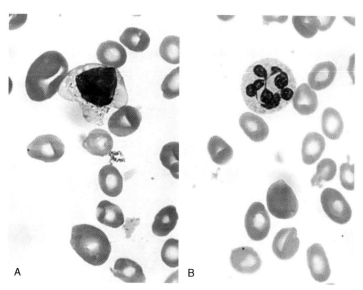

图 36-4 （扫本章二维码看彩图）卵圆形大红细胞（A）和多叶核中性粒细胞（B）是恶性贫血的典型特征（From Jaffe ES et al：Hematopathology，Philadelphia，2011，WB Saunders.）

表 36-2　血清钴胺素：假阳性和假阴性结果判读

在以下情况中出现假性维生素 B12 缺乏

- 叶酸缺乏（约 1/3 的患者）
- 多发性骨髓瘤
- TC Ⅰ缺乏
- 大剂量维生素 C 治疗
- 妊娠期
- 口服避孕药

在以下情况中维生素 B12 缺乏时会出现假性维生素 B12 水平升高 [a]

- 钴胺素结合物（TC Ⅰ和 TC Ⅱ）增加（如：骨髓增生性疾病，肝细胞癌，肝纤维板层样癌）
- 产 TC Ⅱ的巨噬细胞被活化（如：自身免疫性疾病、单核细胞白血病、淋巴瘤）
- 肝细胞释放钴胺素（如活动性肝病）
- 血清抗 IF 抗体滴度高

IF，内因子；TC，钴胺传递蛋白。

[a] 血清钴胺素水平降低并不等同于钴胺素缺乏，仅约 5% 的钴胺素缺乏患者的血清钴胺素水平低于正常水平，若不及时纠正，患者的隐匿钴胺素缺乏将会恶化。

Hoffman R et al: Hematology, basic principles and practice, ed 6, Philadelphia, 2013, WB Saunders.

- 用于检测维生素 B12 水平正常的钴胺缺乏症的实验室检测包括血清和尿中甲基丙二酸（MMA）水平（升高）、总同型半胱氨酸水平（升高）和内因子抗体（阳性）。钴胺素是 L-甲基丙二酰辅酶 A 变位酶和甲硫氨酸合成酶的辅助因子。钴胺素水平不足会导致 MMA 和同型半胱氨酸水平升高。血浆 MMA 水平也可用于区分钴胺素缺乏和叶酸缺乏，因为叶酸缺乏的患者 MMA 水平正常或轻微升高
- 血浆 MMA 浓度升高的患者不一定会出现维生素 B12 缺乏的临床表现，也不应作为诊断 B12 缺乏的唯一标志
- 其他异常化验结果还包括：乳酸脱氢酶升高、直接胆红素升高、结合珠蛋白降低
- 骨髓穿刺对于钴胺素缺乏症的诊断不是必要的，偶可见巨大的 C 形中性粒细胞带和正常巨幼母细胞（图 36-5）
- 希林试验：不再使用。曾被用来确定钴胺素吸收不良的位点和钴胺素缺乏的原因

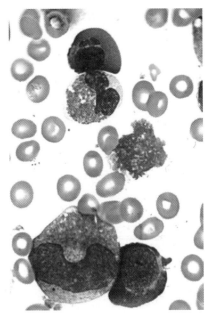

图 36-5 （扫本章二维码看彩图）钴胺素缺乏患者的骨髓穿刺表现为巨大的 **C** 形中性粒细胞带和正常巨幼母细胞（From Jaffe ES et al：Hematopathology，Philadelphia，2011，WB Saunders. ）

 治疗

非药物治疗

在没有补充维生素 B12 的情况下避免补充叶酸。单独补充叶酸可能导致维生素 B12 缺乏患者的血液学缓解，但不能治疗或预防神经系统表现。

急性期治疗

钴胺素缺乏的传统治疗包括肌内注射（IM）或深皮下注射（SC）维生素 B12 每日 1000 μg，连续治疗 1 周后长期每月 1000 μg。定期复查血清维生素 B12 水平，下降时增加剂量。

慢性期治疗

- 长期肠外补充维生素 B12 每月 1000 μg 或鼻内氰钴胺每周 500 μg

- 对于没有神经系统受累的患者，在血液学参数恢复正常范围后，可使用鼻内氰钴胺代替肠外氰钴胺。鼻内氰钴胺的初始剂量为每周 1 次（500 μg）单鼻孔喷用。鼻用氰钴胺费用高
- 口服钴胺素（每日 1000 ~ 2000 μg）对轻度恶性贫血也有效，约 1% 的口服剂量经被动扩散吸收，这种途径不需要内因子。平均每月治疗费用为 5 美元。如果病情复发，考虑 IM 补充维生素 B12

处置

贫血一般可通过适当的钴胺素替代疗法纠正，但神经缺陷只有在早期治疗时才能得到纠正。

转诊

诊断恶性贫血后需转诊至消化内科完善内镜检查，后定期内经随访排除胃腺癌及类癌。

 重点和注意事项

专家点评

- 钴胺素负平衡的早期表现为血清甲基丙二酸和总同型半胱氨酸水平升高，血清中总钴胺素处于正常范围低值时即可出现
- 维生素 B12 缺乏持续 3 个月以上，可产生永久性的脊髓退行性病变（如亚急性脊髓联合退行性病变）
- 维生素 B12 缺乏可掩盖真性红细胞增多症的症状；补充维生素 B12 后可出现相关症状
- 对维生素 B12 的治疗反应迟钝或无反应可能是由于同时缺乏铁或叶酸、尿毒症、感染或使用具有骨髓抑制作用的药物。表 36-3 总结了对钴胺素或叶酸治疗无反应的原因

表 36-3　经补充钴胺素和叶酸治疗后无改善的原因

诊断错误
叶酸和钴胺素均缺乏却仅补充其一
合并缺铁
合并血红蛋白病（如镰状细胞病，地中海贫血）
合并慢性病贫血
合并甲状腺功能减退

Hoffman R et al：Hematology，basic principles and practice，ed 7，Philadelphia，2018，Elsevier.

- 干扰维生素 B12 吸收的药物包括二甲双胍、秋水仙碱、新霉素和氨基水杨酸
- 钴胺素替代疗法需持续终身，应加强患者宣教
- 可教患者自行注射维生素 B12，每月注射的费用不到 10 美元
- 接受过减肥手术的患者应长期口服维生素 B12，每日 1 mg

推荐阅读

Annibale B et al: Diagnosis and management of pernicious anemia, *Curr Gastroenterol Rep* 13:518-524, 2011.

Bizzaro N, Antico A: Diagnosis and classification of pernicious anemia, *Autoimmun Rev* 13:565-568, 2014.

Green R, Datta Mitra A: Megaloblastic anemias: nutritional and other causes, *Med Clin North Am* 101(2):297-317, 2017.

Hesdorffer CS, Longo DL: Drug-induced megaloblastic anemia, *N Engl J Med* 373:1649-1658, 2015.

Langan RC, Goobred AJ: Vitamin B_{12} deficiency: recognition and management, *Am Fam Physician* 96(6):384-389, 2017.

第 37 章　真性红细胞增多症
Polycythemia Vera

Bharti Rathore

蒲红斌　译　秦然　审校

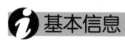 基本信息

定义

真性红细胞增多症（polycythemia vera，PV）是一种异常的髓系/红系干细胞的克隆性疾病，导致红细胞非红细胞生成素依赖性增殖。

同义词

PV

原发性红细胞增多症

ICD-10CM 编码

D45　真性红细胞增多症

流行病学和人口统计学

发病率：

- 发病率为 1/100 000
- 常见发病年龄为 50 ～ 75 岁
- 平均发病年龄为 60 岁，男性多于女性

体格检查和临床表现

真性红细胞增多症分为潜伏期、增生期及消耗期，患者常因血容量、血液黏度增加，血小板功能受损出现的相关临床症状而就诊：

- 脑循环受损出现的相关临床表现：头痛、眩晕、视物模糊、头晕、短暂性脑缺血发作或者脑血管意外
- 乏力，运动耐量降低
- 瘙痒，尤其是沐浴后明显（由于组胺的过度释放）
- 出血：鼻出血，上消化道出血（消化性溃疡发生率增加）
- 脾大造成腹部不适，可能有肝大

- 高尿酸造成肾结石及痛风性关节炎
- 高达 40% 的患者会出现动静脉血栓形成,脑和内脏血栓事件常见

可能会出现的体征:

- 面部多血质表现,口腔黏膜充血,面色红润
- 视网膜静脉扩张或弯曲
- 红斑性肢痛症:手足皮肤肿胀、疼痛及皮温升高
- 脾大(75% 的患者出现)

Dx 诊断

鉴别诊断

- 红细胞增多是由碳氧血红蛋白增加引起的,导致血红蛋白(Hgb)解离曲线左移
- 实验室检查显示红细胞压积(Hct)、红细胞总量、促红细胞生成素及碳氧血红蛋白均升高
- 体格检查未见脾大

低氧血症(继发性红细胞增多症):

- 长期生存在高海拔地区,肺纤维化,先天性心脏病伴右向左分流
- 实验室检查可见动脉血氧饱和度降低及促红细胞生成素升高
- 体格检查未见脾大

高促红细胞生成素状态:

- 肾细胞癌,肝癌,脑血管瘤,子宫肌瘤,多囊肾
- 这些患者促红细胞生成素升高,动脉血氧饱和度正常
- 由于肿瘤转移,可能出现脾大

应激性红细胞增多症(Gaisböck 综合征、相对红细胞增多):

- 实验室检查显示红细胞总量、动脉氧饱和度和促红细胞生成素水平正常;血浆容积降低
- 体格检查未见脾大

与高氧亲和相关的血红蛋白病:

- 血氧血红蛋白解离曲线(P50)异常

评估

2016 年 WHO 修订了 PV 诊断标准:经排除继发原因后,男性血红蛋白(红细胞压积)水平超过 16.5 g/dl(49%),女性血红蛋白

（红细胞压积）水平超过 16 g/dl（48%）。初发骨髓纤维化（见于高达 20% 的患者）只能通过活检检测到，这一发现可能提示红细胞增多后的骨髓纤维化进展更快。

约 99% 的真性红细胞增多症患者中可检测到 Janus 激酶 2（*JAK2*）基因突变，这可被用于辅助诊断。97% 的病例中出现了外显子 14 JAK2 V617F 突变，其余 3% 的 JAK2 突变散在分布在外显子 12、13 和 14。常规使用聚合酶链式反应检测 *JAK2 V617F* 突变。在高红细胞压积（男性 > 52%，女性 > 48%）且没有继发性红细胞增多的患者中，*JAK2* 突变的存在足以诊断真性红细胞增多症。

表 37-1 描述了世界卫生组织对真性红细胞增多症的诊断标准。

表 37-1　世界卫生组织 2016 年真性红细胞增多症诊断标准

主要标准

- 血红蛋白（Hgb）> 16.5 g/dl（男性），> 16.0 g/dl（女性）；或红细胞压积（Hct）> 49%（男性），> 48%（女性）；或红细胞总量增大（超过平均预测值的 25%）
- 骨髓活检可见较同年龄段三系增生活跃（全骨髓增生），包括红系、粒系、单核巨核细胞系的显著增生以及多形性成熟的巨核细胞（大小不同）
- 存在 *JAK2 V617F* 或类似突变

次要标准

- 血清促红细胞生成素水平低于正常值
  1. PV 的诊断需要满足所有 3 个主要标准，或前 2 个主要标准 + 次要标准
  2. 持续绝对红细胞增多的患者，如果存在主要标准 3 和次要标准，且男性血红蛋白水平 > 18.5 g/dl（Hct，55.5%）或女性血红蛋白水平 > 16.5 g/dl（Hct，49.5%），可不行骨髓穿刺活检

From Arber DA et al：Blood，127（20）：2391-2405，2016.

实验室检查

- 红细胞计数升高（> $6 \times 10^6/mm^3$），血红蛋白升高（男性 > 18.5 g/dl，女性 > 16.5 g/dl），Hct 升高（男性 < 54%，女性 < 49%）
- 白细胞计数增加（常伴有嗜碱性粒细胞；嗜碱性粒细胞是 PV 的明确诊断指标，而不是反映活动性的指标）；大多数患者有血小板增多症
- 碱性磷酸酶、血清维生素 B12 和尿酸水平升高曾被用于辅助诊断，但已被分子检测取代

- 低血清促红细胞生成素
- 外周血涂片：可显示嗜碱性粒细胞或未成熟的髓样细胞
- 骨髓穿刺活检提示红细胞增生和铁储备减少

Rx 治疗

非药物治疗

　　静脉切开术保持男性 Hct ＞ 45%，女性 Hct ＞ 42% 是目前的主要治疗方法。然而静脉切开术并不能延缓骨髓纤维化的进展。

急性期治疗

- 60 岁以下无血栓栓塞事件的患者加用阿司匹林
- 年龄＞ 60 岁的患者，羟基脲联合静脉切开术可降低血栓栓塞事件的发生率
- 与羟基脲相比，聚乙二醇化干扰素 -α-2b 可实现血液学的完全缓解，且无严重副作用，已被欧洲批准作为一线治疗
- 框 37-1 描述了真性红细胞增多症患者的诊疗流程
- 芦可替尼是 JAK1 和 JAK2 抑制剂，在控制 Hct、减少脾体积和改善真性红细胞增多症相关症状方面优于标准治疗

框 37-1　真性红细胞增多症患者的诊疗流程

低风险年轻患者（年龄＜ 60 岁），无血栓形成史，血小板计数＜ $1.5 \times 10^6/mm^3$
静脉切开术＋小剂量阿司匹林（每日 81 mg）维持 Hct ＜ 45%。阿司匹林不应用于有出血史或血小板增多（＞ $1.5 \times 10^6/mm^3$）或伴获得性血管性血友病综合征的患者
↓
血栓形成或出血
全身症状
严重瘙痒，对抗组胺药耐药
脾大伴疼痛
↓
羟基脲 15 ～ 20 mg/kg（年龄小于 40 岁，孕妇，无法耐受羟基脲，考虑应用聚乙二醇干扰素）
↓
聚乙二醇干扰素每周 45 ～ 180 μg 或干扰素 -α（3×10^6 U，每周 3 次；根据疗效和副反应调整剂量）或芦可替尼 10 mg，每日 2 次，根据疗效调整剂量→

对于既往有血栓形成或因获得性血管性血友病综合征有出血史的患者，必须通过治疗使血小板计数恢复至正常水平。如果血小板计数经治疗后不能达到预期或患者不能耐受干扰素，可选择使用阿那格雷（anagrelide），此时需联合放血疗法保持红细胞压积＜45%，并应考虑使用羟基脲，如患者仍有血栓形成则更应加用羟基脲

↓

如果患者在服用足够剂量的羟基脲（每日2～3 g）后仍出现脾大、全身症状或反复血栓形成，或无法耐受羟基脲，则开始使用芦可替尼10 mg，每日2次，并根据血液学指标变化调整剂量

对于不能耐受芦可替尼或对芦可替尼耐药的患者，可应用低剂量白消安或美法仑，持续应用至血细胞计数恢复正常。若患者连续数月症状缓解，可予停药。仅当血细胞计数再次升高时再重新进行治疗。年轻患者应尽量避免应用烷化剂。应用羟基脲及烷化剂可能会增加白血病的发病风险。静脉切开术可作为补充治疗

疼痛性脾大

↓

应使用芦可替尼治疗

如果患者无法耐受或疗效不佳

脾切除术＋持续全身治疗

↓

高风险患者（大于60岁），血栓形成既往史，血小板计数＞$1.5\times10^6/mm^3$，静脉切开术治疗至红细胞压积达到45%

阿司匹林（每日81 mg）仅用于血小板计数＜$1.5\times10^6/mm^3$的患者

口服羟基脲30 mg/kg抑制骨髓治疗，口服1周

然后减量为15～20 mg/kg

↓

如果患者仍有血栓形成，并有严重的血小板增多或不能耐受羟基脲

可使用聚乙二醇干扰素每周45～180 μg，阿那格雷或芦可替尼10 mg每日2次，或间断使用白消安或美法仑（高龄患者）

如使用白消安及美法仑，当血细胞计数正常或血小板计数＜$3\times10^5/mm^3$时停用

如红细胞压积＞45%，可间断使用静脉切开术；复发后（出现症状）可再次使用相同剂量的白消安治疗

患者年龄＞70岁

静脉切开术＋小剂量阿司匹林＋羟基脲

↓

无反应或依从性差

芦可替尼，美法仑，或白消安

From Hoffman R et al：Hematology，basic principles and practice，ed 7，Philadelphia，2018，Elsevier.

慢性期治疗

- 就定期复查和终身治疗的必要性对患者进行宣教
- 辅助治疗：抗组胺药用于治疗瘙痒，别嘌呤醇用于治疗高尿酸血症，H_2 受体阻滞剂用于抑制胃酸分泌，小剂量阿司匹林用于治疗无出血风险的患者的血管收缩相关症状。小剂量阿司匹林可有效预防真性红细胞增多症患者的血栓并发症，且安全性良好，对于没有相关禁忌证的患者应常规应用

处置

- 未治疗的中位生存期为诊断后 6 ～ 18 个月；静脉切开术可延长平均生存时间至 12 年
- 红细胞压积＜ 45% 的真性红细胞增多症患者心血管事件死亡率和严重血栓形成的发生率明显低于红细胞压积为 45% ～ 50% 的患者
- 大于 60 岁且有血栓栓塞既往史的患者预后较差

推荐阅读

Arber DA et al: The 2016 revision to the World Health Organization classification of myeloid neoplasms and acute leukemia, *Blood* 127(20):2391-2405, 2016.

Bose P, Verstovsek S: Updates in the management of polycythemia vera and essential thrombocythemia. *Ther Adv Hematol* 10:2040620719870052, 2019. eCollection.

Marchioli R et al: Cardiovascular events and intensity of treatment in polycythemia vera, *N Engl J Med* 368:22-33, 2013.

Tefferi A et al: Essential thrombocythemia and polycythemia vera: focus on clinical practice, *Mayo Clin Proc* 90(9):1283-1293, 2015.

Tefferi A et al: Polycythemia vera treatment algorithm 2018, *Blood Cancer J* 8(1):3, 2018.

Vannucchi AM: Ruxolitinib versus standard therapy for the treatment of polycythemia vera, *N Engl J Med* 372:426-435, 2015.

第38章　纯红细胞再生障碍
Pure Red Cell Aplasia

Byung Kim

李小柱　译　秦然　审校

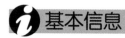 基本信息

定义

纯红细胞再生障碍（pure red cell aplasia，PRCA）具有典型三联征：严重贫血、网织红细胞减少（< 1%）和骨髓中红细胞前体细胞缺失。其他细胞系（髓系前体细胞和巨核细胞）均正常。表 38-1 描述了 PRCA 的分类。

表 38-1　纯红细胞再生障碍的分类

		先天性（DBA）
原发性	自身免疫性	
	特发性	
继发性	胸腺瘤	CLL
	血液恶性肿瘤	T-LGL/ 慢性 NK-LGL 白血病
		骨髓瘤
		HNL
		MDS
		ALL
	实体肿瘤	肾细胞癌
		甲状腺癌
		各种腺癌
	感染	细小病毒 B19
		EBV、流行性腮腺炎病毒
		HIV、HTLV-1
		CMV
		病毒性肝炎（甲型肝炎、乙型肝炎）
		利什曼病
		革兰氏阳性菌全身感染（如葡萄球菌血症）
		脑膜炎球菌血症

续表

先天性（DBA）	
自身免疫性疾病	SLE
	RA
	干燥综合征
	混合结缔组织病
	自身免疫性肝炎
	抗 EPO 抗体
	ABO 不相容性骨髓移植
	轻微不相容性
药物和化学品	
妊娠	
严重营养不良	
肾衰竭	

ALL，急性淋巴细胞白血病；BMT，骨髓移植；CLL，慢性淋巴细胞白血病；CMV，巨细胞病毒；DBA，戴-布综合征；EBV，EB 病毒；EPO，促红细胞生成素；HIV，人类免疫缺陷病毒；HTLV-1，人类嗜 T 细胞病毒-1；MDS，骨髓增生异常综合征；NHL，非霍奇金淋巴瘤；NK-LGL，自然杀伤大颗粒淋巴细胞；RA，难治性贫血；SLE，系统性红斑狼疮；T-LGL，T 细胞大颗粒淋巴细胞。（见 Hoffman R 等人表中的多个参考资料）Modified from Hoffman R et al：Hematology, basic principles and practice, ed 7, Philadelphia, 2018, Elsevier.

同义词

PRCA
先天性再生不良性贫血
戴-布综合征
获得性纯红细胞再生障碍

ICD-10CM 编码

D61.01　体质（纯）红细胞再生障碍
D60.0　慢性获得性纯红细胞再生障碍

流行病学和人口统计学

● 该病发病率被低估，主要是由于大多数病例具有自限性特点
● 罕见病（WHO 分类）

好发性别和年龄：在伴有胸腺瘤的 PRCA 患者中男女比例为 2：1。然而，免疫介导的病例在女性中更常见

遗传学：25% 的先天性再生不良性贫血患者存在 19q13.2 位点

RPS19 基因突变

体格检查和临床表现

- 贫血是 PRCA 的主要问题
- 严重贫血患者可表现为疲劳、苍白、心动过速和呼吸困难
- 先天性再生不良性贫血患者通常合并身材矮小、拇指异常和智力迟钝等体征
- 其他潜在疾病的表现，如脾大、腮腺肿大、淋巴结肿大、腿部溃疡。胸腺瘤需格外关注
- 与治疗并发症相关的体征，包括 PRBC 输血引起的铁过载表现；皮质醇治疗和免疫治疗造成的并发症表现也可能存在

病因（表 38-2）

- 先天性：通常为子宫内胎儿干细胞随机损伤引起
- 获得性：PRCA 的诱发因素尚不清楚；病毒或接触化学品可作为潜在的触发因素（图 38-1）

表 38-2　获得性红细胞再生障碍的原因

药物	病毒
普鲁卡因胺	细小病毒 B19
苯妥英钠	流行性腮腺炎病毒
磺胺类	肝炎病毒
齐多夫定	传染性单核细胞增多症（EB 病毒）
硫唑嘌呤	非典型支原体
氯霉素	
异烟胺	
重组促红细胞生成素治疗 / 抗 EPO 抗体	
恶性肿瘤	**自身免疫性疾病**
胸腺瘤（5%）	系统性红斑狼疮
慢性淋巴细胞白血病，慢性髓系白血病	风湿性疾病
霍奇金病	自身免疫性溶血性贫血
大颗粒淋巴细胞白血病	
免疫缺陷状态	**其他**
人类免疫缺陷病毒	妊娠
人类嗜 T 细胞病毒 -1	ABO 不相容造血细胞移植
特发性	

1. 急性病例常为自限性［通常继发于药物、化学品（表 38-3）和病毒感染］
2. 慢性病例需治疗潜在疾病（血液病和恶性实体肿瘤、胸腺瘤、自身免疫性疾病和免疫缺陷状态）

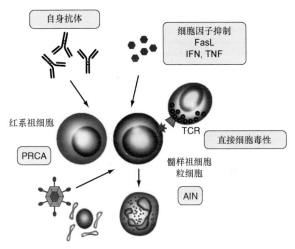

图 38-1　纯红细胞再生障碍的发病机制。AIN，自身免疫性中性粒细胞减少；FasL，Fas 配体；IFN，干扰素；PRCA，纯红细胞再生障碍；TCR，T 细胞受体；TNF，肿瘤坏死因子（From Hoffman R et al：Hematology，basic principles and practice，ed 7，Philadelphia，2018，Elsevier.）

表 38-3　与纯红细胞再生障碍有关的药物和化学品

阿仑单抗	异烟肼
别嘌呤醇	拉米夫定
α- 甲基多巴	利奈唑胺
氨基比林	乙胺嘧啶–氨苯砜复合剂
硫唑嘌呤	麦考酚酸吗乙酯
苯	青霉素
卡马西平	保泰松
头孢菌素	苯妥英
氯霉素	普鲁卡因胺
氯磺丙脲	利巴韦林
克拉屈滨	利福平
复方新诺明	柳氮磺胺吡啶
D- 青霉素胺	磺胺噻唑
促红细胞生成素	舒林酸

续表

雌激素	他克莫司
氟达拉滨	甲砜霉素
FK506	噻氯匹定
金	丙戊酸
氟烷	齐多夫定
干扰素 -α	

From Hoffman R et al: Hematology, basic principles and practice, ed 5, Philadelphia, 2009, Churchill Livingstone.

 诊断

鉴别诊断

- PRCA：
  1. 骨髓：红细胞前体细胞减少，其他细胞正常
  2. 外周血：仅有贫血
  3. 细胞遗传学：通常正常
- 骨髓增生异常综合征：
  1. 骨髓：细胞异常增生
  2. 外周血：血细胞减少伴细胞发育不良
  3. 细胞遗传学：异常
- 溶血性贫血：
  1. 骨髓：正常骨髓象，红细胞前体细胞可能增加
  2. 外周血：LDH、胆红素、网织红细胞计数升高的贫血；结合珠蛋白下降，直接抗球蛋白（Coombs）试验阳性
  3. 细胞遗传学：正常
- 再生障碍性贫血：
  1. 骨髓：低增生表现
  2. 外周血：全血细胞减少
  3. 细胞遗传学：通常正常

评估

应该始终排查潜在的症状。诊断 PRCA 需要骨髓检查。图 38-2 为 PRCA 的诊断流程。

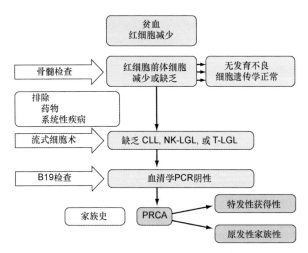

图 38-2　纯红细胞再生障碍的诊断流程。 CLL，慢性淋巴细胞白血病；NK-LGL，自然杀伤大颗粒淋巴细胞；PCR，聚合酶链式反应；PRCA，纯红细胞再生障碍；T-LGL，T 细胞大颗粒淋巴细胞（From Hoffman R et al: Hematology, basic principles and practice, ed 7, Philadelphia, 2018, Elsevier.）

实验室检查

- 外周血细胞计数与外周血涂片：正细胞性、正色素性贫血
- 网织红细胞计数减少（＜ 1% 或＜ 10 000/μl）
- 白细胞或血小板计数正常，除非有潜在的血液病（如慢性淋巴细胞白血病、大颗粒淋巴细胞白血病）
- 骨髓活检对于诊断和排除其他病因都是必要的：骨髓增生状态正常，有正常的髓系前体细胞和巨核细胞，但没有红细胞前体细胞
- 病毒学检查，如果有临床提示
- 抗核抗体检查
- 基本实验室检查，包括肝肾功能检查和结合珠蛋白、LDH 检测
- 库姆斯试验阴性
- 所有病例应进行胸部 X 线检查或胸部 CT 检查，以排除潜在的胸腺瘤
- 如果怀疑潜在的血液病，可进行特殊的检查，包括染色体核型、细胞免疫表型和外周血流式细胞术检查

℞ 治疗

非药物治疗

- 潜在病因的治疗
- 停用可能有害的药物
- 严重贫血患者可行浓缩红细胞输注
- 立即进行血液学会诊
- 病毒感染通常在 2 ~ 3 周内自发消退
- 10% ~ 15% 的患者有胸腺瘤。30% 的病例手术切除后可贫血得到改善

急性期治疗

- 对有症状的贫血患者可输浓缩红细胞
- 绝大多数患者的病程迁延不愈，需要长期输血以改善贫血并接受长期免疫抑制剂治疗

慢性期治疗

- 对于难治性和复发的病例，应考虑使用泼尼松作为单一疗法或联合环孢霉素、环磷酰胺或抗胸腺细胞球蛋白（ATG）进行免疫抑制治疗
- 初始免疫治疗难以治愈可考虑异体造血干细胞移植
- 由细小病毒感染继发的 PRCA 免疫缺陷宿主可能不会自发改善，通常可从大剂量静脉注射免疫球蛋白（IVIG）治疗中获益
- 部分伴有胸腺瘤的 PRCA 患者对手术无反应，可能对生长抑素类似物（如奥曲肽）联合泼尼松有治疗反应
- 对于由抗促红细胞生成素抗体引起的纯细胞再生障碍患者，停止促红细胞生成素治疗和输注红细胞可帮助纠正严重贫血

处置

- 急性自限性 PRCA 预后良好
- 大多数慢性获得性病例的死亡率较低，但治疗相关并发症发病率显著升高
- 先天性纯红细胞再生障碍患者中，15% ~ 25% 的患者病情得到缓解，可能不需要再次治疗，或者于成年后复发

转诊

　　所有患者都应转诊至血液科进行全面检查、诊断，并给予恰当治疗及监测治疗反应。

 重点和注意事项

结论

- 罕见诊断
- 多数病例为自限性；那些与恶性肿瘤相关的患者需要对潜在疾病进行治疗

预防

　　应避免使用可能引起 PRCA 的药物。

患者和家庭教育

- 应向患者解释反复输血治疗引起的铁过载和继发性含铁血黄素沉着症
- 应与患者讨论输血和免疫治疗导致感染的可能性
- 应向患者说明长期使用皮质醇、免疫调节剂可能导致的显著副作用

推荐阅读

Macdougall IC et al: A peptide-based erythropoietin-receptor agonist for pure red cell aplasia, *N Engl J Med* 361:1848-1855, 2011.

Means Jr RT: Pure red cell aplasia. Hematology, *Am Soc Hematol Educ Program* 2(1):51-56, 2016.

Ritesh Rathore

李小柱 译 蒲红斌 审校

 基本信息

定义

原发性骨髓纤维化（primary myelofibrosis，PMF）是一种克隆性干细胞疾病，主要表现为慢性骨髓增生、非典型巨核细胞增生、骨髓纤维化（图 39-1）和脾、肝的髓外造血。前纤维化/早期骨髓纤维化是世界卫生组织最近定义的一种疾病，其骨髓表现为典型的骨髓纤维化，但纤维化程度不明显。

扫二维码看
彩图

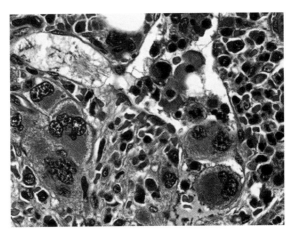

图 39-1 （扫二维码看彩图）慢性特发性骨髓纤维化骨髓活检，细胞间距增大，提示纤维化和血管内造血（**500×**）（From McPherson RA，Pincus MR：Henry's clinical diagnosis and management by laboratory methods，ed 23，Philadelphia，2017，Elsevier.）

ICD-10CM 编码

C94.40 急性全髓细胞增殖症伴骨髓纤维化未缓解
C94.41 急性全髓细胞增殖症伴骨髓纤维化缓解期

C94.42　急性全髓细胞增殖症伴骨髓纤维化复发期

D75.81　骨髓纤维化

流行病学和人口统计学

发病率（美国）： 年龄 > 75 岁，每 10 万人中约有 1.9 人；50 ～ 74 岁，每 10 万人中有 0.7 人；35 ～ 49 岁，每 10 万人中有 0.1 人

好发性别和年龄：

- 女性风险降低 35%，非洲裔风险降低 25%
- 诊断的中位年龄约 67 岁

体格检查与临床表现

常见症状：

- 疲劳（报道范围 30% ～ 90%）
- 早饱，腹满（～ 70%）
- 腹痛（～ 45%，若为脾梗死则可能很严重）
- 体重减轻（～ 50%）
- 其他症状：发热、骨痛、瘙痒、盗汗、腹泻（归因于脾大对肠道的影响）
- 髓外造血引起的背痛和脊髓压迫是 PMF 罕见的并发症

临床表现

- 脾大（多数）
- 肝大（约 50%）
- 贫血（50% ＋）、白细胞增多或减少，血小板增多或减少
- 乳酸脱氢酶（LDH）升高
- 外周血幼粒幼红细胞的改变：不成熟的骨髓细胞（外周血中的骨髓）、有核红细胞计数（RBC）、泪滴红细胞。在慢性期有罕见的原始细胞
- 门静脉高压（5% ～ 10%）：由于脾静脉回血增加，肝受累并伴有髓外造血（EMH）或静脉血栓形成。可能导致静脉曲张出血和腹水
- 意外出血，血栓形成，包括门静脉、脾肠系膜和肝静脉血栓形成（巴德-吉亚利综合征）
- 髓外造血现象：很少涉及肺（肺动脉高压），椎管旁病变伴有神经症状、中枢神经系统、肾症状。脾切除术后更常见

- 最初 10 年内白血病转化率为 8% ～ 23%；风险因评分和遗传学而异
- 表 39-1 总结了诊断时检测到的原发性骨髓纤维化患者的症状和体征。与骨髓纤维化相关的疾病概述于表 39-2

表 39-1　原发性骨髓纤维化患者诊断时的症状和体征

体征或症状	发生率（%）
无症状	16 ～ 30
疲劳	47 ～ 71
发热	5 ～ 15
体重减轻	7 ～ 39
盗汗	6 ～ 21
脾大引起的症状	11 ～ 48
出血	5 ～ 20
痛风或肾结石	6 ～ 13
苍白	60
瘀点或瘀斑	15 ～ 20
脾大	89 ～ 99
肝大	39 ～ 70
周围水肿	13
门静脉高压的证据	2 ～ 6
淋巴结肿大	1 ～ 10
黄疸	0 ～ 4

From Hoffman R: Hematology: basic principles and practice, ed 7, Philadelphia, 2018, WB Saunders.

表 39-2　与骨髓纤维化相关的疾病

非恶性疾病

感染：结核、组织胞浆菌病

肾性骨营养不良

维生素 D 缺乏

甲状旁腺功能亢进

灰色血小板综合征

系统性红斑狼疮

硬皮病

放射暴露

骨硬化症

佩吉特病

苯暴露

钍造影剂暴露

戈谢病

原发性自身免疫性骨髓纤维化

恶性疾病

原发性骨髓纤维化

其他慢性骨髓增生性疾病：真性红细胞增多症，慢性髓系白血病，原发性血小板增多症

急性骨髓纤维化

急性髓系白血病

急性淋巴细胞白血病

毛细胞白血病

霍奇金淋巴瘤

骨髓纤维化异常增生

多发性骨髓瘤

系统性肥大细胞增多症

非霍奇金淋巴瘤

癌：乳腺、肺、前列腺、胃

From Hoffman R: Hematology: basic principles and practice, ed 7, Philadelphia, 2018, WB Saunders.

病因学

- 由造血干细胞室引起的多能造血祖细胞克隆性疾病
- *JAK-2* V617F 突变（在 50% ～ 60% 的病例中）导致在 *JAK-2* 伪激酶结构域 617 密码子上的缬氨酸取代苯丙氨酸，*JAK-2* 是红系祖细胞质非受体酪氨酸激酶 Janus 家族中的一种酶。该突变导致 *JAK-2* 的结构性激活和造血前体细胞增殖信号的增加
- 钙网蛋白 9 外显子突变（20% 病例）为 Ⅰ 型或 Ⅱ 型；Ⅰ 型突变具有更有利的预后
- 约有 10% 的血小板生成素基因编码 *cMPL* 发生体细胞突变
- 约 10% 的突变为"三重阴性"，这意味着预后更差
- 表 39-3 描述了在原发性骨髓纤维化患者中发现的基因病变，并概述了突变谱的预后相关性

表 39-3　原发性骨髓纤维化及相关骨髓增生性肿瘤的诊断分子缺陷

突变	染色体定位	发病率	相关性
Janus 激酶 2（*JAK-2*）V617F，c1849G＞T，外显子 14	9p24	PMF～60% P Vera～95% ET～55%	导致 *JAK-2* 的组成性激活，向骨髓发送 EPO 独立的增殖信号
钙网蛋白（CALR）外显子 9 最常见的变体（80%）：Ⅰ型：52 bp 缺失 c.1092_1143 Ⅱ型：5bp 缺失 C1154_1155insTTGTC	19p32.2	PMF～20% ET～20% P Vera 0%	主要定位于内质网作为"伴侣蛋白"，参与糖蛋白折叠、钙止血等过程
骨髓增生性白血病病毒（*MPL*）W515L/K，外显子 10	1p34	PMF～10% ET～3%	编码血小板生成素受体

EPO，促红细胞生成素；ET，原发性血小板增多症；P Vera，真性红细胞增多症；PMF，原发性骨髓纤维化。
JAK-2V617F、钙网蛋白外显子 9 和 *c-mpl W515L/K* 的测试已商业化，并可能对诊断有所帮助。许多其他基因突变已经被报道。其中一些，特别是 *ASXL1*（附加的性 Combs-Like 1）似乎具有预后意义，但不容易获得（详见 Tefferi A：Primary myelofibrosis：2014 update on diagnosis，risk-stratification，and management，Am J Hematol 89：915-925，2014）。

Dx 诊断

鉴别诊断（框 39-1）

- 由原来存在的真性红细胞增多症或原发性血小板增多症演变而来的骨髓纤维化
- 慢性髓细胞性白血病
- 伴有骨髓纤维化的骨髓增生异常综合征
- 急性巨核细胞白血病的急性骨髓纤维化
- 与毛细胞白血病、淋巴瘤和多发性骨髓瘤相关的骨髓纤维化
- "TAFRO"综合征（血小板减少、贫血、骨髓纤维化、肾功能不全、器官肥大），是多中心卡斯特曼病（巨大淋巴结增生）的变体

框 39-1　原发性骨髓纤维化诊断标准

WHO 原发性骨髓纤维化和骨髓纤维化前期诊断标准（2016）

显性原发性骨髓纤维化

主要标准

1. 存在巨核细胞增生和异型性，伴网状蛋白和（或）胶原纤维化 2 级或 3 级
2. 不符合 WHO 标准的原发性血小板增多症、真性红细胞增多症、BCR-ABL1＋慢性髓系白血病、骨髓增生异常综合征或其他髓系肿瘤
3. 存在 *JAK2*、*CALR* 或 *MPL* 突变，或没有这些突变，存在其他的克隆标志物，或无反应性骨髓纤维化

次要标准

1. 幼白成红细胞增多症
2. LDH 高于正常上限
3. 不是并发症引起的贫血
4. 明显的脾大
5. 白细胞增多≥ $11×10^9$/L

诊断显性 PMF 需要满足所有 3 个主要标准和 1 个次要标准。次要标准应两次连续测定确认

骨髓纤维化前期

主要标准

1. 巨核细胞增生和异型性，无＞1 级的网状纤维化，伴年龄变化的骨髓细胞增多，粒细胞增生，红细胞生成常减少
2. 不符合 WHO 标准的 BCR-ABL1＋CML、PV、ET、骨髓增生异常综合征或其他髓系肿瘤
3. 存在 *JAK2*、*CALR* 或 *MPL* 突变，或没有这些突变，存在其他的克隆标志物，或无反应性骨髓纤维化

次要标准

至少存在以下一项，应两次连续测定确认

　　a. 不是并发症引起的贫血

　　b. 白细胞增多≥ 11 000/mcl

　　c. 明显的脾大

　　d. LDH 高于正常上限

诊断骨髓纤维化前期需要所有的 3 个主要标准和至少 1 个次要标准。

关于骨髓纤维化分级的细节详见：Arber DA et al：The 2016 revision to the World Health Organization classification of myeloid neoplasms and acute leukemia，Blood 127（20）：2391-2405，2016.

LDH，乳酸脱氢酶；WHO，世界卫生组织。

From Hoffman R：Hematology：basic principles and practice，ed 7，Philadelphia，2018，WB Saunders.

- 伴有骨髓纤维化的非血液学疾病：实体瘤转移到骨髓、自身免疫性疾病和继发性甲状旁腺功能亢进伴维生素 D 缺乏
- 表 39-4 比较了主要骨髓增生性疾病和骨髓增生异常 / 骨髓增生性疾病的关键特征

实验室检查

- CBC：
  1. 贫血（血红蛋白＜ 10 g/dl）很常见
  2. 血小板计数和白细胞（WBC）计数差异很大；WBC 通常升高
  3. 外周血涂片：有核红细胞、粒细胞前体和泪滴红细胞（幼白成红细胞增多症）
  4. 在 PMF 的慢性阶段可能存在"原始细胞"；这本身并不意味着白血病转化
- LDH、尿酸升高
- 骨髓活检：通常是"干抽"；提示网状蛋白纤维化，巨核细胞增加
- 染色体，或通过 FISH 或传统的细胞遗传学
- 在外周血中进行 *BCR-ABL*（排除慢性髓系白血病）、*JAK2*、钙网蛋白和 *MPL* 突变的分子检测用于危险分层。区分钙网蛋白 I 型和 II 型与临床危险分层具有相关性

Rx 治疗

原发性骨髓纤维化坏死的预后评分系统总结在表 39-5 中。动态国际预后评分系统 plus（DIPSS-plus）确定了影响生存和白血病转化的几个危险因素。

- 年龄＞ 65 岁
- 血红蛋白＜ 10 g/dl
- 白细胞计数＞ $25×10^9$/L
- 循环原始细胞＞ 1%
- 出现全身症状
- 需要红细胞输注
- 血小板＜ $100×10^9$/L
- 不利的核型［复杂或存在＋8，−7/7q−，i（17q），inv（3），−5/5q−，12p−，或 11q23 重排］

表 39-4　主要的骨髓增生性疾病和骨髓发育不良/骨髓增生性疾病的关键特征

疾病	人口统计学	实验室特征、形态学	细胞遗传学	预后
CML	中年人	出现 BCR-ABL	t(9;22)(q34;q11) BCR-ABL1	取决于对 TKI 的反应
CNL	老年人	中性粒细胞 > 2 K/μl	CSF3R 突变	惰性
PV	中年人 男性>女性	主要标准：男性 Hb > 18.5 g/dl 或 > 16.5 g/dl; JAK2 V617F（或外显子 12）次要标准：有泛髓病的高细胞骨髓；↓ EPO; 髓外内源性红系集落形成；2 个主要标准加 1 个次要标准，或第 1 个主要标准加 2 个次要标准	JAK2 V617F（或外显子 12）阴性 t(9;22)	10 ~ 20 年
PMF	> 50 岁	主要标准：巨核细胞增生/非典型性骨髓纤维化；排除 CML, PV, MDS; JAK2 V617F 次要标准：白细胞增多，↑ LDH，贫血，脾大；所有 3 个主要标准加 2 个次要标准	JAK2 V617F 钙网蛋白; TET2, ASXL1, EZH2, CBL, IDH1/IDH2, TP53, 和 SRSF2 突变; +8, +9,del(20q), del(13q), del(1p), 阴性 t(9;22)	取决于阶段：早期 纤维化阶段≈10 年; 纤维化阶段≈5 年
ET	50 岁左右（男性=女性），第二个发病高峰为 30 岁左右（女性>男性）	主要标准：血小板计数 > 450 K; BM 成熟巨核细胞增生；排除 PV, PMF, CML, MDS; JAK2 V617F 注：所有 4 项标准必须符合	JAK2 V617F 占 50%; 钙网蛋白占 40%; del(13q22), +8, +9 占 5% ~ 10%; 阴性 t(9;22)	多年稳定（大多数情况）
CMML	中位年龄 65 ~ 75 岁，男性>女性	单核细胞增多 > 1000，细胞减少，髓系发育不良，原始细胞 < 20%	在 20% ~ 40% 的病例中，+8，-7，12p 异常；阴性 t(9;22)	15% ~ 30% 对 AML 的抑制作用为 20 ~ 40 个月

续表

疾病	人口统计学	实验室特征，形态学	细胞遗传学	预后
JMML	3 岁以下，男性 > 女性	单核细胞增多 > 1000，原始细胞 < 20%，加下列中 2 项：女性 ↑ Hb，未成熟粒细胞，WBC > 10K，克隆异常，GM-CSF 超敏	单体 7，阴性 t（9;22）	差；可能受益于 BMT
髓系 / 淋巴肿瘤 w/ ↑ eos 和 *PDGFR/ FGFR1*	男性 25～55 岁	有肥大细胞的 PBw/incEOS, BMEOS	FIP1L1-PDGFRA, PDGFRB, FGFR	由对 TKI 反应而变化
肥大细胞增多症	全年龄段	单核 w/ 中央核，易变嗜碱性颗粒（通常在固定组织中不可见）；核形细胞的密集聚集体	*KIT* D816V	皮肤，惰性，系统性，多变；白血病，侵袭性
CEL NOS, 特发性 HES	通常为成年男性；任何年龄或性别	PB ≥ 1.5 K eos/μL，< 20% 的原始细胞	+8, i（17q）8p11w/ 各种配体	惰性，5 年生存率 80%

AML，急性髓细胞白血病；BM，骨髓；BMT，骨髓移植；CEL，慢性嗜酸性粒细胞白血病；CIM，慢性特发性骨髓纤维化（原发性骨髓纤维化）；CML，慢性髓系白血病；CMML，慢性粒单核细胞白血病；CNL，慢性中性粒细胞白血病；eos，嗜酸性粒细胞；EPO，促红细胞生成素；ET，原发性血小板增多症；GM-CSF，粒细胞-巨噬细胞集落刺激因子；Hb，血红蛋白；HES，高嗜酸性粒细胞增多综合征；inc，增高；JMML，幼年型粒-单核细胞白血病；LDH，乳酸脱氢酶；MDS，骨髓增生异常综合征；NAP，中性粒细胞碱性磷酸酶；NOS，不另行说明；PB，外周血；PMF，原发性骨髓纤维化；PV，真性红细胞增多症；TKI，酪氨酸激酶抑制剂；WBC，白细胞。

From McPherson RA, Pincus MR: Henry's clinical diagnosis and management by laboratory methods, ed 23. Philadelphia, 2017, Elsevier.

表 39-5　原发性骨髓纤维化预后评分系统

危险因素	Lille	IPSS	DIPSS	DIPSS Plus
贫血（血红蛋白）	X（＜10 g/dl）	X（＜10 g/dl）	X（＜10 g/dl）	X（＜10 g/dl）
白细胞增多症（白细胞计数）	X（＜4×10⁹/L 或＞30×10⁹/L）	X（＞25×10⁹/L）	X（＞25×10⁹/L）	X（＞25×10⁹/L）
外周血原始细胞		X（≥1%）	X（≥1%）	X（≥1%）
全身症状		X	X	X
年龄（岁）		X（＞65）	X（按年龄调整）	X
染色体核型				X（不利的核型）ᵃ
血小板				X（＜100×10⁹/L）
输血状态				X

ᵃ 不利核型包括复杂、单一或两种异常，包括＋8、−7/7q−、i7/7q−、i（17q）、−5/5q−、12p−、inv（3）或 11q23 重排。
DIPSS, 动态国际预后评分系统；IPSS, 国际预后评分系统。
From Hoffman R et al: Hematology: basic principles and practice, ed 7, Philadelphia, 2018, Elsevier.

风险评分：

- 低（无危险因素）
- 中度 -1（1 个危险因素）
- 中度 -2（2 或 3 个危险因素）
- 高（超过 4 个危险因素）

中值生存期（表 39-6）如下：低，185 个月；中度 -1，78 个月；中度 -2，35 个月；高，16 个月。根据钙网蛋白 I 型突变和 *ASXL1* 的存在 / 缺失，最近已经确定了有别于 DIPSS plus 的与生存相关的分子。对于 *CALR+/ASLX1* 患者，中位生存期为 10.5 年；*CALR−/ASXL+* 组生存时间为 2.3 年；对于两个突变都存在或都不存在的患者，生存率为 5.8 年。

表 39-6　原发性骨髓纤维化四种预后评分系统中每个危险组的中位生存期

风险组	Lille	IPSS	DIPSS	DIPSS Plus
低	93 个月	135 个月	未涉及	185 个月
中度 -1	26 个月	95 个月	170 个月	78 个月
中度 -2		48 个月	48 个月	35 个月
高	13 个月	27 个月	18 个月	16 个月

DIPSS，动态国际预后评分系统；IPSS，国际预后评分系统。

From Hoffman R et al: Hematology: basic principles and practice, ed 7, Philadelphia, 2018, Elsevier.

低和中度 -1 风险

- 无症状予以观察
- 有症状时采用常规药物治疗（以下每种药物的反应率为 15% ～ 25%）
  1. 贫血——雄激素（如羟甲烯龙）、达那唑、泼尼松、来那度胺或沙利度胺 +/− 泼尼松，某些情况下使用促红细胞刺激剂
  2. 如果存在 5q 缺失，来那度胺的反应率更高
  3. 症状性脾大——羟基脲（一线，约 40% 有用），鲁索利替尼，脾切除术
  4. 放疗可暂时缓解脾症状；髓外造血可选择
- 对于 *ASXL1* 或 *SRSF2* 阳性的低风险患者，应考虑进行异体

移植。有这些突变的患者转化为白血病的中位时间为 5.6 年，而那些没有这些突变的患者为 18 年

中度 -2 和高风险

- 高危基因包括 *ASLX1* 和 *SRSF2* 突变，无钙网蛋白突变或"三阴性"状态
- 建议对符合条件的高风险患者进行异基因干细胞移植，但移植时机存在争议。在欧洲血液和骨髓移植学会最近的一份报告中，对于接受异基因造血干细胞移植后存活 2 年的患者，10 年时总生存率为 74%。患者超额死亡率年龄 < 45 岁是 14%，年龄 ≥ 65 岁是 33%
- 鲁索利替尼是 Janus 相关激酶 JAK1 和 JAK2 的抑制剂。延长随访时间，尤其是有症状的患者，可以提高生存率。约 50% 的患者在 5 年后仍对鲁索利替尼有反应
- 脾切除术，特别是对输血依赖性贫血或严重血小板减少症

处置

- 根据动态国际预后评分系统 plus（DIPSS plus）危险组的中位生存率：低，185 个月；中度 -1，78 个月；中度 -2，35 个月；高，16 个月
- 基于基因组分析的中位生存（表 39-7）：
  CALR 突变 17.7 年；*JAK2* 突变 9.2 年；*MPL* 突变 9.1 年；三阴性 3.2 年
- 独立于 DIPSS plus 的存活相关性分子最近已经通过 CALR Ⅰ型突变和 *ASXL1* 突变的存在 / 缺失被鉴定出来

表 39-7　原发性骨髓纤维化中突变与生存的关系

突变	发生率（%）*	中位生存期（年）
JAK-2 V617F	60	5.9
CALR 外显子 9	21	15.9
"三阴性"	12	9.9
MPL	6	2.3

* 基于来自意大利贝加莫和佛罗伦萨梅奥诊所的 428 名患者。

Data from Tefferi A et al: Long-term survival and blast transformation in molecularly annotated essential thrombocythemia, poly-cythemia vera, and myelofibrosis, Blood 124（16）: 2507-2513, 2014.

1. *CALR*＋/*ASLXI*－，中位生存期 10.5 年
2. *CALR*－/*ASXL*＋，中位生存期 2.3 年
3. 对于两种突变同时存在和同时不存在的患者，生存期为 5.8 年

 重点和注意事项

- 根据许多危险因素，PMF 的预后波动很大
- 唯一的治疗方法是异体干细胞移植，这将增高治疗相关死亡和发病的风险

推荐阅读

Arber DA et al: The 2016 revision to the World Health Organization classification of myeloid neoplasms and acute leukemia, *Blood* 127(20):2391-2405, 2016.

Deadmond MA, Smith-Gagen JA: Changing incidence of myeloproliferative neoplasms: trends and subgroup risk profile in the USA 1973-2011, *J Cancer Res Clin Oncol* 141:2131-2138, 2015.

Gangat N et al: DIPSS plus: a refined dynamic international prognostic scoring system for primary myelofibrosis that incorporates prognostic information from karyotype, platelet count and transfusion status, *J Clin Oncol* 29:392-397, 2010.

Harrison CN et al: Long-term findings from COMFORT-II, a phase 3 study of ruxolitinib vs best available therapy for myelofibrosis, *Leukemia* 30:1701-1707, 2016.

Rumi E et al: Clinical effect of driver mutations of JAK2, CALR, or MPL in primary myelofibrosis, *Blood* 124:1062-1069, 2014.

Spivak JL et al: Myeloproliferative neoplasm, *N Engl J Med* 376:2168-2181, 2017.

Tefferi A et al: Long-term survival and blast transformation in molecularly annotated essential thrombocythemia, polycythemia vera, and myelofibrosis, *Blood* 124(16):2507-2513, 2014.

Tefferi A: Primary myelofibrosis: 2019 update on diagnosis, risk-stratification and management, *Am J Hematol* 93(12):1551-1560, 2018.